명의가 추천하는

상부 소화관 내시경검사법

명의가 추천하는

상부 소화관 내시경검사법

細井 董三

조주영 · 조원영
양창헌 · 최석렬 옮김

신흥메드싸이언스

Authorized translation from the Japanese language edition, entitled
見逃さない・見落とさない スタンダード胃内視鏡検査
ISBN 978-4-260-00964-5
edited by 細井 董三
by 東京都多摩がん検診センター消化器科
published by IGAKU-SHOIN LTD., TOKYO Copyright ⓒ 2009

명의가 추천하는

상부 소화관 내시경검사법

2010년 7월 발행

지 은 이 : 細井 董三
옮 긴 이 : 조 주 영 · 조 원 영 · 양 창 헌 · 최 석 렬
발 행 인 : 홍 성 혁
발 행 처 : **신흥메드싸이언스**
편　 집 : 인 선 남
디 자 인 : 조 유 영

주　 소 : 서울시 영등포구 양평동3가 15-1번지
월드메르디앙 비즈센터 501호
등록번호 : 제318-2007-000077호
전　 화 : 02) 2165-8670~4
팩　 스 : 02) 2165-8675
홈페이지 : www.shmed.co.kr

I S B N : 978-89-6498-000-2　93510
정　 가 : 40,000원

역자소개

역자

조 주 영　순천향대학교병원 소화기병센터 교수

조 원 영　순천향대학교병원 소화기병센터 조교수

양 창 헌　동국대학교병원 소화기내과 교수

최 석 렬　동아대학교병원 소화기내과 교수

번역에 도움주신 분들

전 성 란　순천향대학교병원 소화기병센터 전임의

박 승 훈　순천향대학교병원 소화기병센터 전임의

안 지 호　순천향대학교병원 소화기병센터 전임의

천 강 일　순천향대학교병원 소화기병센터 전임의

홍 성 욱　순천향대학교병원 소화기병센터 전임의

저자서문

본서는 지금부터 위내시경검사를 시작하려는 의사, 또는 막 시작했고 능숙해지기를 원하는 의사, 또한 어느 정도 내시경의 경험은 쌓았지만, 대부분 본인만의 방식으로 검사하였기 때문에 실력에는 자신이 없는 의사 등을 주 대상으로 어떻게 하면 안전하며, 못 보고 놓치는 일 없이 검사를 할 수 있는지를 보여주는 매뉴얼이다.

내시경검사의 장점은 내시경을 통해 목적한 부위 점막면의 모습을 있는 그대로의 색조로 관찰하는, 병변을 직접 확인할 수 있다는 것에 있다. 그리고 병변이 확인되었을 경우는 필요하면 그 자리에서 생검을 실시하여 양, 악성의 감별이 가능하다는 점도 큰 매력이다. 또한 최근 내시경에 의한 치료법의 발달로 지혈처치, 폴립(polyp) 절제, 점막 절제 등 내시경 수술들이 적극적으로 행해지게 되어, 저침습성 치료법의 보급에 큰 공헌을 하고 있다.

그러나 이러한 내시경검사의 장점을 살리기 위해서는 우선 내시경을 체내의 목적한 부위까지 삽입해야 한다. 최근 내시경은 유연성이 좋아지고 가늘어졌다고 해도, 막대 모양의 내시경을 삼키는 것은, 비록 인두마취를 했다 하더라도 피검사자에게는 상당히 불안하고 고통스러운 일이다. 피검사자의 불안이나 고통을 얼마나 경감시켜 검사를 원만하게 끝낼지는 검사자 측의 과제이다.

피검사자에게 내시경검사의 목적과 안전성을 충분히 설명하여 납득시키는 것이 그 첫걸음이다. 또한, 검사가 안전하면서 충분히 실시할 수 있도록 내시경의 삽입 · 조작기술의 연습으로 익숙하게 하는 한편, 환자에게 말을 걸어 피검사자의 불안과 고통을 경감하기 위한 배려가 중요하다.

지금부터 내시경검사를 시작하려는 사람은 다른 사람에게 실시하기 전에 자기 자신이 한 번 내시경검사를 받아 보는 것이 피검사자의 심리 상태나 육체적 고통의 정도를 이해하는 데 가장 빠른 지름길이며, 반드시 시도해 보기를 바란다.

또한 내시경검사에 임하기 전에 알아 두어야 할 것은 내시경에도 맹점이 있고, 항상 완벽한 것은 아니다.

내시경은 직접 위 속을 들여다 보는 것이라서 병변을 놓칠 리 없다고 생각하기 쉽지만, 실제로는 위의 내면에는 위액이나 거품 모양의 타액이 부착되어 있거나, 사행(serpentine) 모양으로 겹쳐져 주행하고 있거나, 내강이 굴곡되어 있어 관찰하기 어려운 부위가 있어 병변의 조기 발견이 쉽지 않은 경우가 있다.

소화관에 관심이 있는 젊은 의사들이 위 X선 검사에서 벗어나 일제히 내시경검사를 향하기 시작한지 약 20년이 되었다. 그 동안 저자는 여러 병원의 내시경검사의 실태를 보고 들어 왔지만, 관찰, 촬영법이 점차 안이한 방향으로 흐르고 있는 점이 걱정스럽다. 제대로 된 지도자 밑에서 지도를 받지 않고, 대부분 자기 방식으로 검사를 하고, 그것이 맹점 투성이인 검사법인 것인 것을 모르고 있는 내시경의사가 적지 않다. 이러한 내시경검사의 현황에 경종을 울리고, 개선을 위해서 구체적인 기술 지도서가 있으면 괜찮지 않을까 하는 생각으로 조금씩 원고를 써 왔었는데 이번에 의학서원의 쿠보타 히로시(窪田 宏) 씨한테서 출판 권유를 받아, 타마(多摩) 암검진센터 소화기과 의사들과 구상을 다시 다듬어 쓴 것이 본서이다.

지금까지의 내시경 입문서라고 하면 그 대부분은 내시경의가 쓴 것으로, 내시경의 유용성은 강조되어 있어도 맹점을 다룬 책은 적다. 따라서 저자는 내시경검사와 동시에 X선 검사에도 오랜 세월 임해 온 경험으로 내시경검사의 장점과 함께 단점도 객관적으로 파악하고 있는 셈이다. 본서는 X선 검사와는 반대적인 입장에서 내시경검사를 바라보고, 보다 안전하고, 못 보고 놓치지 않는 내시경검사를 행하기 위한 요점을, 초심자도 이해할 수 있도록 가능한 한 많은 사진을 이용해 설명하였다.

많은 내시경의사가 본서를 애독하여 조금이라도 내시경 기술력의 향상에 공헌할 수 있었으면 좋겠다.

2009년 9월

호소이 토죠(細井 董三)

역자서문

역자가 내시경의사의 길에 접어든지 20년이 넘었다. 그 동안 내시경의 하드웨어는 눈부실 정도로 발전하여 과거에 광학내시경으로는 검사하는 선배의사 옆에서 내시경에 부착된 렌즈를 통해 겨우 훔쳐보는 수준이었다. 그러나 전자내시경의 도입으로 모니터를 통해 위장관을 관찰하게 되어 내시경의 수준이 비약적으로 발전하였으며 최근에 개발된 여러 영상증강내시경(image enhanced endoscopy)은 오히려 질병을 놓치는 것이 이상할 정도로 고화질의 영상을 보여준다. 이런 기기의 발전에 힘입어 진단과 치료에 있어서 내시경의 영역은 점점 커지고 있으며 건강검진의 활성화로 인해 소화기 질환의 조기발견과 치료가 증가하여 환자들에게 많은 혜택이 돌아가고 있다.

그러나 이런 기기의 발전에도 불구하고 진단 및 치료내시경은 숙련자가 초급자에게 교육을 해야하는 사실은 변함이 없으며 우리나라에서도 대한소화기내시경학회가 소화기내시경인정의 자격증제도를 운영하여 내시경의사의 질관리를 위해 노력하고 있다. 내시경검사는 마치 진품명품을 구별하는 감정사처럼 기계가 아무리 우수해도 검사자의 경험과 예리한 판단이 없으면 무용지물이 될 수 밖에 없는 것이 주지의 사실이다.

역자가 후배 내시경의사들에게 내시경교육을 시킬 때 검사자세, 노브 및 내시경을 잡는 그립법, 구강부터 십이지장까지 상부위장관내시경에 대한 관찰법에 대해 매년 교육을 하고 있다. 역자가 생각하는 내시경교육은 도제식일 수 밖에 없어서 잘못된 교육을 받게 되면 검사를 제대로 할 수 없고 이는 환자에게 불편한 검사나 부정확한 검사가 된다. 이런 것들이 쌓이게 되면 환자의 불만이 증가할 수 밖에 없으며 더욱이 질병을 놓치게 되는 경우 의사는 당황할 수 밖에 없다. 그렇다고 자신의 검사방법에 대한 개선점을 스스로 찾아내어 수정하는 것은 더욱 어렵다.

일본 암검진학회의 수장인 호소이 토쿄 선생이 발간한 명의가 추천하는 내시경검사법(원제: 스탠다드위내시경검사, 의학서원)은 역자가 후배 내시경의사들에게 누누히 강조하던 내시경의사의 검사방법들이 자세한 설명과 사진이 함께 수록되어 있어서 반가웠다. 역자가 그간 저술한 '위암의 새로운 내시경점막절제술'과 '위암의 내시경치료'는 치료내시경에 중점을 둔 책이라면 이 책은 국가암검진사업으로 인해 내시경검사가 증가하는 가운데 조기암 진단의 최일선에 있는 내시경의사를 위한 친절한 가이드북이며 혹시 잘못된 검사습관이 있었다면 이 책은 좋은 지침서가 될 것이다. 또한 내시경을 처음 시작하는 의사들에게는 훌륭한 트레이너가 될 것으로 믿어 의심치 않는다.

끝으로 이 책의 발간을 위해 아낌없이 자문해주신 내시경의 대가인 양창헌, 최석렬 교수님, 실무를 총책임 맡아 작업한 조원영 선생과 순천향대학교병원 전임의 선생들, 좋은 책을 출판하기 위해 도와주신 신흥메드싸이언스 홍성혁 대표님, 김경수 차장님 및 직원들께 진심으로 감사드린다.

2010년 6월

역자대표 조 주 영

차례

1 어떤 준비를 해 두어야 하는지

내시경검사의 적응과 금기

상부 소화관에 질병이 의심되는 증상이 있는 경우나, 증상이 없어도 본인이 정기 검진을 목적으로 검사를 희망하는 경우, 또는 단체검진이나 병원 등에서 이상이 지적되어 정밀 검사를 지시받았을 경우, 또는 이미 병변의 존재가 확인되어, 치료법의 선택을 위해서 세밀한 검사가 필요한 경우 등이 적응이 된다. 전신 상태가 지극히 불량한 경우나, 장폐색(ileus), 소화관 천공, 호흡기 질환이나 순환기 질환 등으로 내시경검사가 위험할 때는 원칙적으로 금기이고, 그 유용성이 위험성보다 클 때에만 시행한다.

사전동의

내시경검사를 실시할 때는 피검사자에게 내시경검사의 필요성, 방법, 우발증의 가능성을 설명하고, 내시경검사의 동의를 얻어야 한다. 사전동의를 검사 전에 얻어야 하는 것은 필수사항이고, 구두뿐만 아니라 설명서와 동의서가 필요하다.

검사 전

a. 사전 검사

내시경의 세정 · 소독을 가이드라인(일본 소화기 내시경 기사회 안전관리위원회편 제2판)에 근거하여 실시하는 병원에서는 내시경검사 전의 감염증 검사(B형 간염 바이러스 항원 · C형 간염 바이러스 항체 · 매독반응의 혈청 검사)는 반드시 필요한 것은 아니다. 또한, 전신 상태의 파악과 안전한 검사를 위해 채혈, 요검사, 심전도 검사 등을 실시하는 경우도 있다.

b. 검사 전날

검사 전날 저녁은 오후 9시까지는 끝내고, 그 이후는 모든 음식 섭취를 금지한다. 적당한 수분(우유, 쥬스 등 검사의 방해가 되는 것은 제외) 섭취는 탈수예방을 위해 제한하지 않는 것이 좋다. 또한, 지속적으로 복용하던 약물을 반드시 중지할 필요는 없다. 다만 생검을 계획한 경우에는 항응고약 · 항혈소판약은 소화기 내시경학회의 지침(소화기 내시경 가이드라인 제3판)에 따라 사전에 일정기간 복용을 중지해야 한다(와파린 3~4일간, 아스피린 3일간, 파날딘 5일간 등).

검사 당일

a. 식사 · 수분 · 약

검사 당일 식사는 금지하지만, 적당한 수분 섭취는 제한하지 않는다. 고혈압, 뇌경색, 심질환 등처럼 내복이 바람직한 약제 이외는 복용을 중지하는 것이 좋다.

b. 문진

내시경검사를 안전하게 실시하기 위해서는 다음과 같이 문진해야 한다.

- 당일의 컨디션
- 인두마취에 사용할 염산 리도카인(싸이로카인)에 대한 알레르기 유무
- 경련진정제로서 사용할 부교감신경 차단약이 금기가 되는 질환(심질환, 녹내장, 전립선 비대증 등)의 유무
- 내시경검사가 위험한 고혈압 · 중증 심질환 · 뇌혈관 장애 등의 유무
- 내시경 삽입이 장애가 되는 경부나 척추의 고도 변형의 유무
- 생검에 의한 출혈이 쉽게 멈추지 않는 항혈소판 작용을 가진 약제(와파린, 아스피린, 파날딘, 오팔몬, 에파델 등) 복용의 유무
- 임신의 유무

c. 사전 처치

① **경련진정제의 투여**: 검사 5분 전에는 위나 식도의 유동과 긴장 및 위액 · 타액의 분비를 억제할 목적으로 경련진정제를 근주하는 것이 바람직하다. 다만 70세 이상의 고령자, 녹내장 · 전립선 비대증 · 심근 장애 · 부정맥이 있는 사람에게는 사용을 삼간다.

② **프로나제 + 시메치콘 + 중조(baking soda) + 물 투여:** 위 안의 점액을 융해하여 관찰하기 쉽게 할 목적으로, 프로나제 MS 0.5g + 가스콘 드롭(Gascon drop) 1mL + 중조 1g + 물 50mL의 용액을 미리 준비하여, 검사 직전에 투여한다.

③ **인두마취:** 인두부위 마취는 2%의 싸이로카인 비스커스 4mL를 1~2분 동안 목의 안쪽에 모아 두었다가 뱉게 한다. 또는 8%의 싸이로카인 스프레이를 구강내에 살포하고, 30초 동안 목의 안쪽에 모아 두었다가 뱉게 한다. 삼키게 할 경우는 싸이로카인 혈중농도가 높아지기 때문에 투여량에 주의를 해야 한다.

④ **검사 직전:** 검사실로 이동하면 벨트를 느슨하게 하고, 검사대 위에서 왼쪽을 아래로 하고, 옆을 향한 자세를 취하게 한다. 마취 상태가 불충분한 경우, 싸이로카인 스프레이로 목의 마취를 추가한다. 마우스피스를 입에 물린 후 검사를 시작한다(p.8, 그림 3-5 참조).

2 어떤 내시경을 사용할지

상부 소화관 검사에서는 관찰 부위나 검사 목적에 따라 여러 기종의 내시경이 사용되고 있다. 주된 기종과 그 기능적 특징에 대해 설명하겠다.

전방직시경(그림 2-1)

현재 전국적으로 가장 널리 사용되는 기종으로, 상부 소화관의 정기 검사로서는 가장 우수하다. 전방직시경이라서 인두부위를 잘 관찰할 수 있어, 안전하게 내시경을 삽입할 수 있고, 또한 식도는 비교적 직선인 관 모양의 장기이기 때문에 관찰하기 쉽고, 조기 식도암의 발견에 유용하다. 위에서도 전체적으로 비교적 맹점 없이 관찰할 수 있지만, 어려운 점은 위체부 후벽이 접선 방향이 되어 이 부위의 작은 병변이나 요철이 적은 병변은 놓치기 쉽다. 체부의 대만측은 광범위하게 내려다 보이는 형상을 얻을 수 있으므로, 이후에 경질성(scirrhous)으로 발육 · 진전할 우려가 있는 미분화형 IIc형 병변의 조기 발견에 유용하다. 십이지장에서 구부는 관찰하기 쉽지만, 유두부는 직시경으로 관찰하기 어려운 결점이 있다.

측시경(그림 2-2)

인두부가 전혀 안보이기 때문에 내시경의 삽입은 환자의 연하반사를 이용하여 재빠르게 저항이 없는 방향으로 밀어 넣는 요령이 있어야 하고, 그것을 터득하려면 어느 정도의 경험이 필요하다. 식도는 하부식도의 전벽 방향이 살짝 보이는 정도로, 식도의 관찰에는 적합하지 않다. 그러나 위에는 소만측을 중심으로, 전벽도 후벽도 정면시야에 가까운 각도로 파악할 수가 있으므로 맹점은 직시경보다 적고, 또 직시경보다 병변을 수술 표본의 육안 형태에 가깝게 관찰 · 촬영할 수 있는 장점이 있다. 특히 위체부에서 위각부의 소만측이나 후벽측의 50mm 이상의 비교적 큰 병변은 측시경이 아니면 전모를 파악하기 어려운 경우가 많다. 다만 체부 대만의 관찰은 전방직시경에 비해 어렵다.

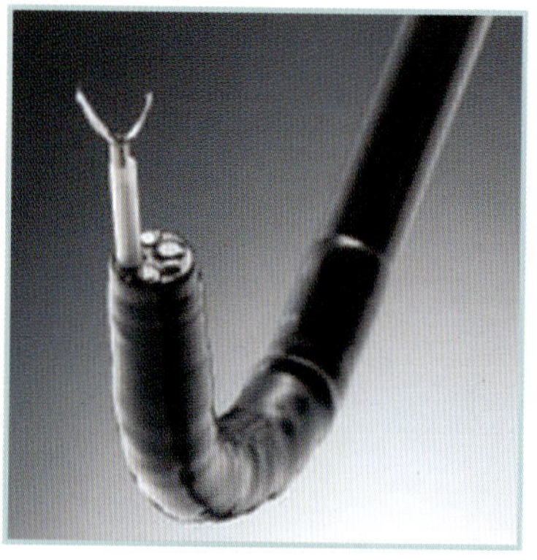
그림 2-1 전방직시경

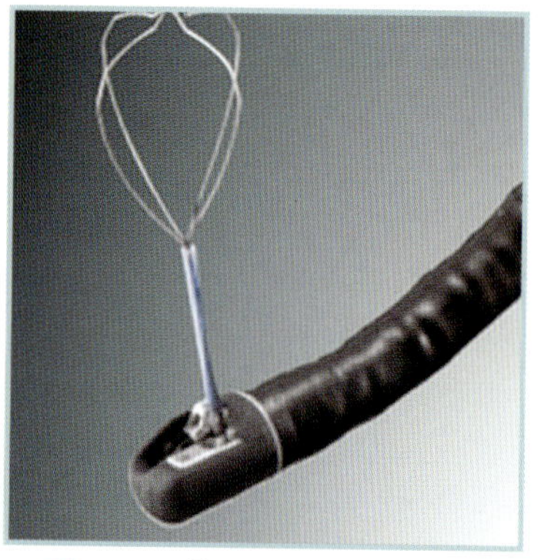
그림 2-2 측시경

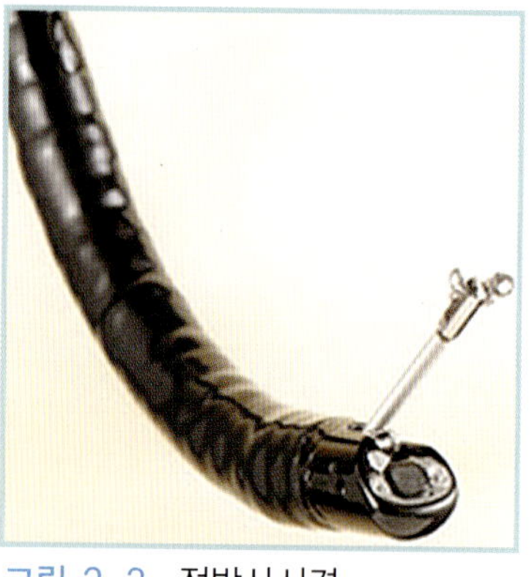
그림 2-3 전방사시경

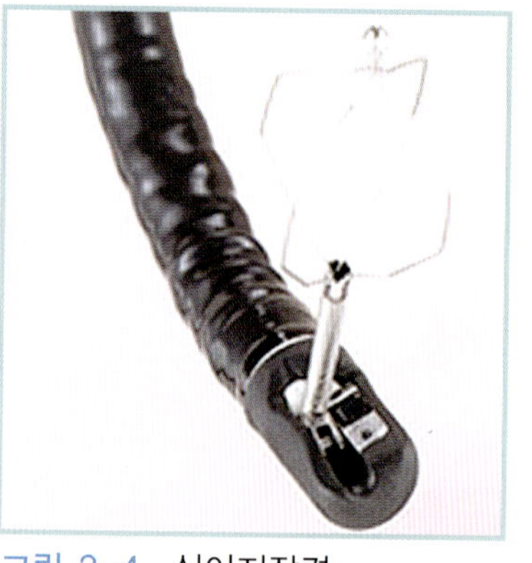
그림 2-4 십이지장경

전방사시경(그림 2-3)

이 기종은 직시경과 측시경의 중간적 기능을 가진 내시경으로서 개발된 것이다. 직시경에서는 중부에서 하부식도의 전벽 병변을 관찰하기 어려울 때가 있지만, 전방사시경을 이용하면 용이하게 전체 형상을 파악할 수 있다. 위에서는 체부의 후벽측 관찰이 직시경보다도 우수하다. 다만 생검을 실시할 때는 생검겸자의 출구를 찾기가 어려워 조작이 다소 어렵다.

십이지장경(그림 2-4)

최근에는 전적으로 역행성 췌담관조영에 이용되고, 상부 소화관의 정기 검사로서 사용되지는 않는다. 전방직시경으로 유두부의 관찰이나 생검이 어려울 때에 이 기종을 이용한다.

3 어떤 내시경을 삽입할지

피검사자의 체위

피검사자는 검사대에 올라가기 전에 안경이나 빼낼 수 있는 의치를 빼내고, 의복과 벨트를 느슨하게 해 둔다. 검사대에서는 좌측와위로, 무릎을 가볍게 굽혀 전신에 힘을 빼고, 긴장을 푼다(그림 3-1). 베개의 높이를 조절하여 머리, 경부, 체간부가 일직선이 되도록 턱을 가볍게 내민다(그림 3-2).

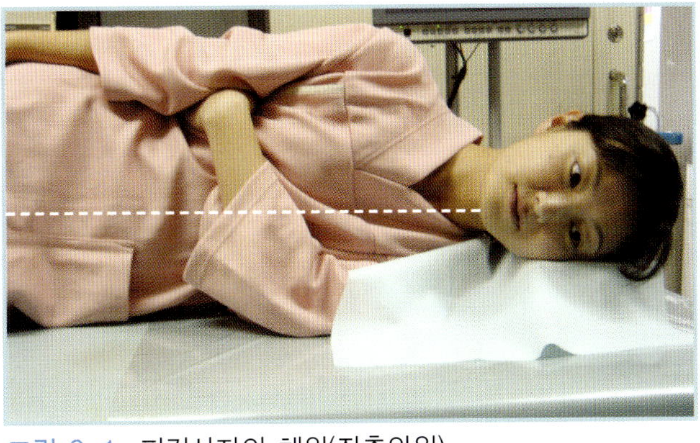

그림 3-1 피검사자의 체위(좌측와위)

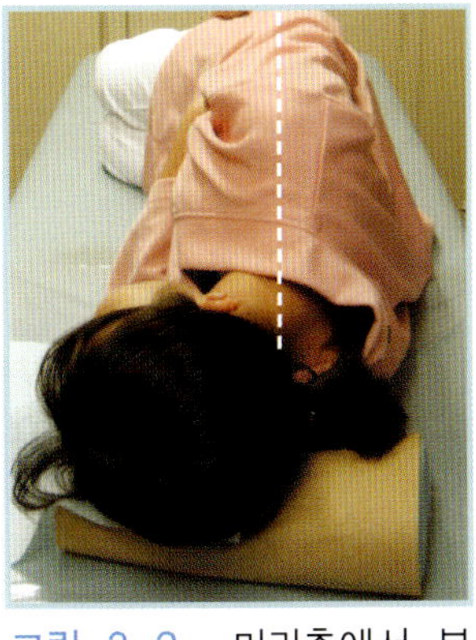

그림 3-2 머리측에서 본 피검사자의 체위

내시경 삽입 요령과 주의점

우선 내시경을 삽입하기 전에, 화면이 깨끗한지, 상하좌우 앵글의 움직임이나 내시경의 가동 범위를 확인하여, 흡인이나 송기가 양호한지 등을 점검한다(그림 3-3, 4).

다음에 플라스틱제의 마우스피스를 입에 물게 한 후(그림 3-5), 텔레비젼 모니터 화면을 보면서 천천히 내시경을 삽입해 간다. 구강내, 인두부, 경부식도까지가 가장

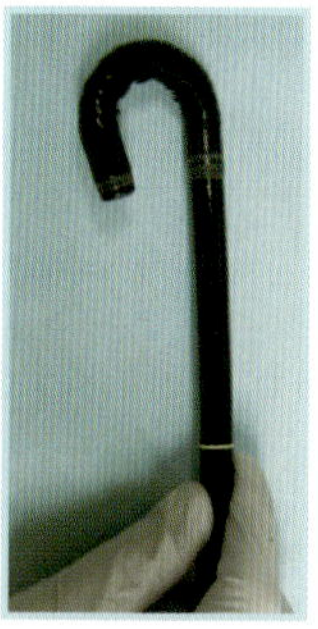

그림 3-3 앵글 확인

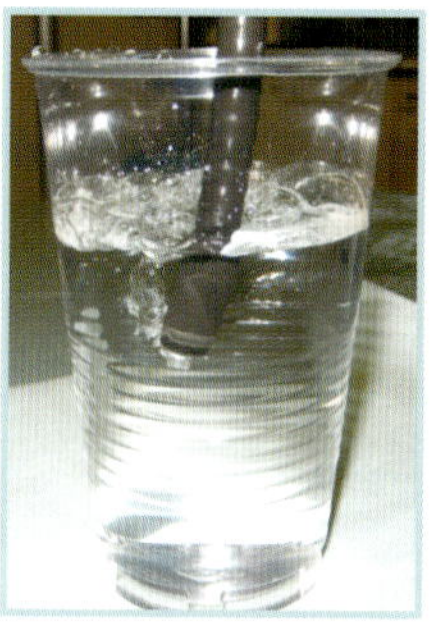

그림 3-4 수중에서의 송기 확인

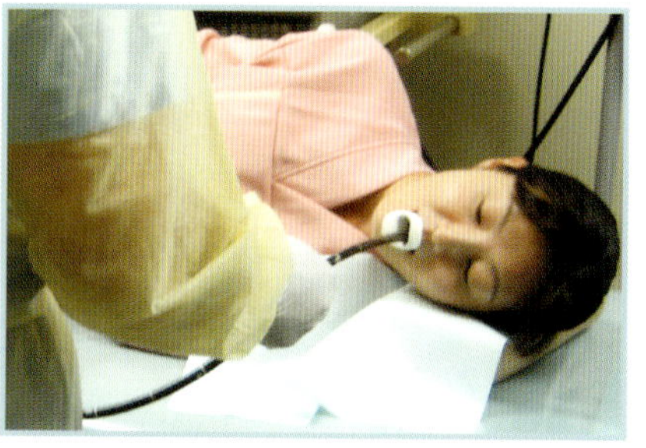

그림 3-5 내시경을 삽입하는 중

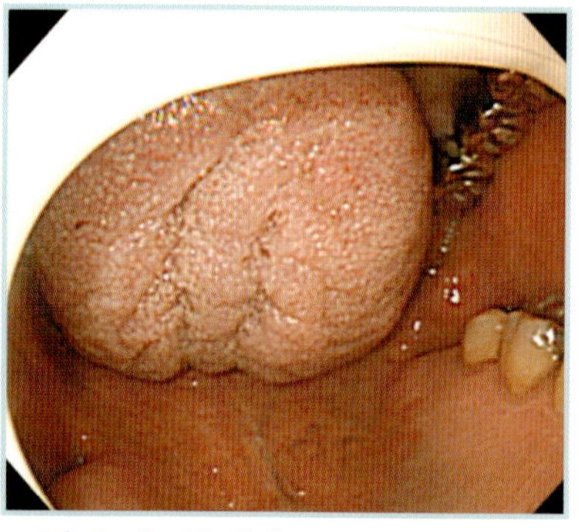

그림 3-6 구강내

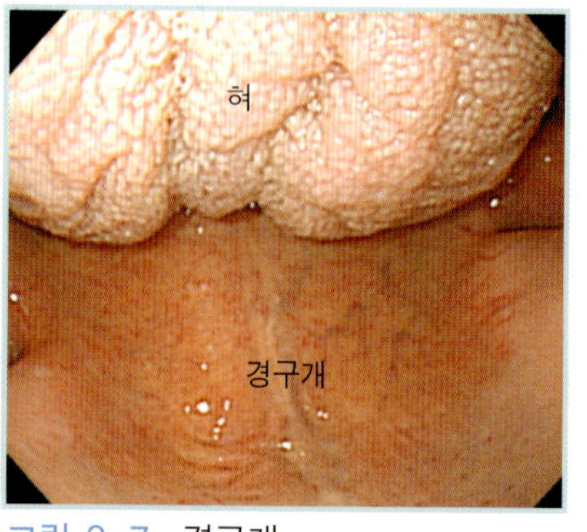

그림 3-7 경구개

어려운 곳이며, 기술을 필요로 하는 부위이다. 내시경의 끝이 구강내(그림 3-6)로 들어가면 업앵글(up angle)을 걸어 경구개의 정중부(그림 3-7)를 따라 눌러 진행하면 목젖(palatine uvula)이 보인다(그림 3-8).

목젖 아래를 빠져 나가, 내시경의 끝을 더욱 진행시켜 가면 후두개가 보이고, 그 안쪽에 V자형의 후두와 하얀 성대가 관찰된다(그림 3-9). 잘못하여 이곳으로 내시경을 삽입하지 않도록 한다. 하인두는 이 V자형의 후두에 의해 좌우로 분할되어 있고(그림 3-10), 하인두의 중앙부에는 내시경을 삽입할 내강이 없다. 따라서 후두를 우측으로 보면서 하인두좌측강을 향해 내시경을 진행시킨다(그림 3-11). 그대로 진행하면 이상와로 들어가게 되어, 후두의 바로 좌하측의 틈에서 1~2시 방향으로 일시적으로 안 보이게 되지만(그림 3-12) 업앵글에서 눌러 진행하면 내시경은 저항 없이 인두부를 통과하여, 식도가 보인다(그림 3-13).

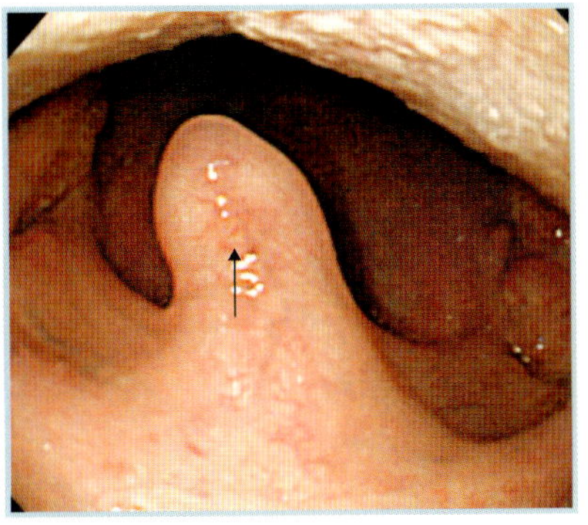

그림 3-8 목젖(↑)

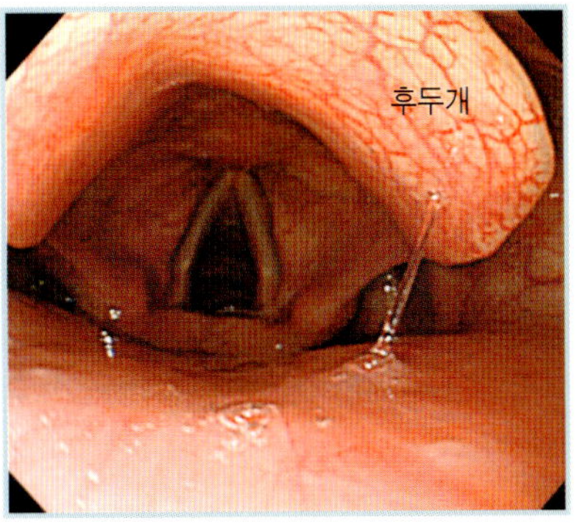

그림 3-9 중인두

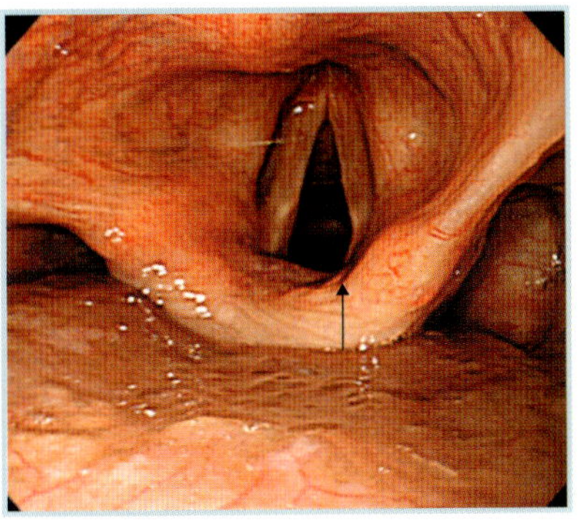

그림 3-10 후두(↑)

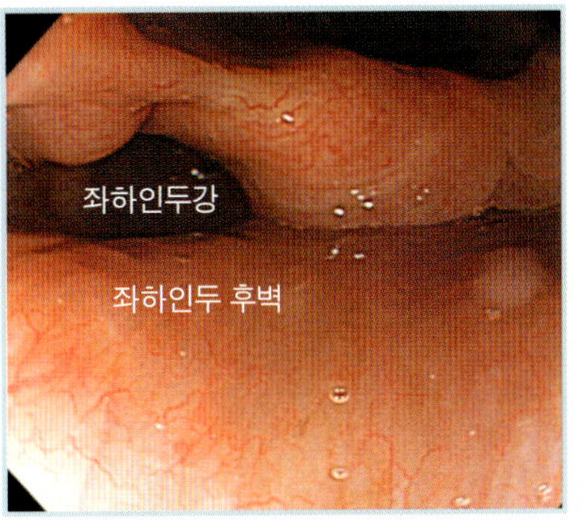

그림 3-11 좌하인두 후벽

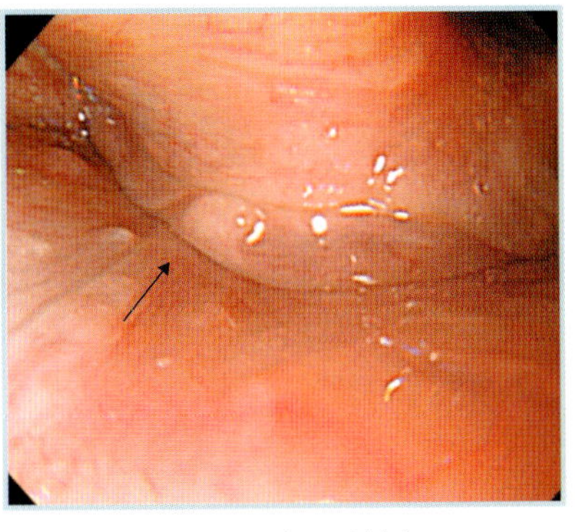

그림 3-12 식도입구부(↑)

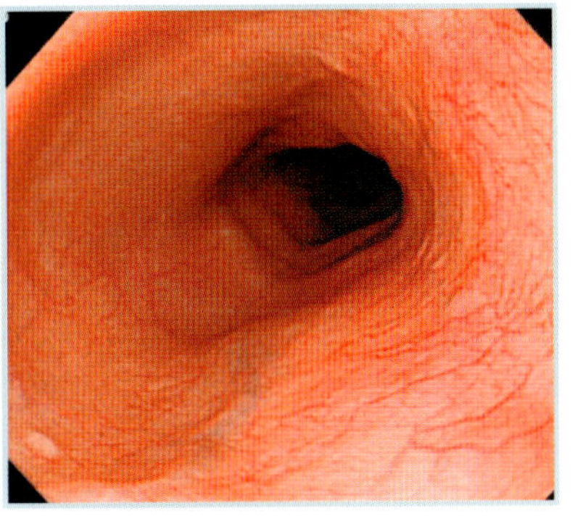

그림 3-13 상부식도

식도입구부의 위치를 파악하기 어려울 때는 후두의 좌하측으로 내시경의 끝을 가볍게 눌러대면서 침을 삼키게 하고, 거기에 맞추어 눌러 진행하면, 식도입구부가 열려 원만하게 내시경이 식도로 삽입되는 경우가 많다. 삽입부위 파악이 어려워 내시경이 잘 삽입되지 않을 때는 무리하게 밀어 넣지 않는 것이 좋다. 일단 내시경을 제거하여 피검사자를 릴렉스시킨 후, 다시 한번 인두마취를 충분히 실시한 후에 삽입을 시도하는 것이 좋다. 후두의 좌배측에서 삽입이 곤란한 경우는 반대측인 우배측에서 삽입을 시도하는 편이 좋다.

내시경의 끝이 식도 내로 삽입되어도 경부식도는 수축이 강해서 내강은 거의 관찰할 수 없다. 그대로 삽입을 계속하여 상절치에서 30cm 정도까지 진행하여 송기를 하면서 내강을 잘 확인한 후, 상절치에서 20cm까지 일단 끝을 끌어내어 그곳에서 내강을 잘 관찰하면서 5cm 간격으로 관찰, 촬영을 계속한다.

내시경의 조작

내시경은 조작부를 왼손에, 연성부를 오른손에 쥔다. 왼손 손바닥과 약지와 소지로 조작부를 단단히 잡고, 엄지는 업앵글 손잡이에, 검지는 흡인 버튼, 중지는 송기 버튼을 잡아, 손가락 끝으로 자유자재로 조작을 할 수 있도록 한다(그림 3-14, 15). 좌우의 앵글은 손가락이 닿으면 왼손의 중지나 엄지로 조작하지만, 일시적으로 오른손으로 조작해도 괜찮다.

내시경 조작은 왼손의 앵글과 오른손의 비틀기로 양호한 시야를 확보하기 위해 왼손은 앵글 조작이 쉬운 위치를 유지한다(그림 3-16). 오른손은 내시경의 끝에서 20~30cm의 부위를 쉐이크핸드형(그림 3-17)으로 쥐어 식도 내로 삽입될 때까지 바꿔 잡지 않도록 한다. 양발로 중심을 잡아 허리에 부담이 가지 않는 자세를 취한다.

식도에서는 항상 전벽이 10~11시 방향, 후벽이 4~5시 방향으로 보이도록(그림 3-18) 내시경을 유지한다. 그렇게 하지 않으면 촬영된 병변의 벽재성을 파악하기 어려워진다.

위내로 삽입은 내시경을 그대로 밀어 넣으려고 하면, 분문부 후벽측에 닿게 되기 때문에 업앵글을 걸면서 반시계방향으로 돌리면서 삽입하면 저항 없이 삽입할 수 있다.

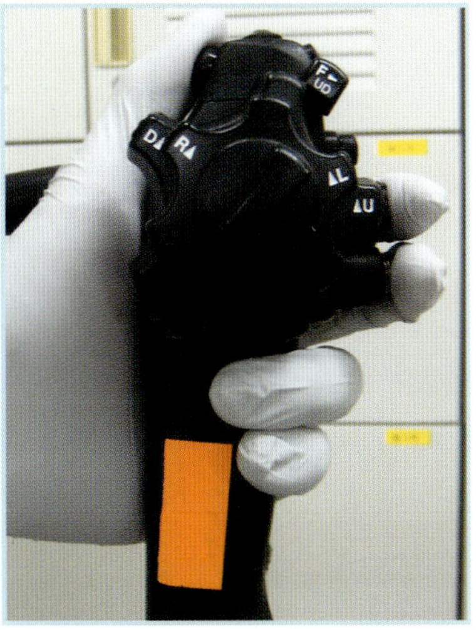

그림 3-14 측면에서 본 조작부의 손가락 위치

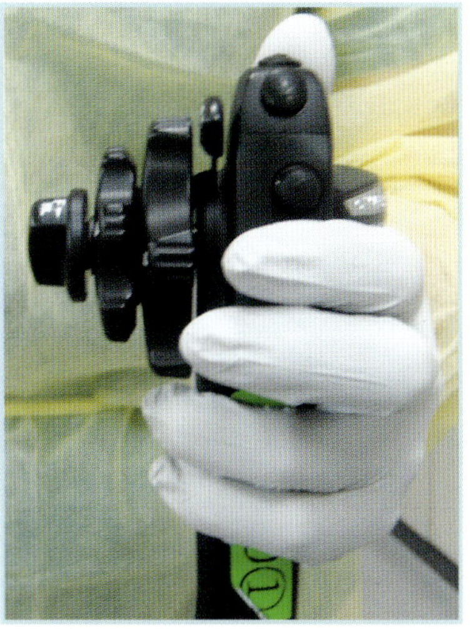

그림 3-15 정면에서 본 조작부의 손가락 위치

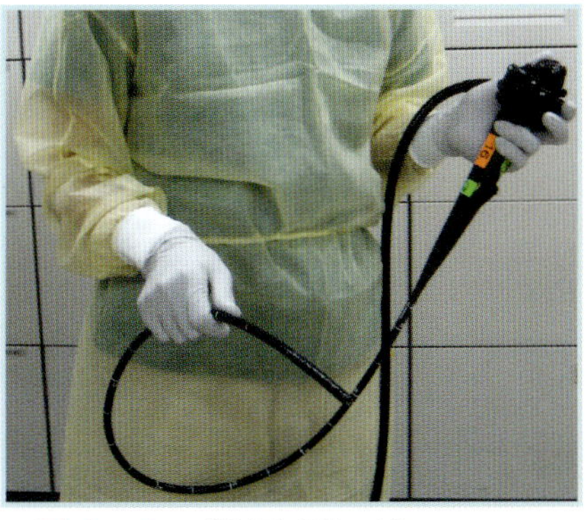

그림 3-16 내시경 잡는 법

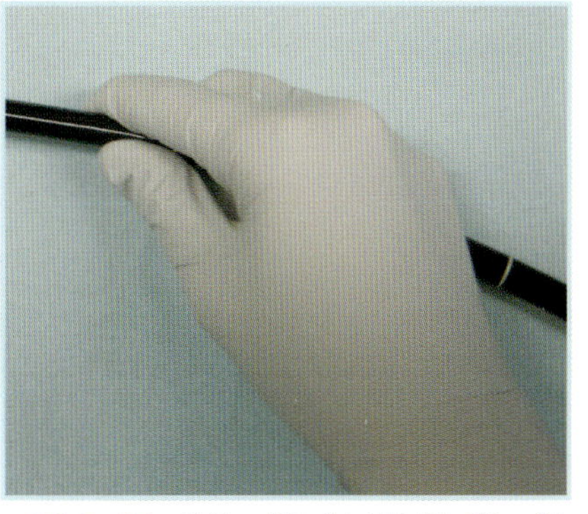

그림 3-17 쉐이크핸드형 내시경 잡는 법

분문부를 통과해 위내로 들어가면 처음에 위체부를 상부에서 하부를 향해 찍어 내려가고, 항상 대만이 6시 방향으로 오도록(그림 3-19) 조작하는 것이 기본이다. 다음으로 J턴으로 체부를 찍어 올라갈 때는 소만이 가능한 한 5~6시 방향으로 오도록(그림 3-20) 유지하고, 소만을 중심으로 소만, 전벽, 후벽의 순서로 촬영하면 된다.

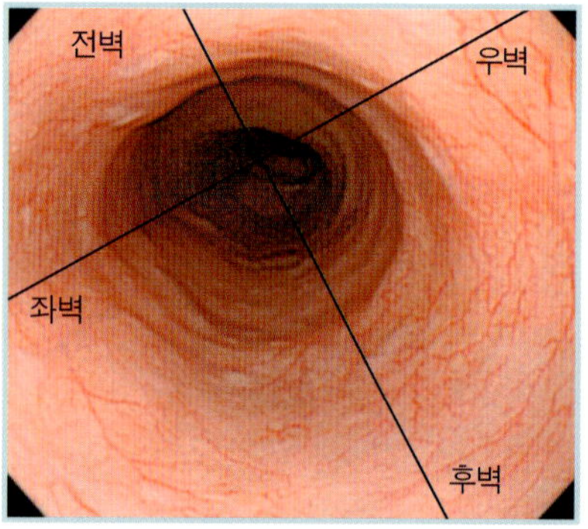

그림 3-18 식도

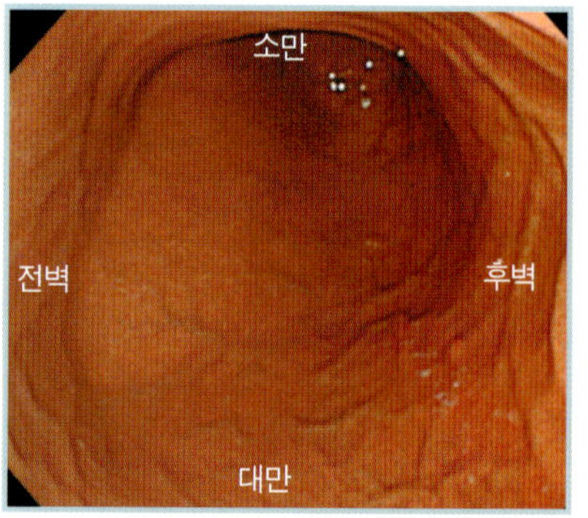

그림 3-19 위체부

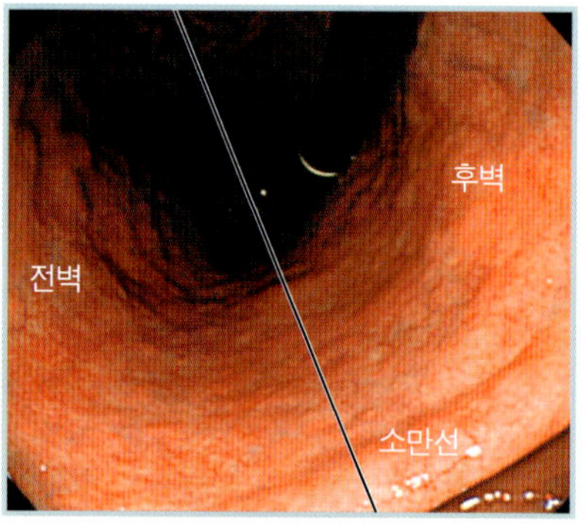

그림 3-20 위체부 소만

J턴이나 U턴이 되어 있는 내시경의 앵글을 해제할 경우, 위벽에 접촉하지 않게 하기 위해서는 궁륭부(fornix)에서 전벽측이나 대만측으로 돌아 내시경을 빼내면서 앵글을 해제하면 위벽에 접촉하지 않는다. 또한 잔위를 관찰할 때도 마찬가지로 소만에서 업앵글을 걸려고 하면, 위벽에 접촉하기 때문에 전벽측에서 J턴을 걸어 천천히 소만, 후벽측으로 돌면 괜찮다.

십이지장구부에서 제2부로의 삽입은 상십이지장각을 막 넘었을 때 업앵글을 걸면서 3시 방향으로 비틀어 삽입한다(그림 3-21, 22).

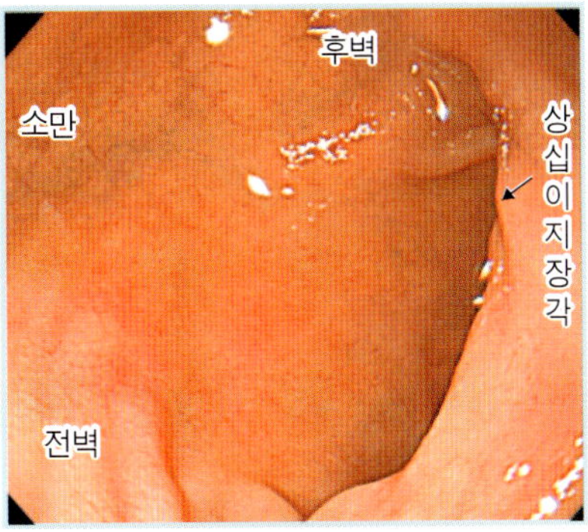

그림 3-21 십이지장구부

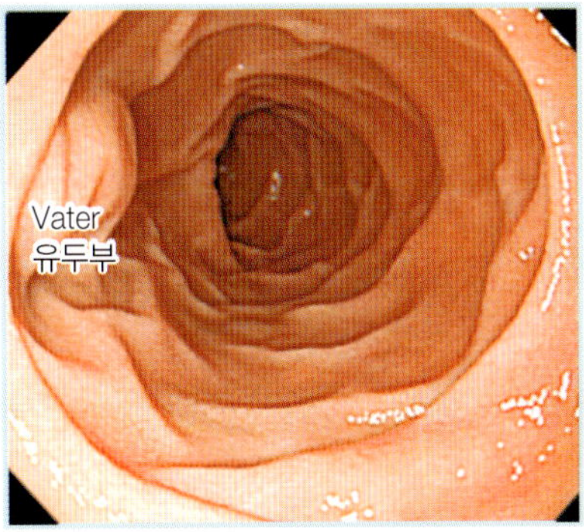

그림 3-22 십이지장제2부

이처럼 촬영되어 있으면, 재확인이나 이후 증례 토의 등에서 사진을 다시 볼 때 촬영된 사진이 어느 부위인지 바로 알 수 있을 뿐만 아니라, 촬영이 불충분한 부위도 확인 가능하다.

4 정상일 때는 어떻게 보이는지

인두부

구강내에 삽입하면, 그림 4-1처럼 12시 방향으로 혀, 6시 방향으로 경구개 및 그 중앙에 목젖이 보인다. 내시경을 더 진행시켜 나가면 그림 4-2처럼 하인두 후벽에 접한 중앙에 V자형의 후두가 있어, 그 안쪽에 역 V자형의 성대가 보인다. 후두의 외측에는 좌우대칭으로 하인두강이 있고, 그 안쪽은 주머니 형태의 이상와(piriform fossa)로, 더 이상 진행할 곳은 없다. 따라서, 내시경의 끝을 그대로 억지로 밀어넣으면 천공을 일으키게 된다. 식도입구부는 좌하인두강의 후두의 좌하측에 폐쇄한 상태로 벽처럼 보인다(그림 4-3). 여기를 목표로 하여 내시경을 가볍게 업앵글로 하여 약간 오른쪽으로 비틀 듯 진행하면 식도에 이른다. 최근에는 인두암이나 후두암의 선별검사에 NBI(narrow band imaging)의 유용성이 보고되었고, 특히 식도암 및 두경부암의 과거력이 있는 사람이나 음주, 흡연자, 고령의 남성은 삽입 시에 관찰하는 것이 바람직하다. 뺄 때 관찰하려고 해도, 타액이 방해가 되어 관찰하기 어렵기 때문이다(그림 4-4, 5).

식도

인두부를 통과하면 경부식도로 들어가지만, 이곳은 항상 강하게 수축되어 있어, 삽입 시에 내강을 관찰하기 어려울 때가 많다. 그때는 내시경을 뺄 때 피검사자에게 몇 초 동안 숨을 멈추게 하고, 천천히 내시경을 빼내면서 관찰을 하면 좋다. 경부식도를 지나면, 내강이 잘 확장되어 관찰이 용이해진다. 상절치에서 약 25cm 부근의 10시 방향으로, 외부에 눌린 것처럼 내강에 약간 돌출한 부분이 비스듬한 모양으로 관찰되는데 이것은 좌주기관지에 의한 압박 때문이다(그림 4-6). 또한, 가끔 상절치에서 약 20~30cm의 5시 방향으로 점막하종양 같은 완만한 혹 모양의 융기가 한 개 또는 여러 개 장축방향으로 늘어선 것이 보이는데, 이것은 흉추로부터의 압박 때문이다(그림 4-7).

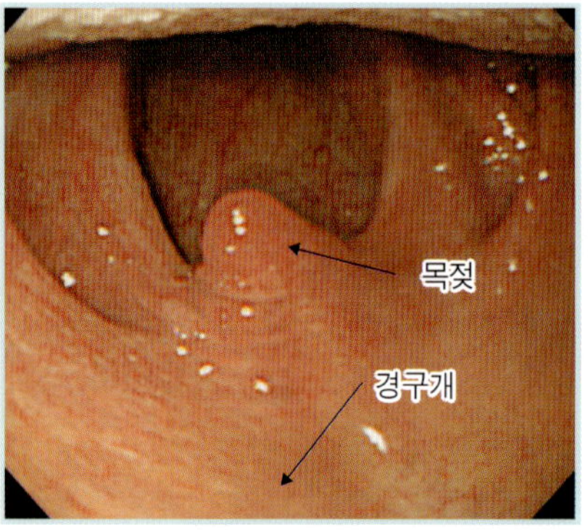

그림 4-1 구강내

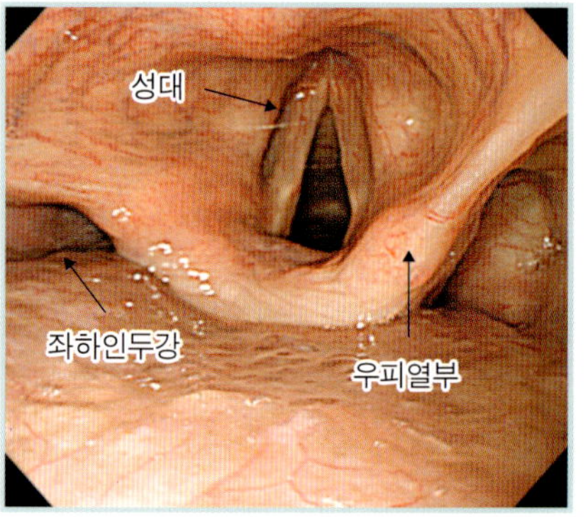

그림 4-2 중인두 · 후두 및 성대

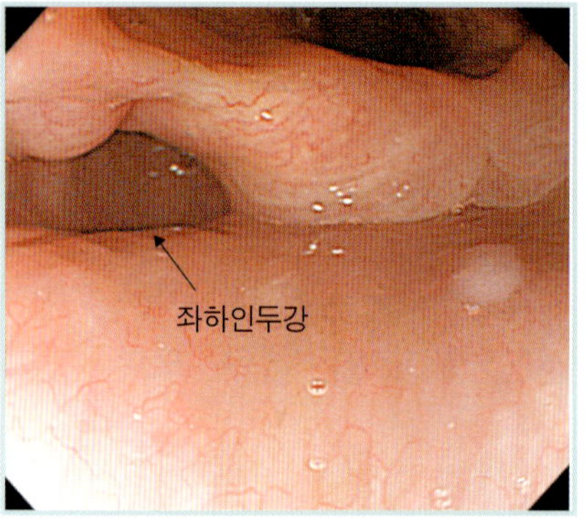

그림 4-3 좌하인두

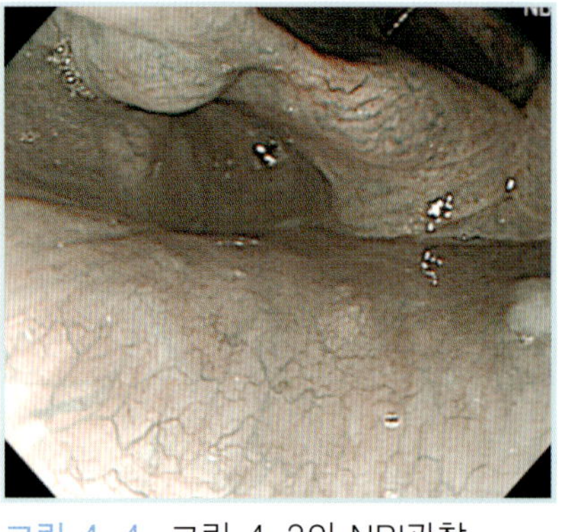

그림 4-4 그림 4-3의 NBI관찰

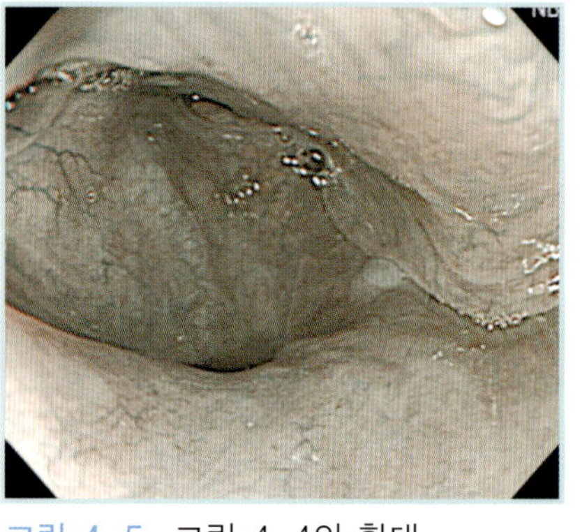

그림 4-5 그림 4-4의 확대

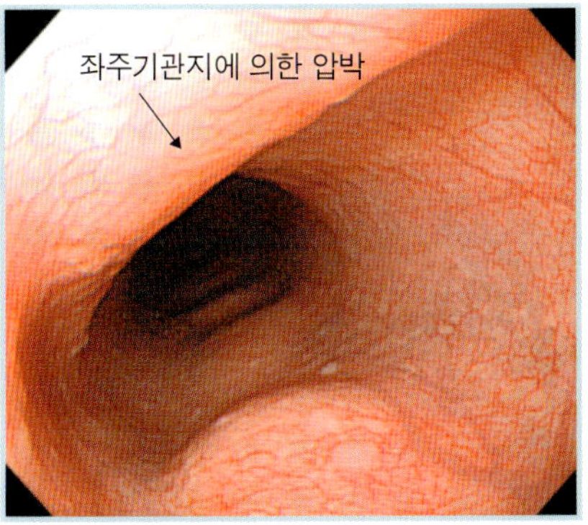

그림 4-6 상절치 25cm

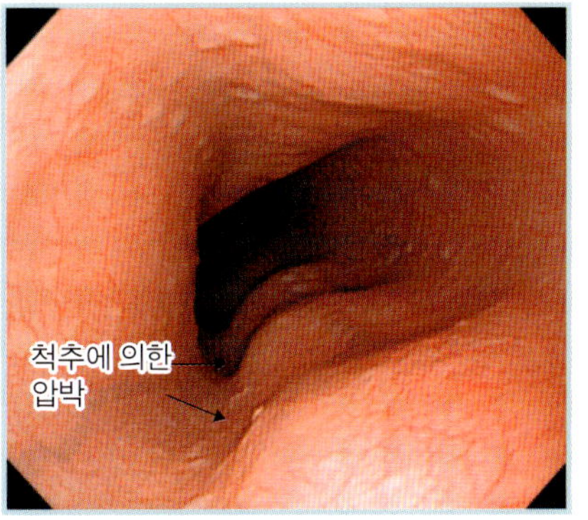

그림 4-7 상절치 22cm

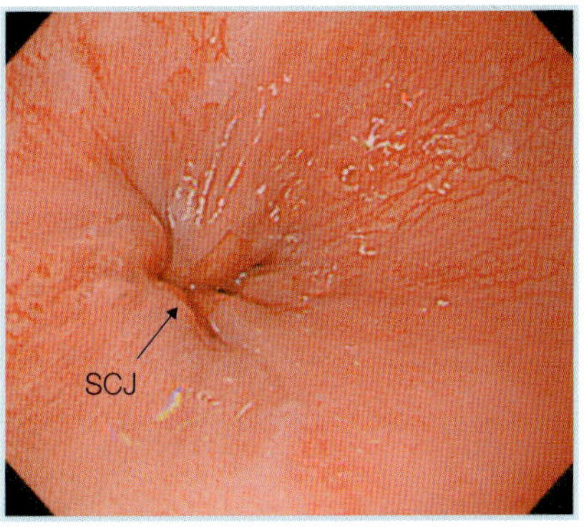

그림 4-8 SCJ 부근의 일반적인 내시경 영상(↑)

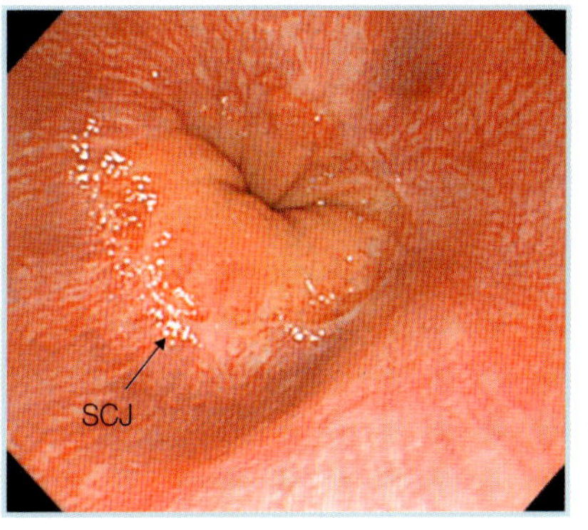

그림 4-9 심호기 시의 SCJ 영상(↑)

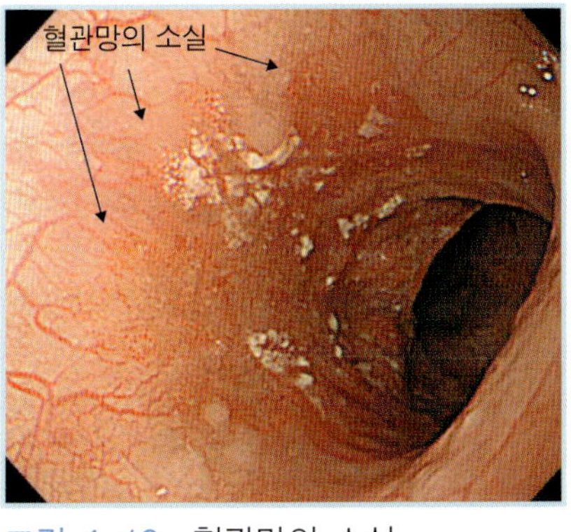

그림 4-10 혈관망의 소실

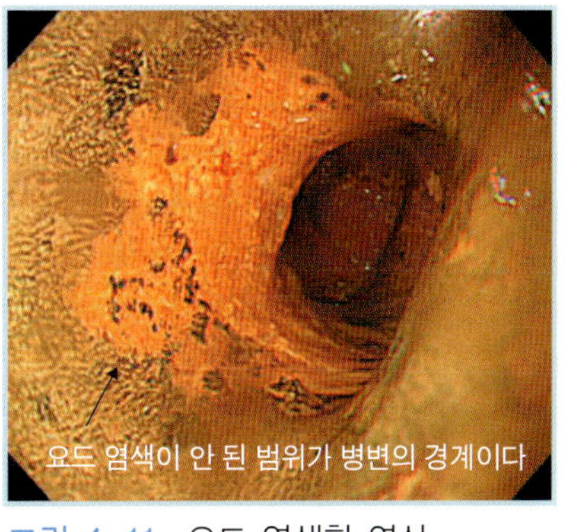

그림 4-11 요드 염색한 영상

상절치에서 약 40cm 부근에 약간 붉은 색을 띤 점막이 전주성(全周性)으로 출현하지만, 여기가 식도위접합부(squamo-columnar junction, SCJ)이다(그림 4-8). 여기서 피검사자에게 심호흡하고, 숨을 멈추면 SCJ가 식도 측으로 이동하기 때문에 관찰이 용이하게 된다(그림 4-9). 식도 점막은 근접해 보면 모세혈관이 망상으로 관찰된다. 이 혈관망이 국한적으로 소실된 경우는 어떠한 병적 변화를 의심한다(그림 4-10, 11).

위

식도에서 식도위접합부(squamo-columnar junction, SCJ) 및 분문부를 통과해 위내로 내시경을 넣으면, 2시 방향으로 위상체부의 소만이, 5시 방향으로 후벽이 근접해 보인다. 그리고 8시 방향으로 대만, 11시 방향으로 전벽이 보인다(그림 4-12). 위체부의 대만측에는 사행하는 몇 개의 주름이 장축방향으로 거의 평행하게 주행하고, 그 위에는 유백색의, 가끔 거품형의 위액이 고여 있다. 이러한 경우에는 반드시 깨끗하게 세정, 흡인한다.

다음으로 내시경의 끝을 올바른 방향으로 유지하기 위해서 내시경을 일단 위각부까지 진행시킨 후 서서히 위상체부까지 빼 온다. 이렇게 하면 대만이 6시 방향으로 회전하여 올바른 위치로 교정되어(그림 4-13), 위체부의 관찰이 쉬워진다.

내시경을 더욱 항문측을 향해 진행시켜 나가면 내강이 갑자기 예각을 보이면서 우상방으로 강하게 굴곡되어 있는 것을 알 수 있다. 거기가 위각부(그림 4-14)이다. 위각 소만은 내시경을 강하게 업앵글로 억지로 밀어내듯 하지 않으면 정면시야(그림 4-15)가 되지 못한다. 위각부를 넘어 업앵글인 채로 내시경을 진행시키면 전정부(그림 4-16)가 보인다. 전정부의 끝에 직경 1cm 만한 구멍이 있고, 여기가 유문륜(pyloric ring)이다(그림 4-17). 유문륜에서 구측 2cm의 범위가 유문전부이다.

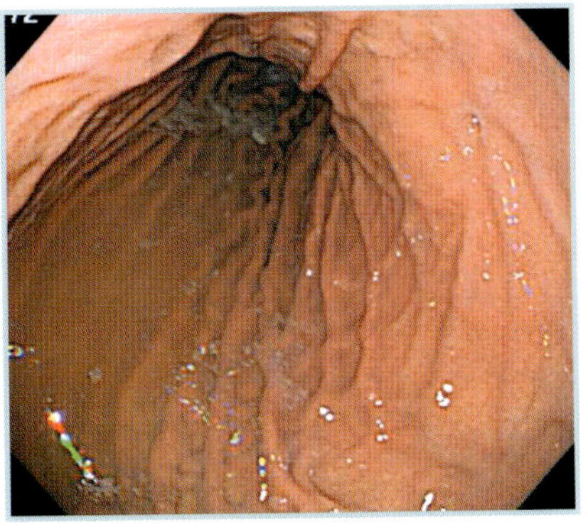

그림 4-12 위내 삽입 시 세정 전

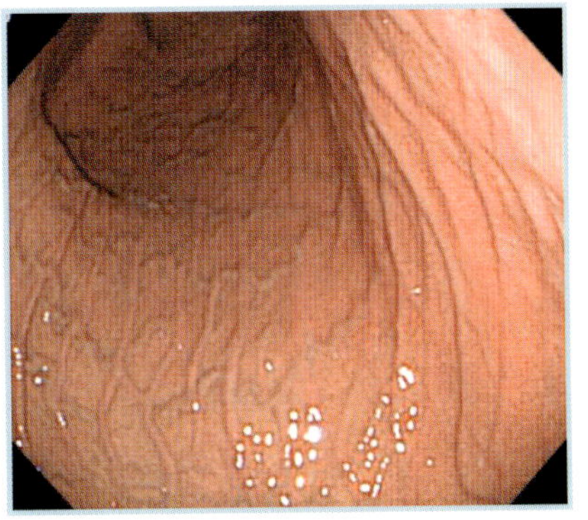

그림 4-13 위내 세정 후

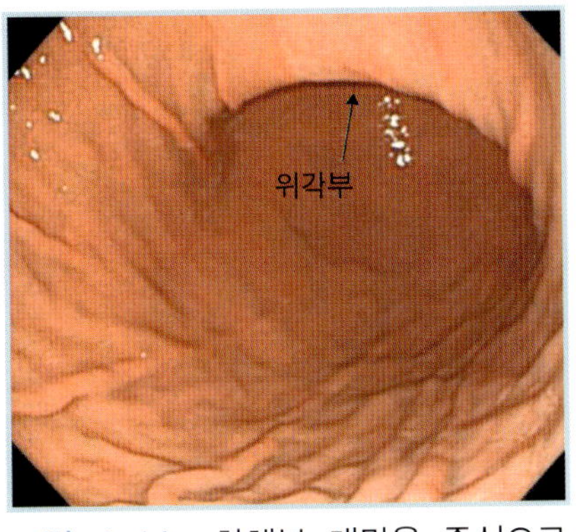

그림 4-14 하체부 대만을 중심으로 한 내려다 본 영상

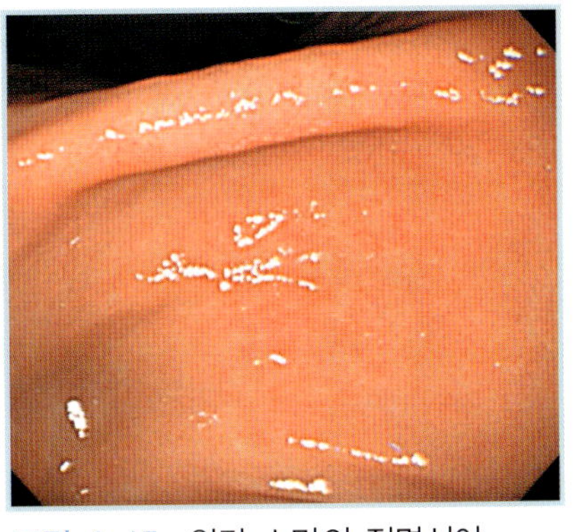

그림 4-15 위각 소만의 정면시야

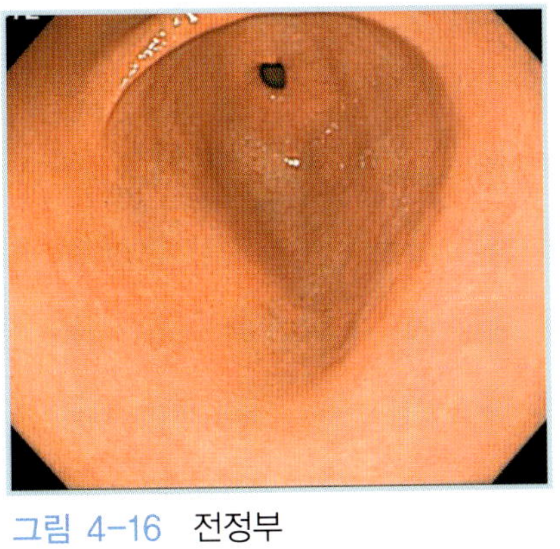

그림 4-16 전정부

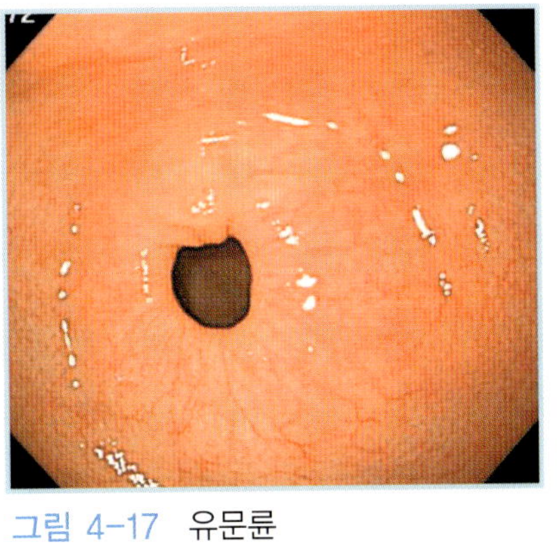

그림 4-17 유문륜

십이지장

더욱 내시경을 밀어내어 유문륜을 통과시킬 때, 삽입하기 어려울 때는 호기에서 숨을 멈추게 하면 용이하게 된다. 유문륜을 넘으면 십이지장구부이다. 십이지장궤양의 거의 대부분이 이 구부에 발생하고, 게다가 구저부 가까이에 발생하기 쉽기 때문에, 일단 구부로 들어간 내시경을 구부에서 빠지지 않을 정도로 약간 당겨 다운앵글로 좁은 구부 내를 잘 관찰해야 한다. 구부에서는 대개, 7~8시 방향으로 전벽, 10~11시 방향으로 소만, 1~2시 방향으로 후벽, 4~5시 방향으로 대만측이 관찰되고, 그림 4-18에 7~8시 방향 전벽의 궤양반흔을, 그림 4-19에 1~2시 방향 후벽의 활동성 궤양을 보인다.

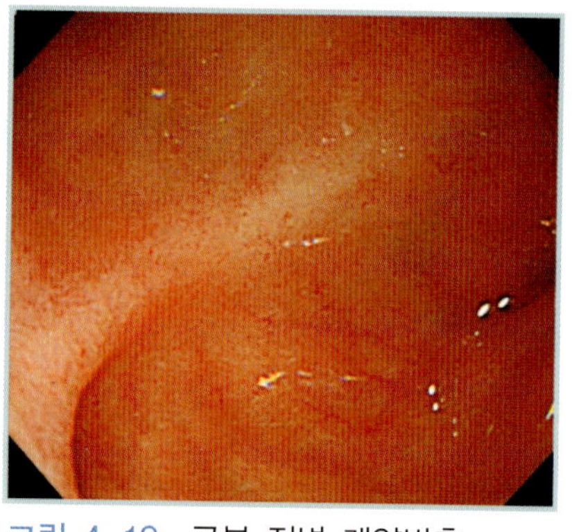
그림 4-18 구부 전벽 궤양반흔

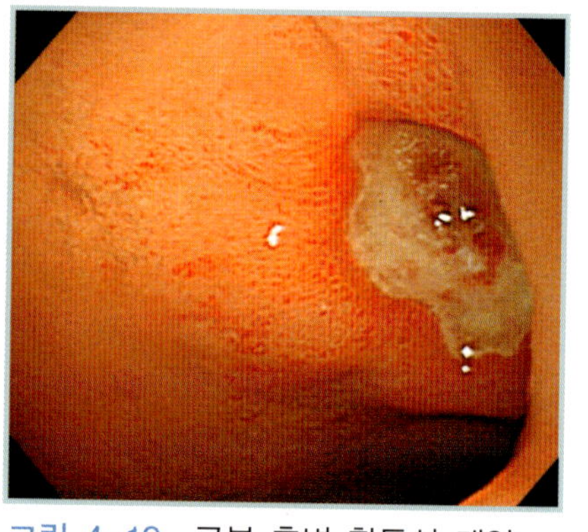
그림 4-19 구부 후벽 활동성 궤양

다음에 업앵글로 2~3시 방향으로 내시경을 밀어 진행하여, 상십이지장각을 넘었을 때 내시경을 축 채로 시계방향으로 비틀면, 내시경은 십이지장하행부에 이른다. 거기서 내시경이 빠지지 않게 주의하면서 천천히 당기면, 하행부의 10시 방향으로 주유두(papilla Vateri major)가, 횡주하는 Kerckring 주름 그늘에, 종주성의 frenulum을 항문측을 따라 확인된다(그림 4-20). 부유두(papilla Vateri minor)는 그보다 약간 구측의 12시 방향에서 확인될 때가 많다(그림 4-21).

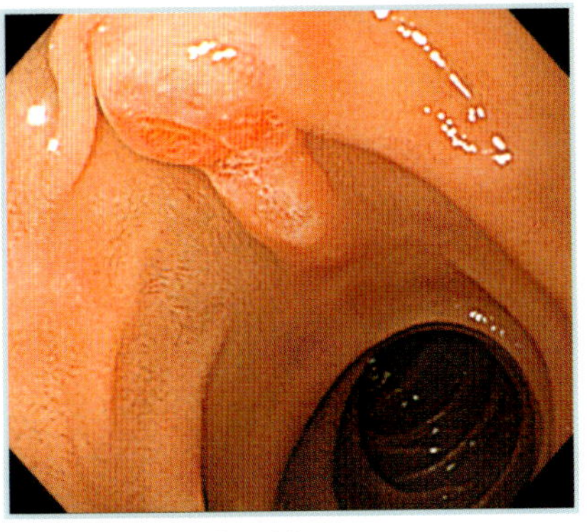

그림 4-20 유두부

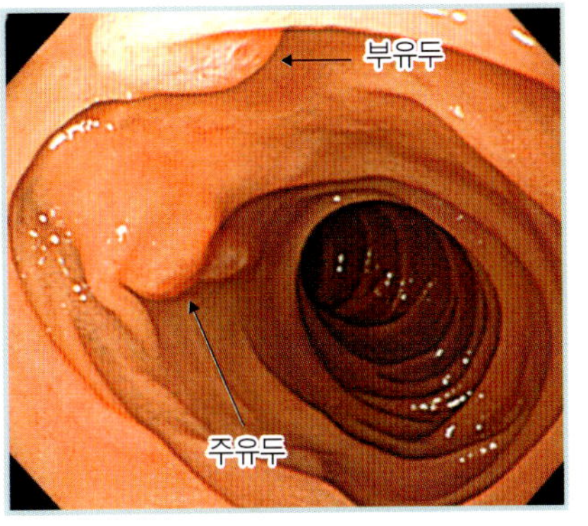

그림 4-21 부유두

5 어떤 순서로 관찰 · 촬영을 진행할지

최근, 젊은 의사들 사이에서의 일반적인 상부 소화관 내시경 촬영법은 우선 인두부를 촬영하고, 그런 후 SCJ까지 진행하여 1컷 촬영한 후 단번에 유문부까지 진행하여 그곳을 촬영하고, 계속해서 십이지장구부, 하행부 촬영을 실시한 후 내시경을 당겨 빼면서 전정부, 위체부를 촬영한다. J턴으로 위체부에서 분문부를 촬영한 후 마지막으로 내시경을 뽑아내면서 체부 대만, 식도의 순서로 촬영하고, 검사를 종료한다. 그런데 공기량을 적게 하여 촬영하였기 때문에 위체부의 주름은 서로 겹쳐 있다. 이 촬영법은 피검사자에게는 고통이 적고, 검사 시간도 짧아 비교적 편하게 받을 수 있다는 장점이 있을 수 있다. 그러나 이러한 촬영법은 위체부나 분문부의 관찰 · 촬영이 충분히 이루어지지 않아 그 부위의 암을 놓칠 수 있는 큰 결점이 있다. 이처럼 맹점이 많은 촬영법이 보급되는 것은 지극히 위험하며, 맹점이 적어 간과하고, 놓치는 일 없는 촬영법으로 전환되어야 한다.

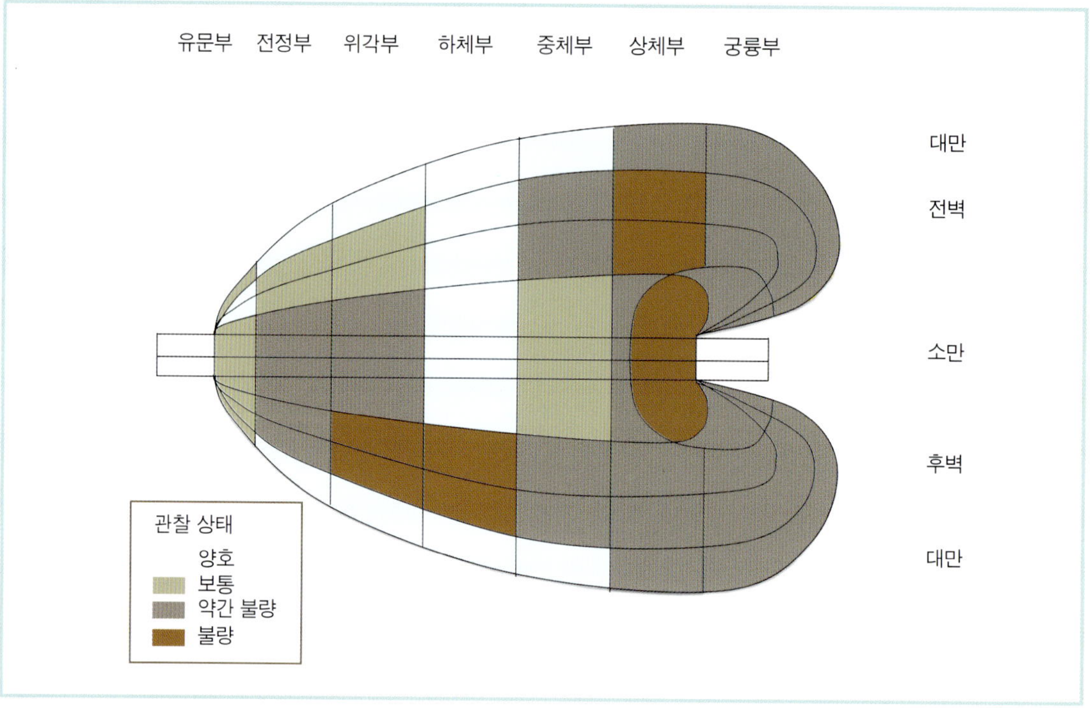

그림 5-1 내시경검사의 관찰 상태

(도쿄 타마 암검진센터: 올림푸스 연구부와의 공동연구)

관찰 불량이 되기 쉬운 부위

현재 일본에서 널리 사용되는 내시경은 시야각이 140도이고, 내시경의 상하좌우 앵글과 회전을 이용하더라도 관찰 불량이 되기 쉬운 부위를 파악하여 검사에 임하는 것이 중요하다. 그림 5-1은 상부 소화관 내시경검사에서 관찰 불량이 되기 쉬운 부위를 조사하기 위해서 내시경검사의 동영상과 정지화면을 이용하여 위의 각 영역에 있어서의 관찰 상태를 4단계(양호, 보통, 약간 불량, 불량)로 나누어 실시한 해석의 결과이다.

접선 방향인 부위(위체부의 전벽 · 후벽), 근접상이 되어 시야를 취하기 어려운 부위(위각부에서 전정부 후벽)가 관찰 불량이 되기 쉽다. 또한 분문부 소만을 내려다 보면 접선 방향이 되고, 올려볼 때는 내시경에 가려 관찰 불량이 되기 쉽기 때문에 내시경을 비틀어 충분히 관찰해야 한다.

스탠다드 촬영법(그림 5-2 ①~㊺)

그림 5-1의 분석 결과로 현재, 전국적으로 가장 보급된 직시경의 맹점이 밝혀졌다. 이 내시경의 약점을 극복하여 암을 간과하거나 놓치는 것을 막기 위해서 고안해 낸 것이 스탠다드 촬영법이다.

우선 인두를 1장 촬영한다(①).

식도는 상절치에서 25cm 떨어진 곳에서 5cm 간격으로 촬영하고, 식도위접합부에서는 배가 부풀어 오르도록 심호흡을 하게 하여 식도위접합부가 정면시야가 될 수 있도록 촬영을 실시한다(②~⑥).

위내에서는 우선 위상체부에서 하체부로 촬영해 내려간다. 위상체부, 중체부에서는 소만이 잘 안 보이므로 후벽, 대만, 전벽 순으로 촬영한다(⑦~⑫). 위하체부, 위하체부-위각부에서는 후벽, 대만, 전벽, 소만 순인 시계방향으로 촬영해 나간다(⑬~⑳). 그런 다음에 위각 대만과 소만을 촬영하여(㉑, ㉒), 전정부는 대만을 촬영한 후, 후벽, 전벽을 촬영하고, 유문부를 촬영한다(㉓~㉖).

십이지장은 별다른 이상 소견이 없으면, 구부와 유두부를 각각 1컷씩 촬영하면 충분하다(㉗, ㉘).

다음으로 내시경을 당겨 위각하 소만(㉙), 후벽(㉚), 전벽(㉛)을 촬영한 후에 최대한으로 업앵글을 걸어 J턴으로 위체부를 하체부에서 중체부, 상체부의 순으로 촬영해 올라간다(㉜~㊴). 그때는 소만을 중심으로 하여 소만, 전벽, 후벽의 순으로 촬영하고, 그곳에서 시계방향으로 대만측에서 좌회전하여 U턴형으로 해서 궁륭부(㊵), 다음에 앵글을 그대로 유지하면서 반시계방향으로 180도 회전하여 상체부 후벽(㊶)을 촬영한다. 그리고 마지막으로 분문부 소만(㊷)을 촬영한다.

다음에 U턴을 해제하고 내시경을 빼내면서, 처음에 위체부를 촬영해 내려가면서 관찰이 불충분해지기 쉬운 위중체부 대만(㊸)을 1컷 촬영한 후, 상절치에서 20cm(㊹), 15cm(㊺)의 경부식도를 촬영하여 검사를 종료한다.

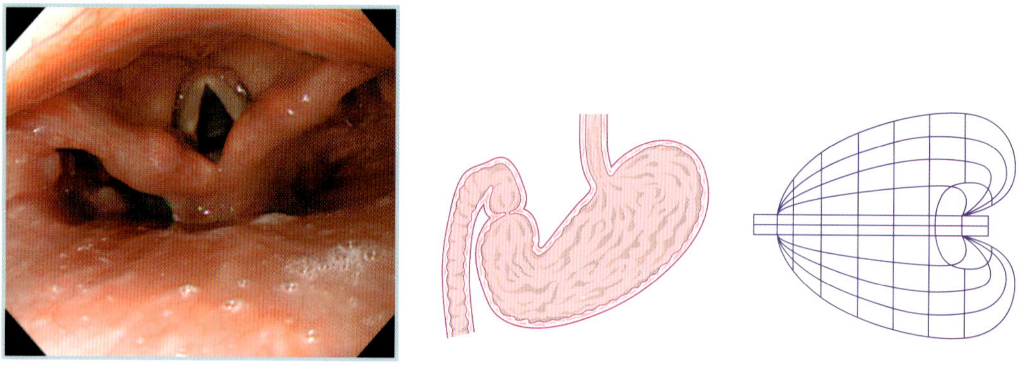

① 인두

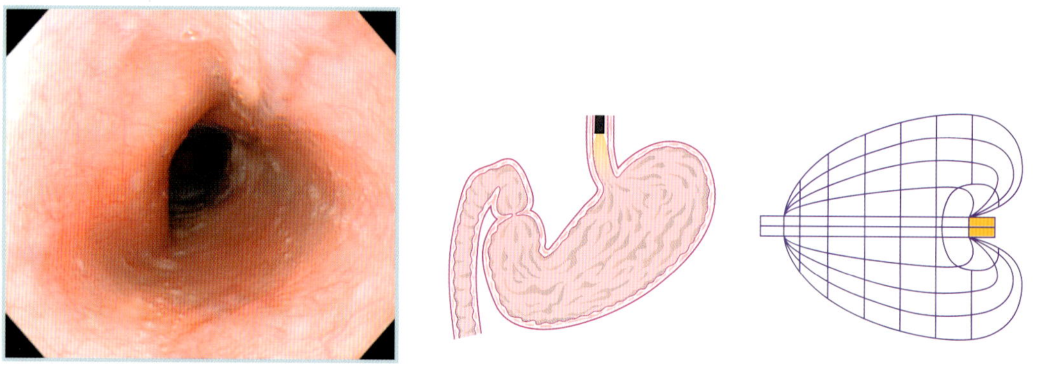

② 식도(상절치에서 25cm)

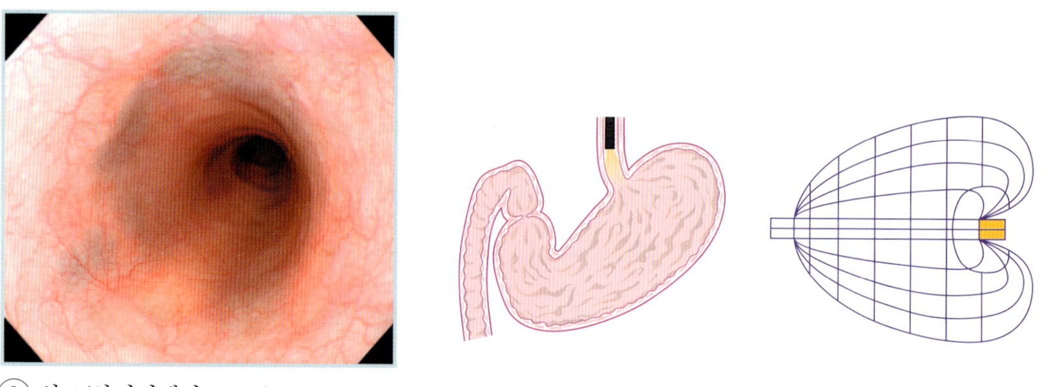

③ 식도(상절치에서 30cm)

그림 5-2 스탠다드 촬영법

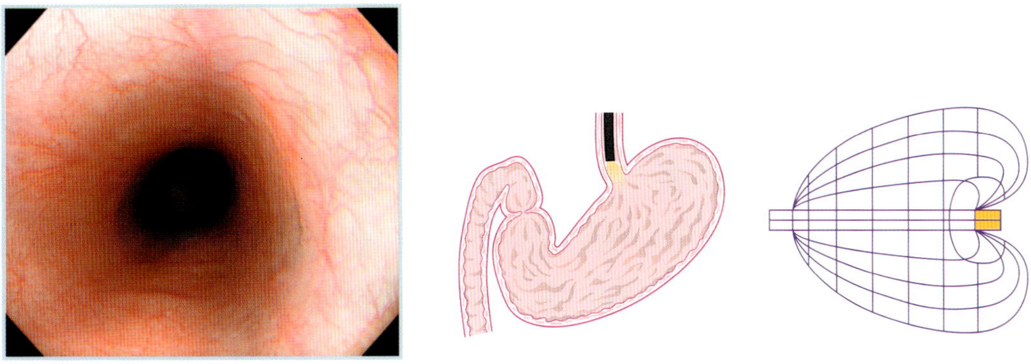

④ 식도(상절치에서 35cm)

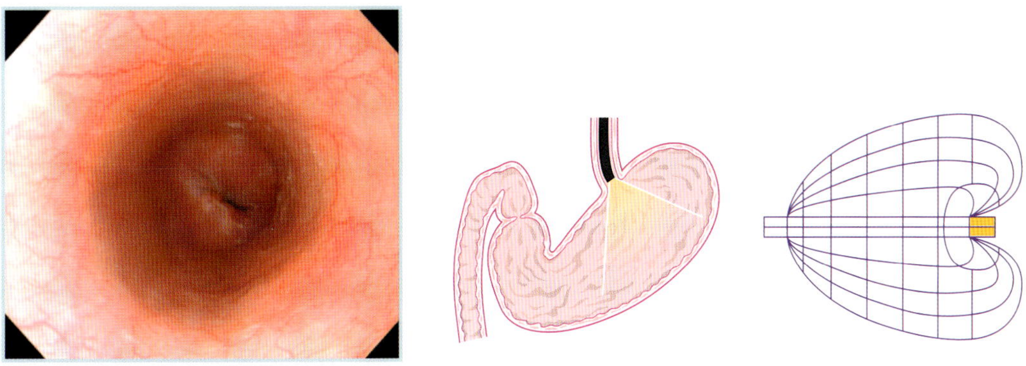

⑤ 식도(상절치에서 40cm)

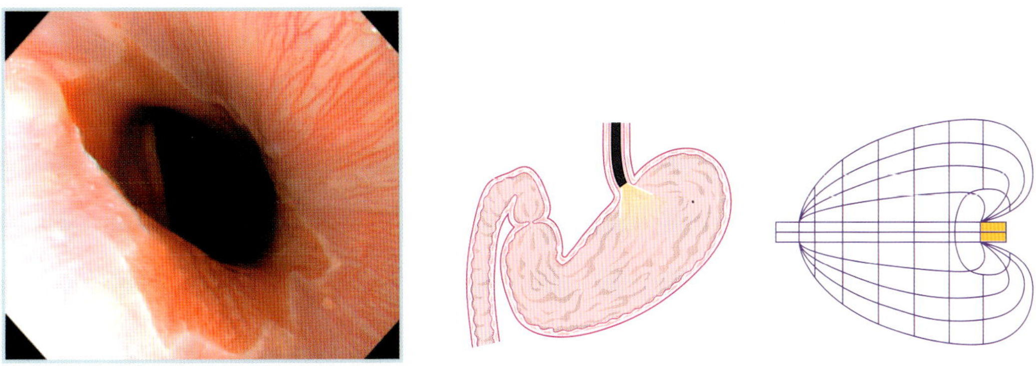

⑥ 식도위접합부

그림 5-2 스탠다드 촬영법

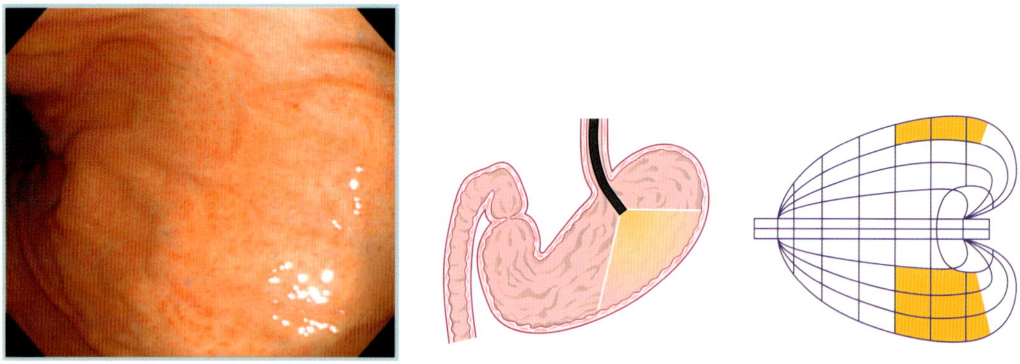

⑦ 위상체부 후벽

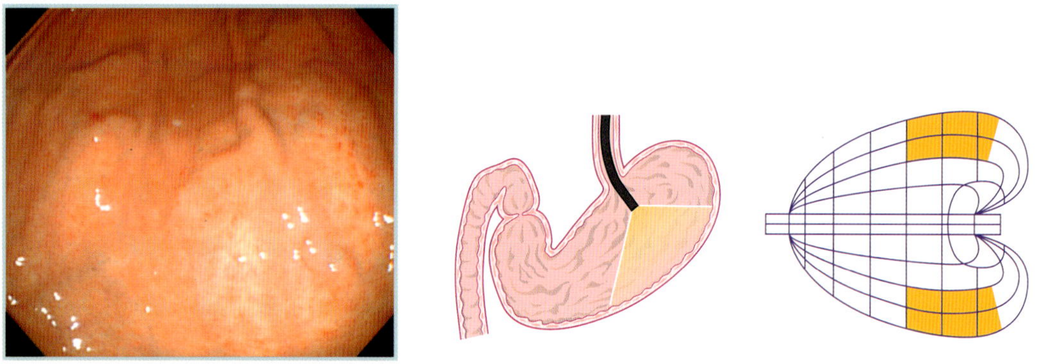

⑧ 위상체부 대만

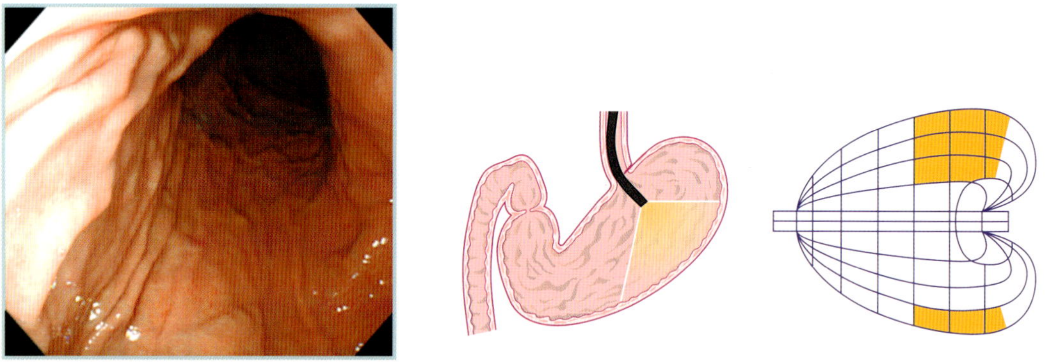

⑨ 위상체부 전벽

그림 5-2 스탠다드 촬영법

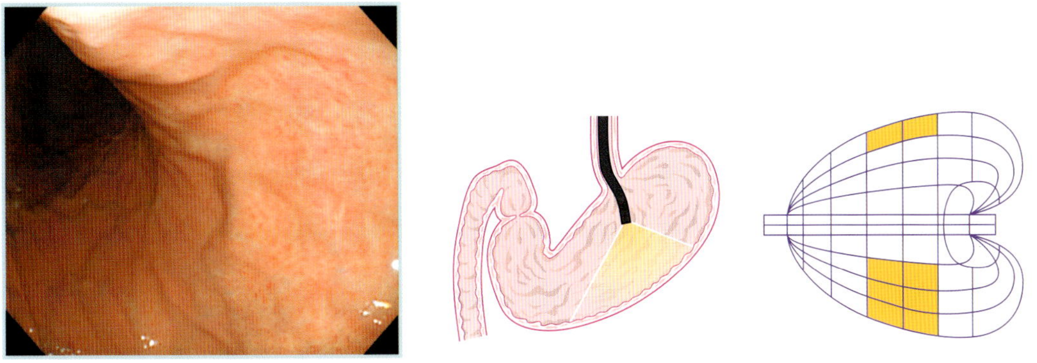

⑩ 위중체부 후벽

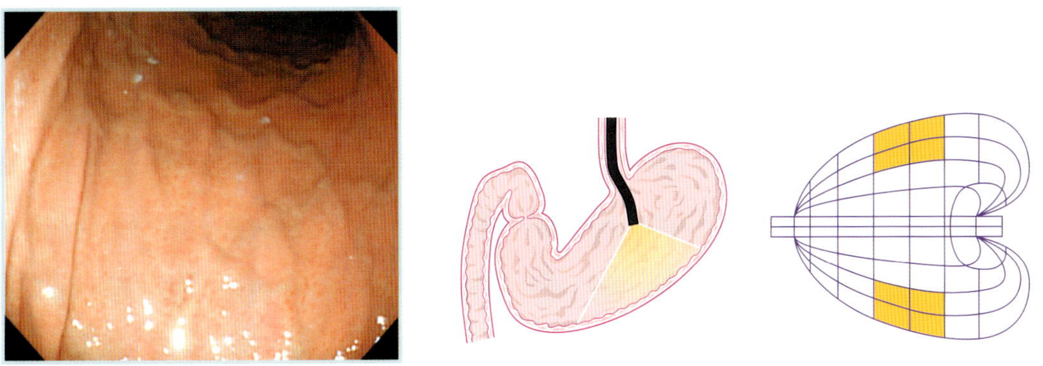

⑪ 위중체부 대만

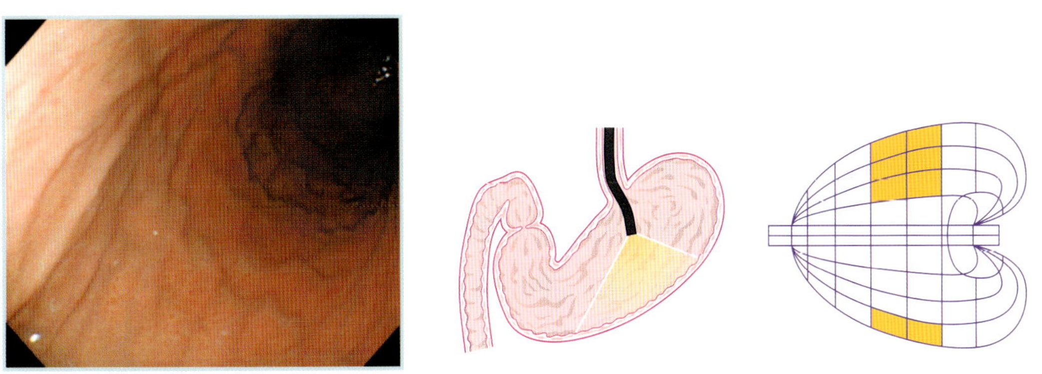

⑫ 위중체부 전벽

그림 5-2 스탠다드 촬영법

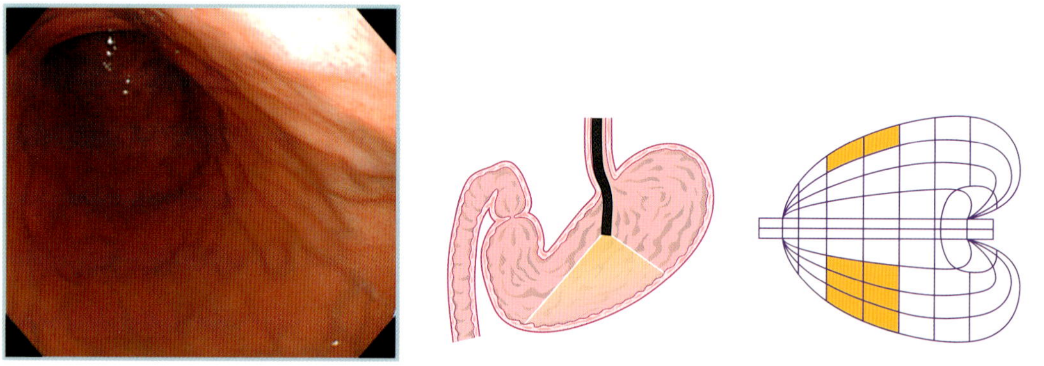

⑬ 위하체부 후벽

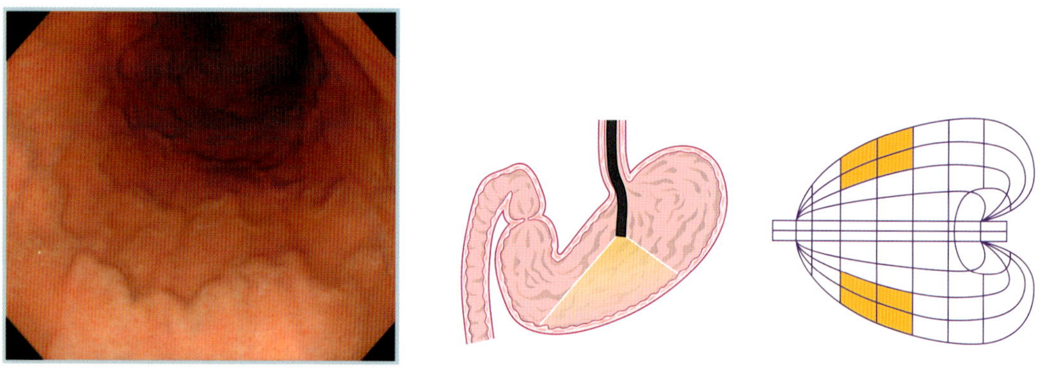

⑭ 위하체부 대만

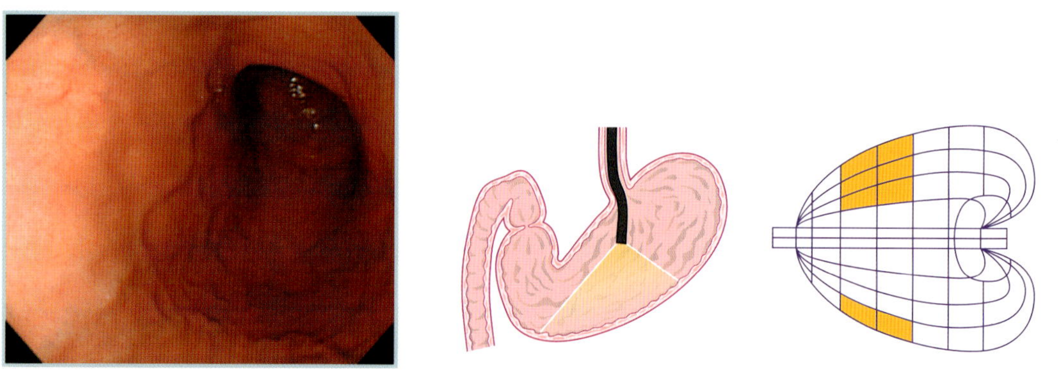

⑮ 위하체부 전벽

그림 5-2 스탠다드 촬영법

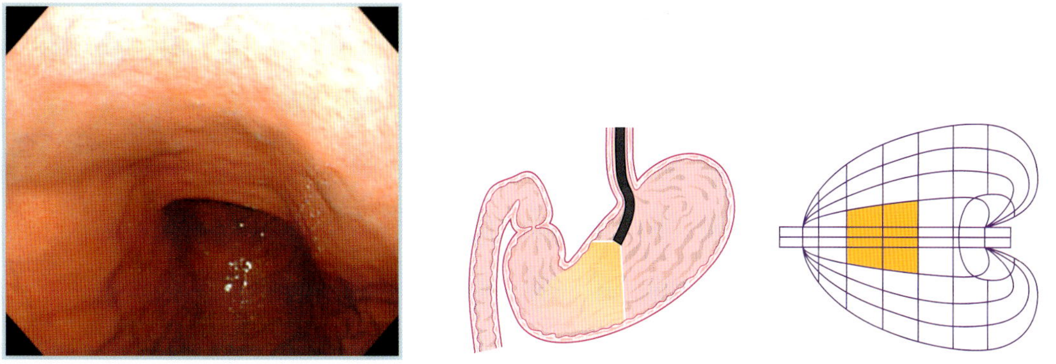

⑯ 위하체부 소만

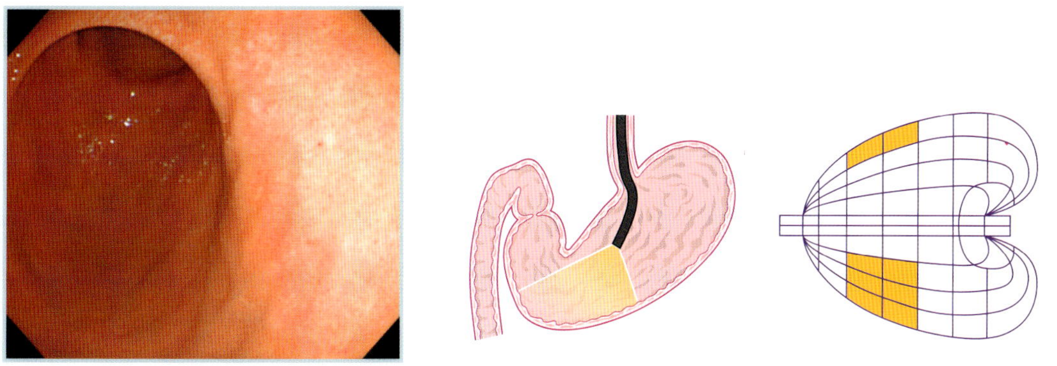

⑰ 위하체부–위각부 후벽

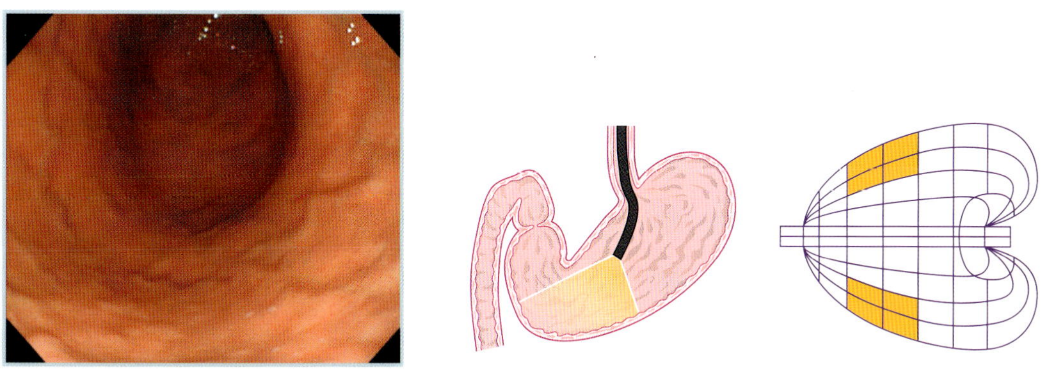

⑱ 위하체부–위각부 대만

그림 5-2 스탠다드 촬영법

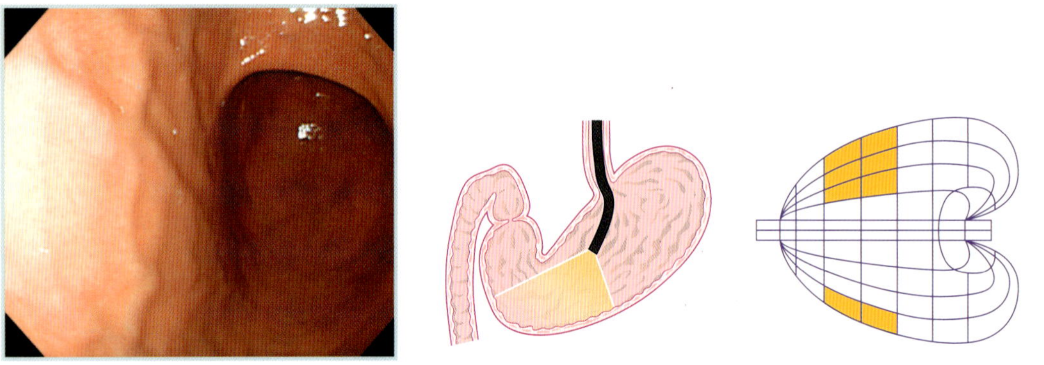

⑲ 위하체부-위각부 전벽

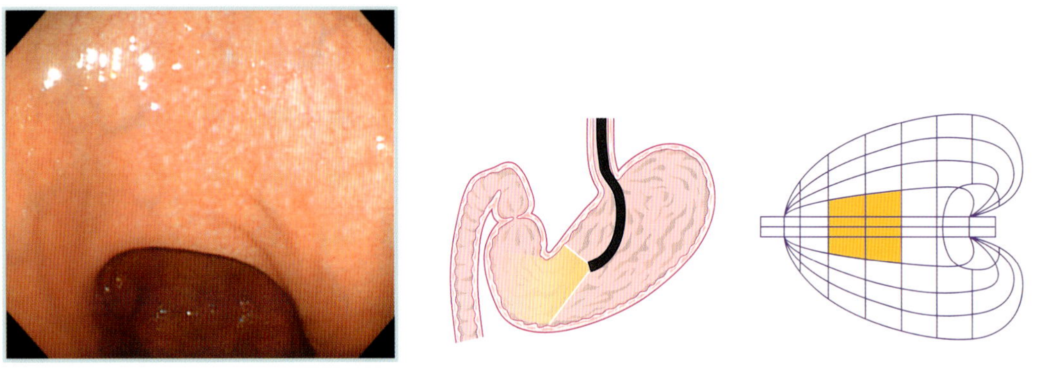

⑳ 위각 소만 상부

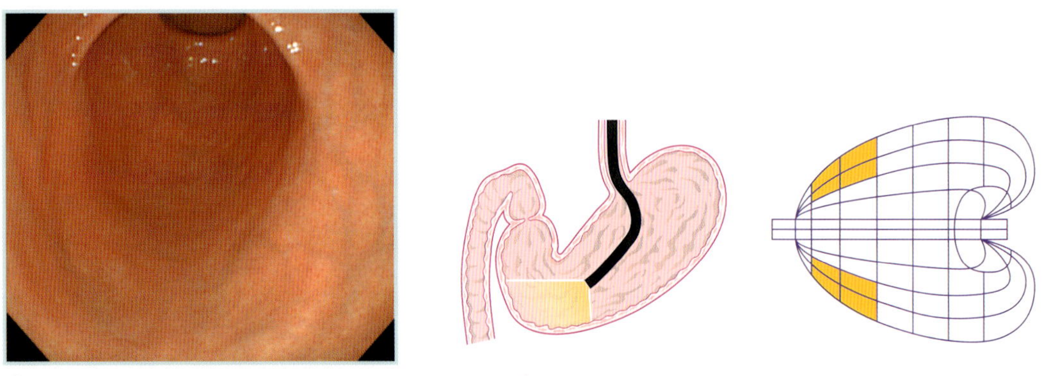

㉑ 위각 대만

그림 5-2 스탠다드 촬영법

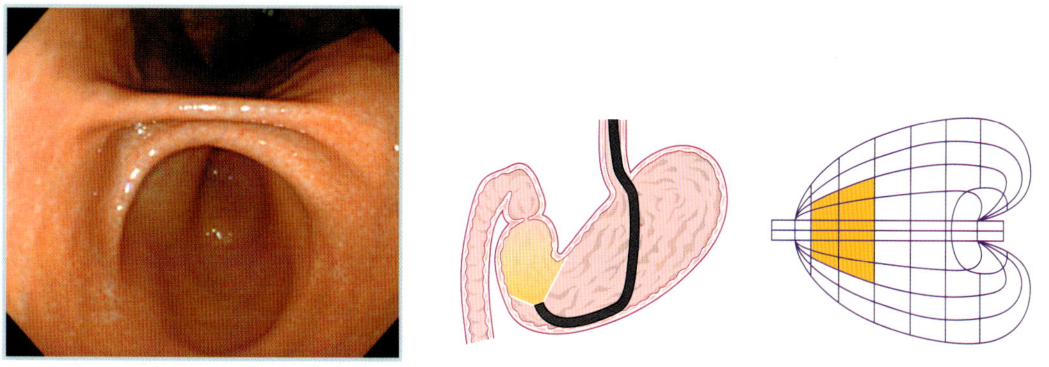

㉒ 위각 소만

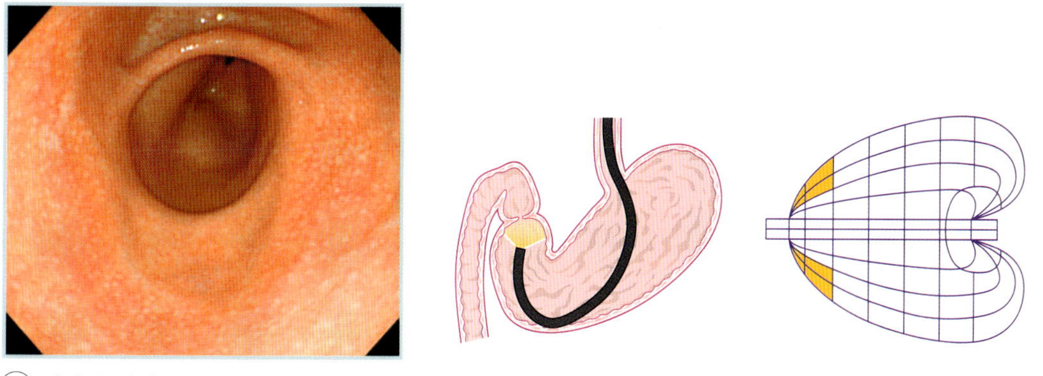

㉓ 전정부 대만

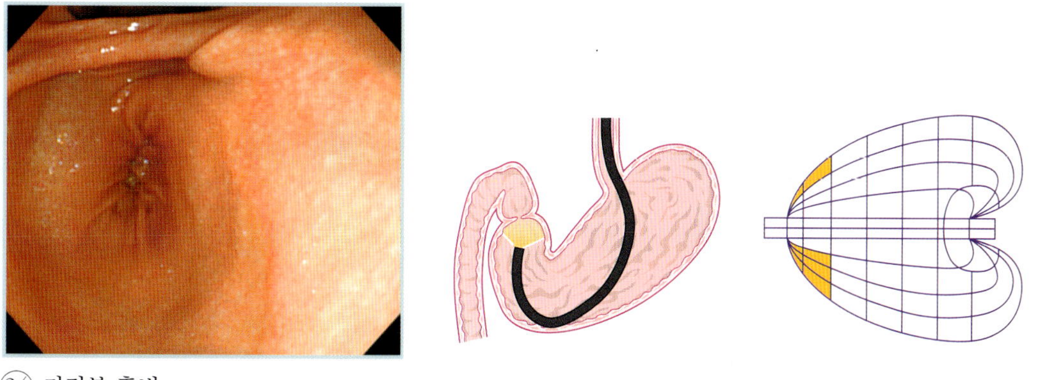

㉔ 전정부 후벽

그림 5-2 스탠다드 촬영법

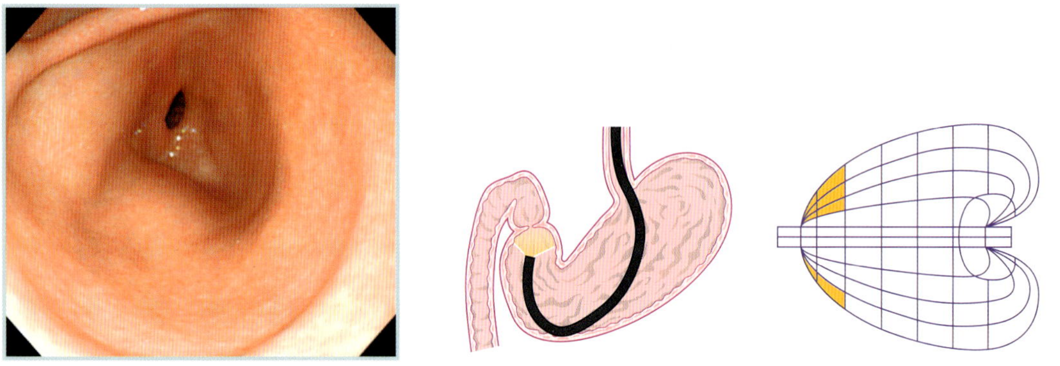

㉕ 전정부 전벽

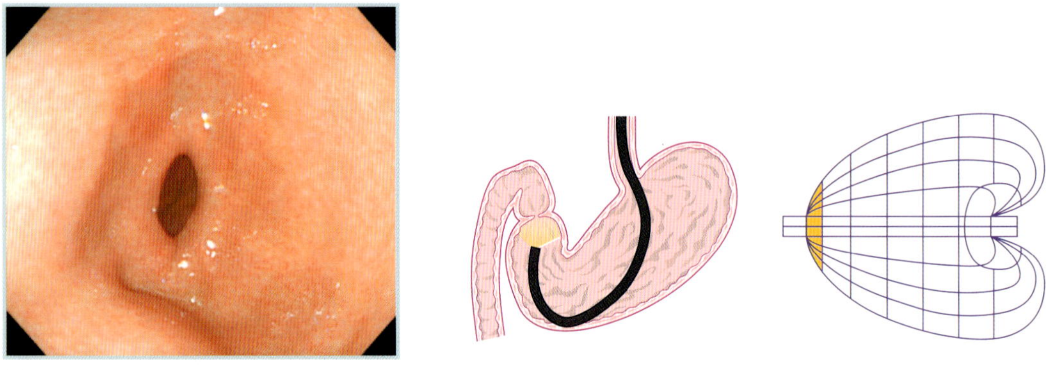

㉖ 유문부

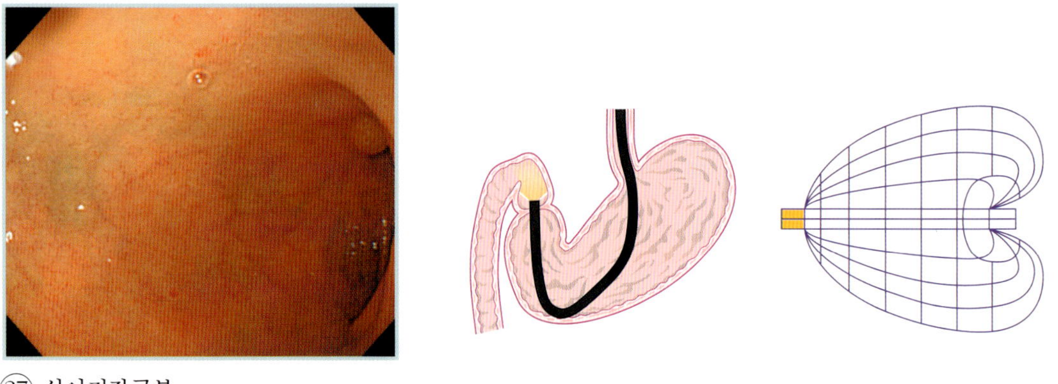

㉗ 십이지장구부

그림 5-2 스탠다드 촬영법

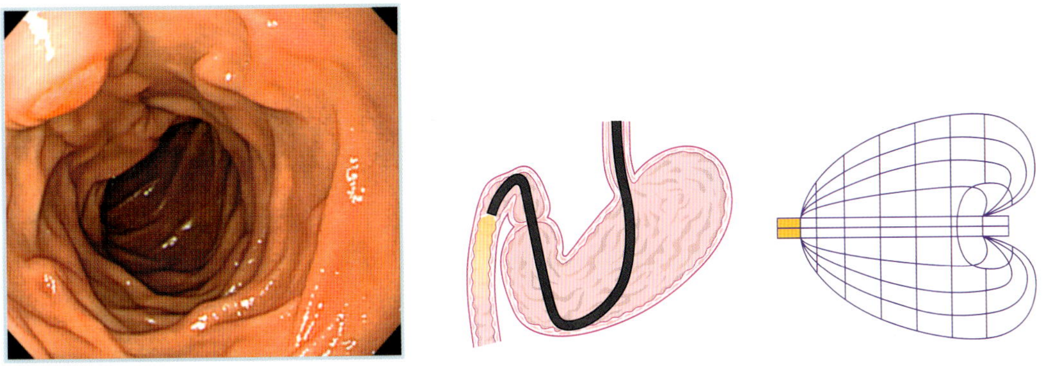

㉘ 십이지장유두부

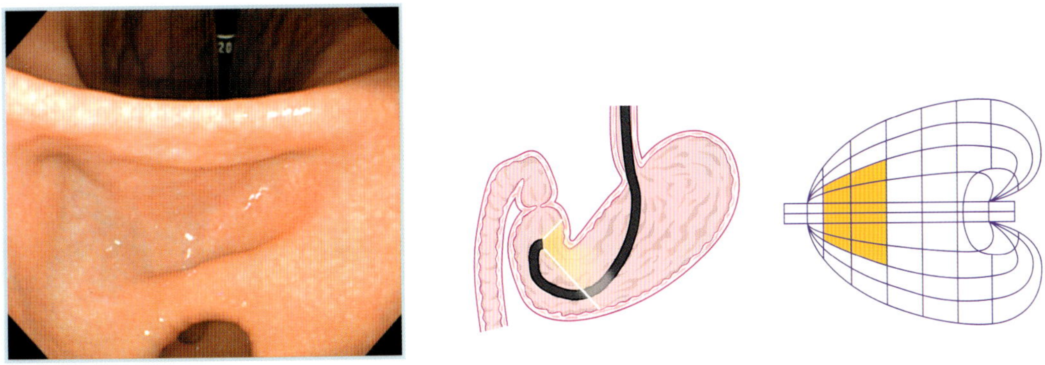

㉙ 위각하 소만

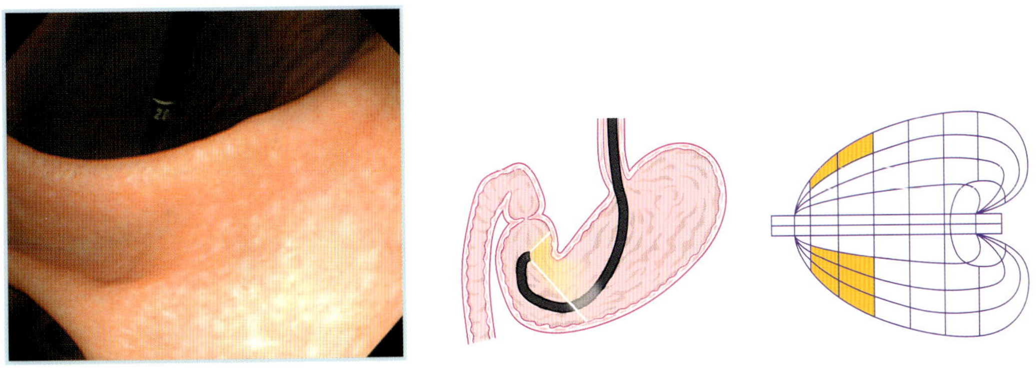

㉚ 위각하 후벽

그림 5-2 스탠다드 촬영법

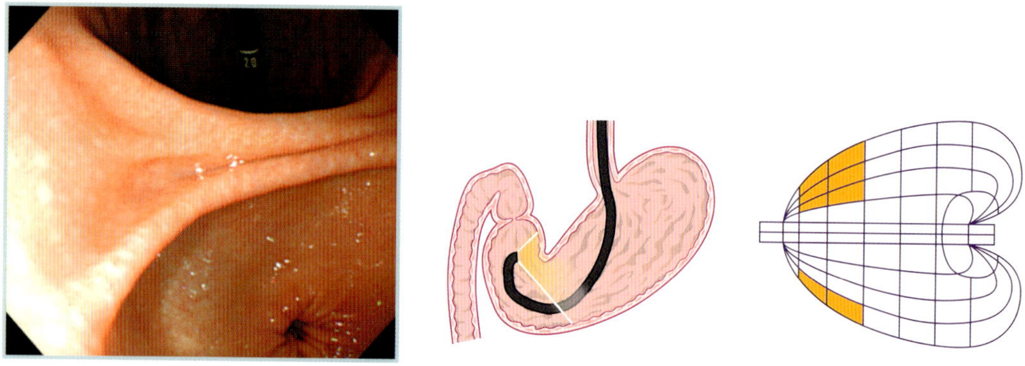

㉛ 위각하 전벽

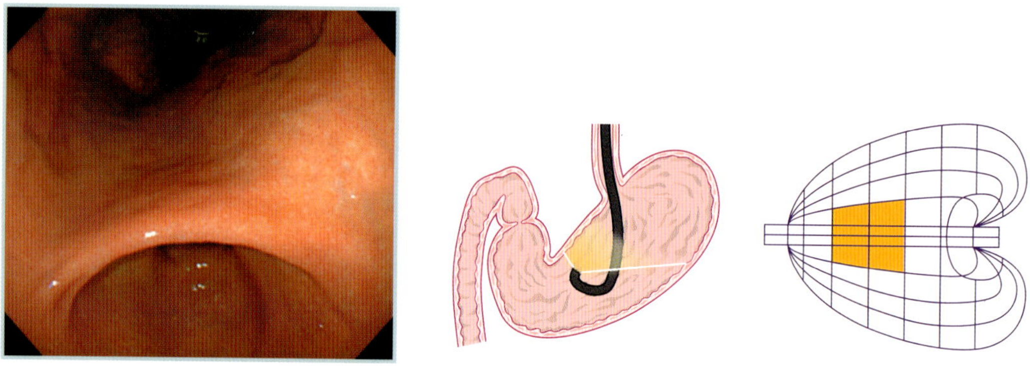

㉜ 위하체부 소만

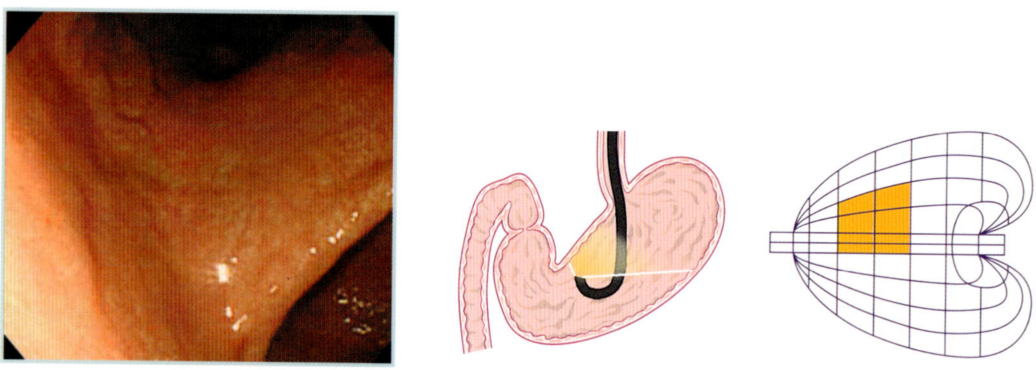

㉝ 위하체부 전벽

그림 5-2 스탠다드 촬영법

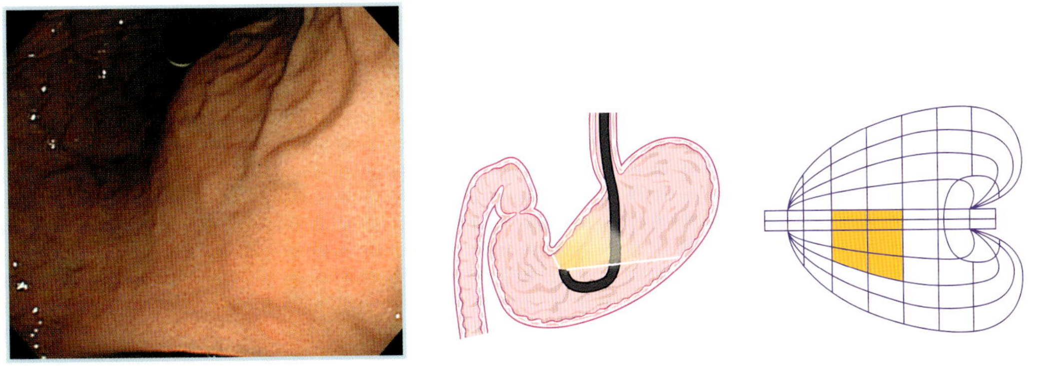

㉞ 위하체부 후벽

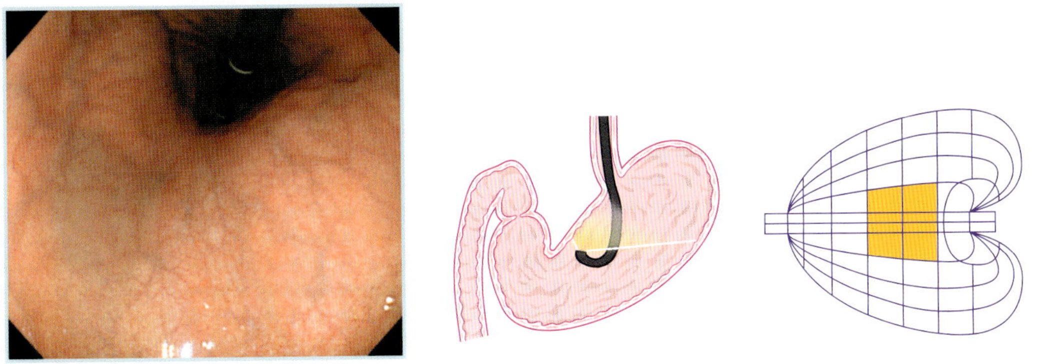

㉟ 위중체부 소만

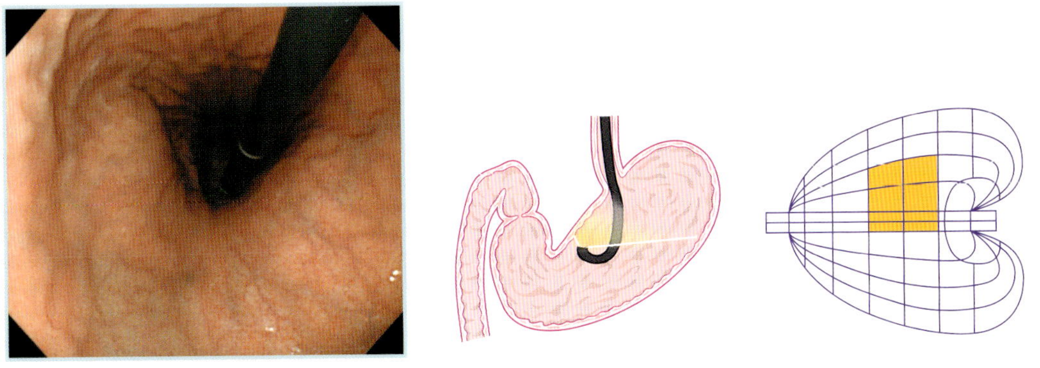

㊱ 위중체부 전벽

그림 5-2 스탠다드 촬영법

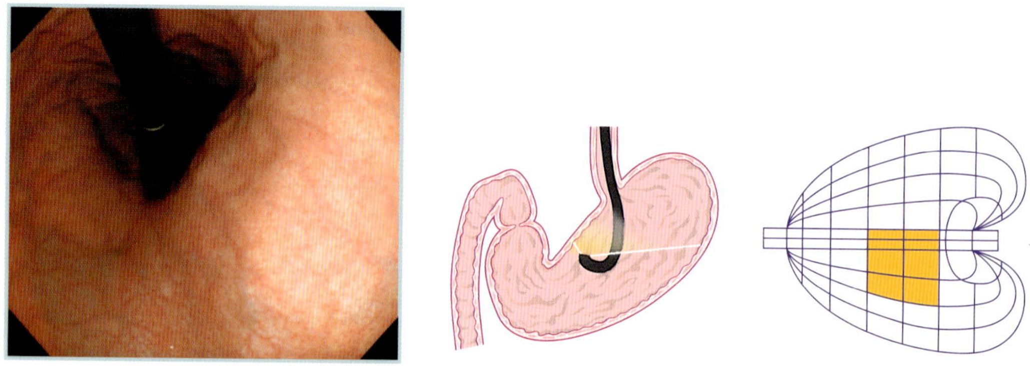

㊲ 위중체부 후벽

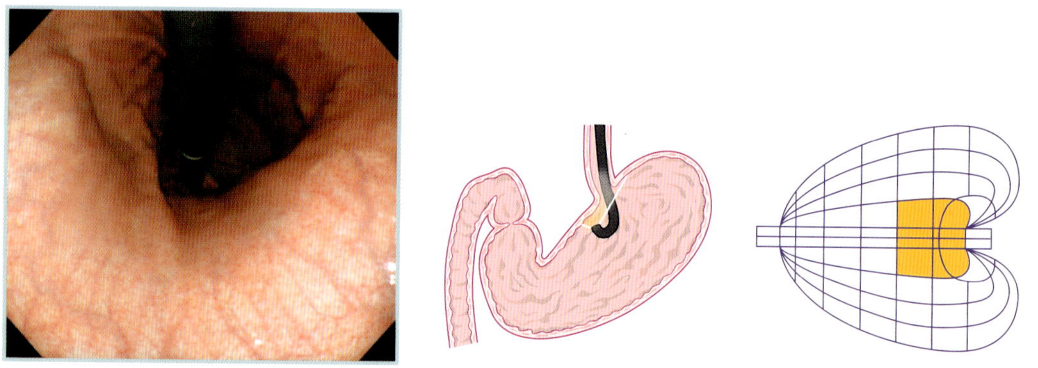

㊳ 위상체부 소만

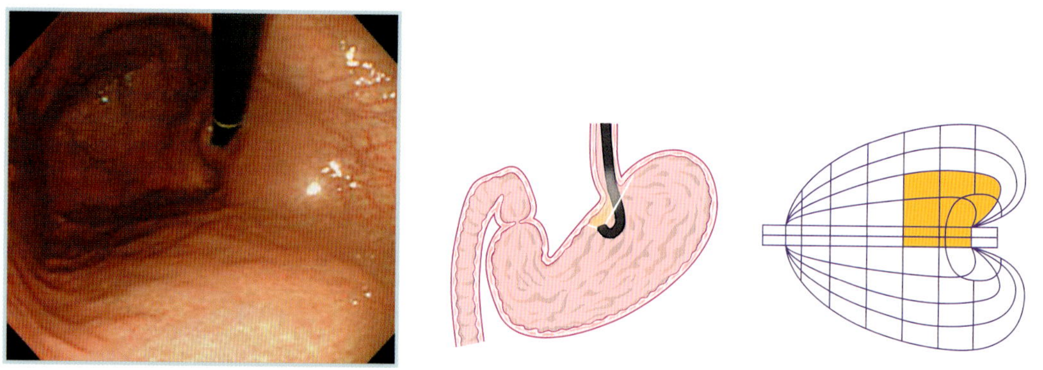

㊴ 위상체부 전벽

그림 5-2 스탠다드 촬영법

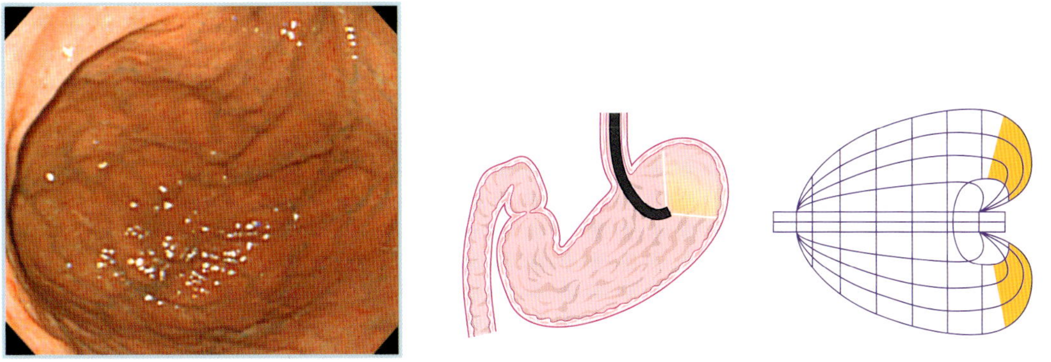

⑽ 궁륭부

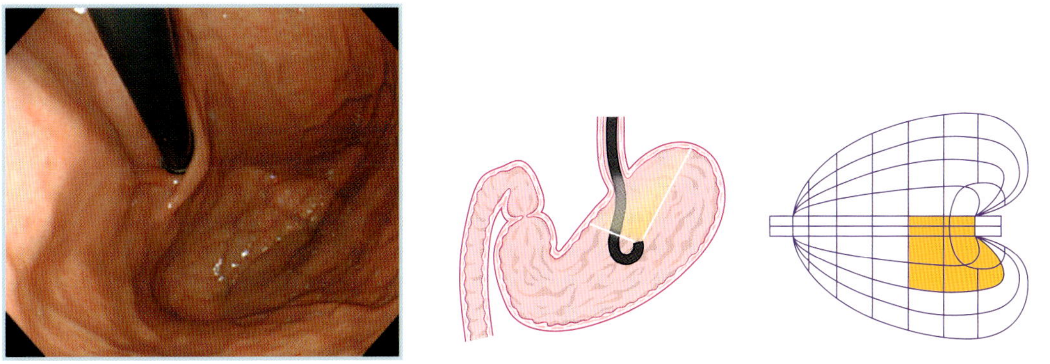

⑾ 위상체부 후벽

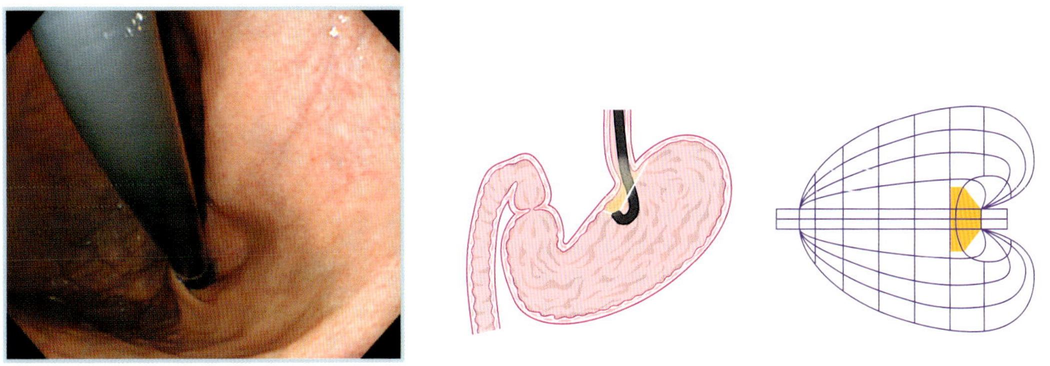

⑿ 분문부 소만

그림 5-2 스탠다드 촬영법

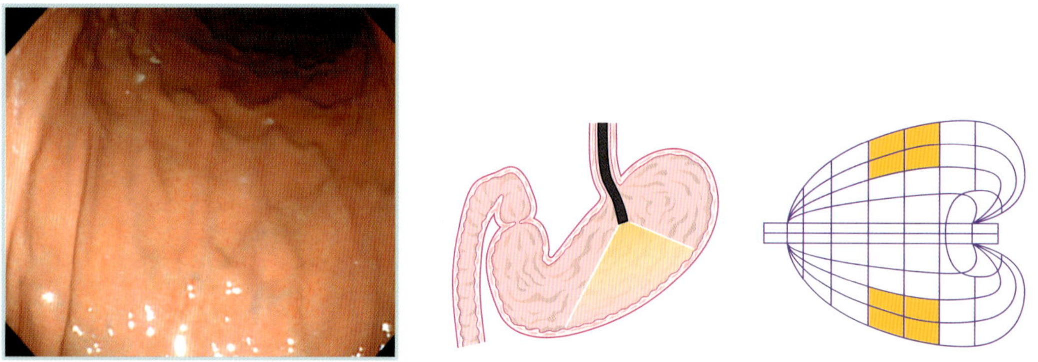

㊸ 위중체부 대만

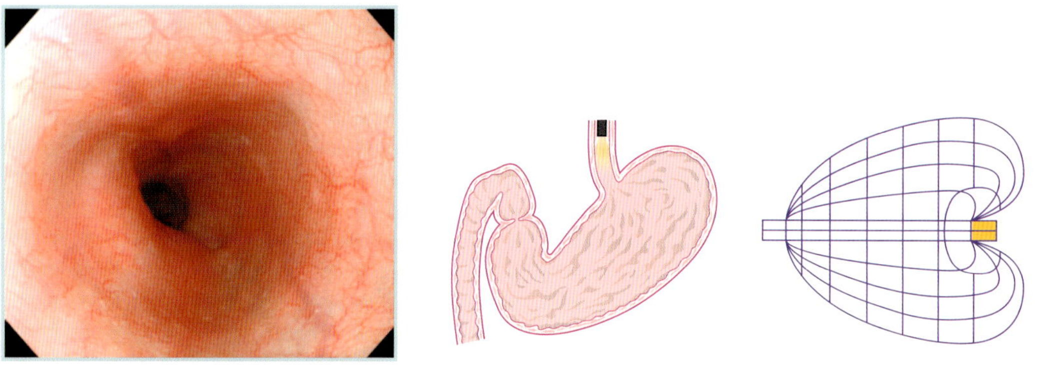

㊹ 식도(상절치에서 20cm)

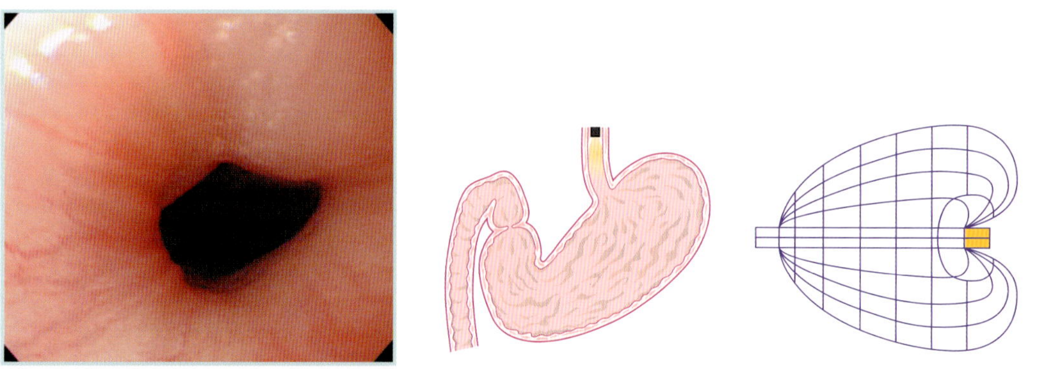

㊺ 식도(상절치에서 15cm)

그림 5-2 스탠다드 촬영법

인두반사가 강한 사람의 촬영법(기술 1)

젊은 피검사자나 비만인 남성의 경우, 내시경을 인두에 삽입하는 것만으로 심한 인두반사를 자주 일으킨다. 그때 검사를 순조롭게 진행하기 위해서는 촬영순서를 약간 바꿔 실시하면 좋다.

인두와 식도를 촬영한 후, 공기가 적은 위각부에서 전정부 촬영을 실시한다. 그 다음에 십이지장을 촬영하고, 위내에 돌아올 무렵에는 반사가 줄기 때문에, 공기를 추가하여 스탠다드 촬영법인 ㉙ (위각하 소만)에서의 순으로 촬영하면 된다. 궁륭부까지 촬영한 후 J턴을 해제하고, 남겨 두었던 위하체부~각부에서부터 위상체부를 촬영해 올라간다. 마지막으로 경부식도의 촬영으로 검사를 종료한다.

간편한 촬영법(기술 2)(그림5-3 ①~㉚)

단시간에 많은 내시경검사를 해야 하는 병원에서는 시간상 스탠다드 촬영법이 어려울 때 간편한 촬영법인 다음의 방법으로 촬영할 것을 권한다.

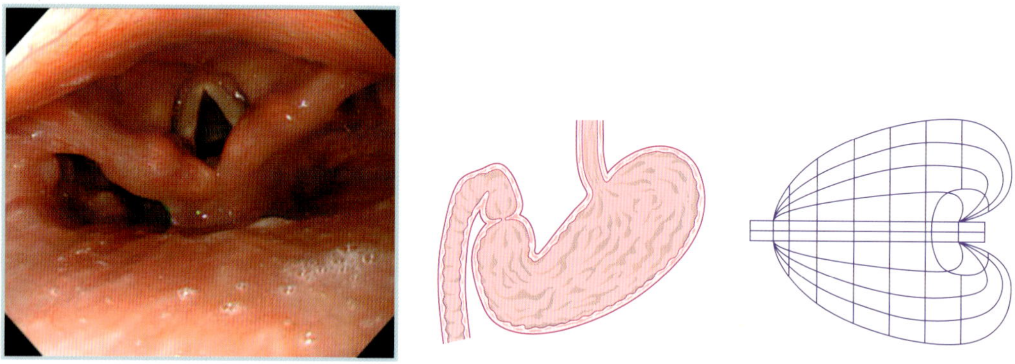

① 인두

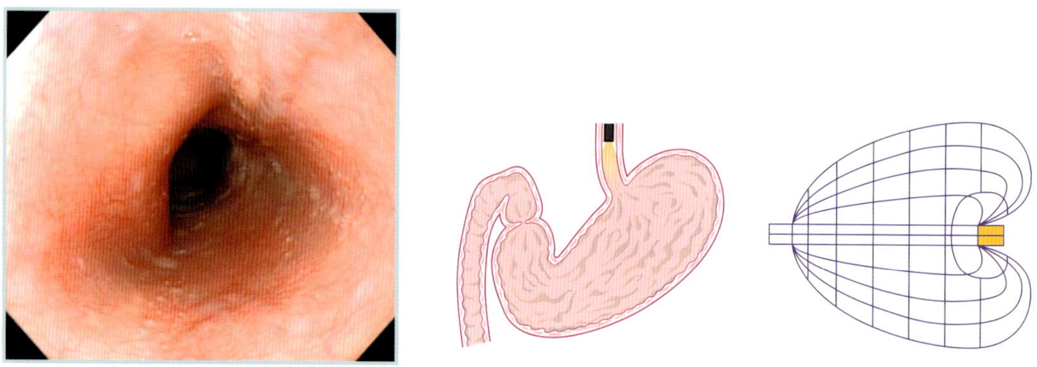

② 식도(상절치에서 25cm)

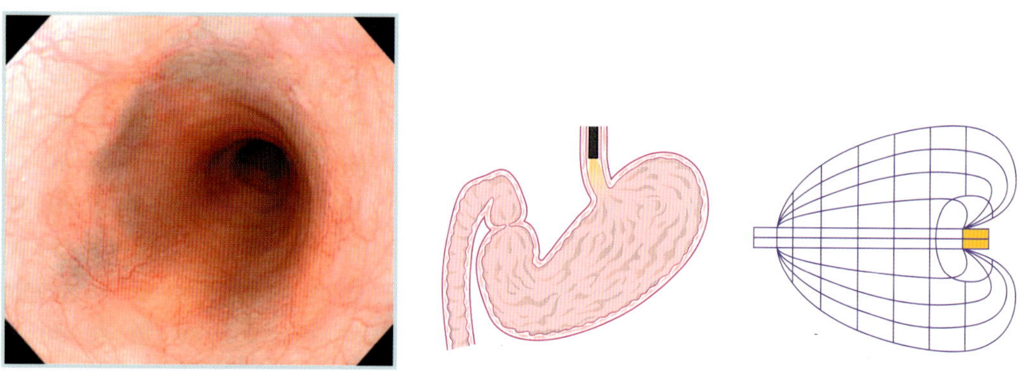

③ 식도(상절치에서 30cm)

그림 5-3 간편한 촬영법(기술 2)

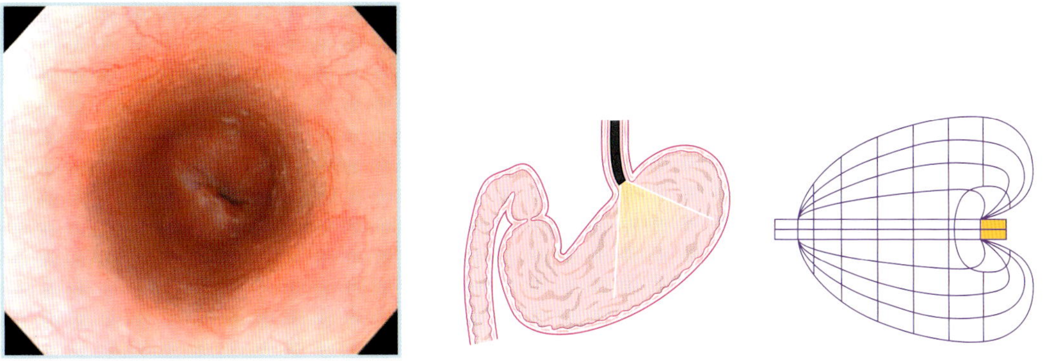

④ 식도(상절치에서 40cm)

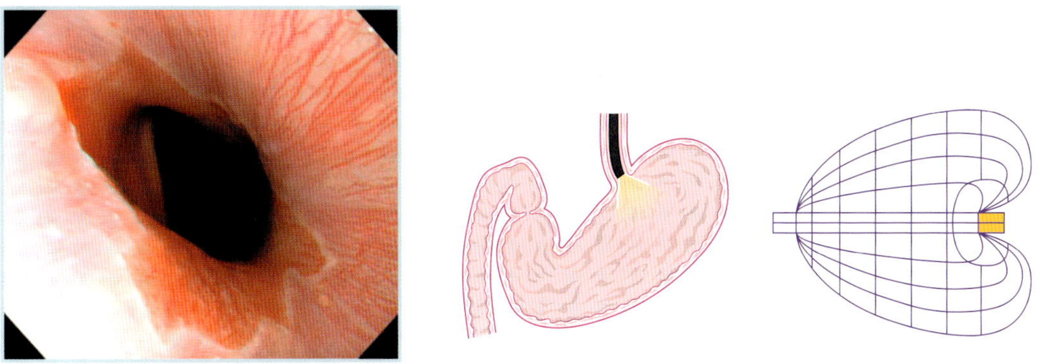

⑤ 식도위접합부

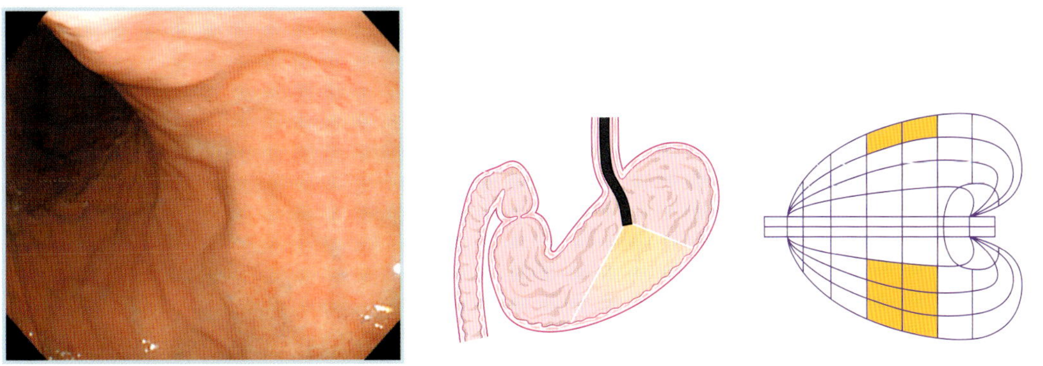

⑥ 위중체부 후벽

그림 5-3 간편한 촬영법(기술 2)

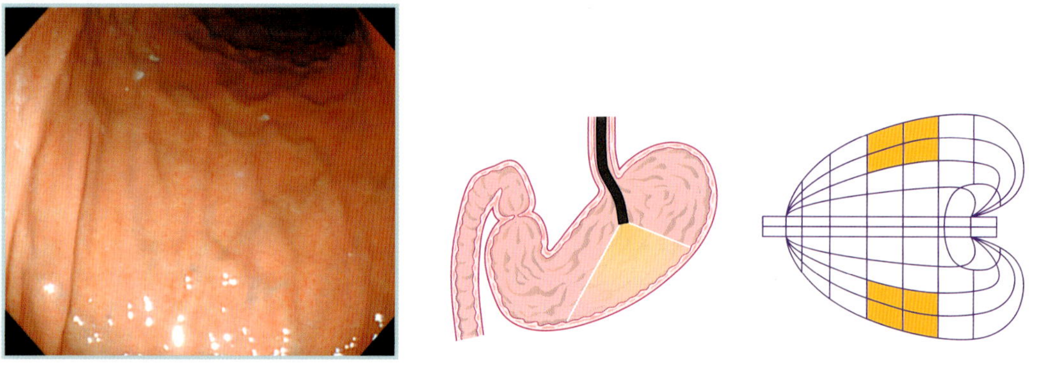

⑦ 위중체부 대만

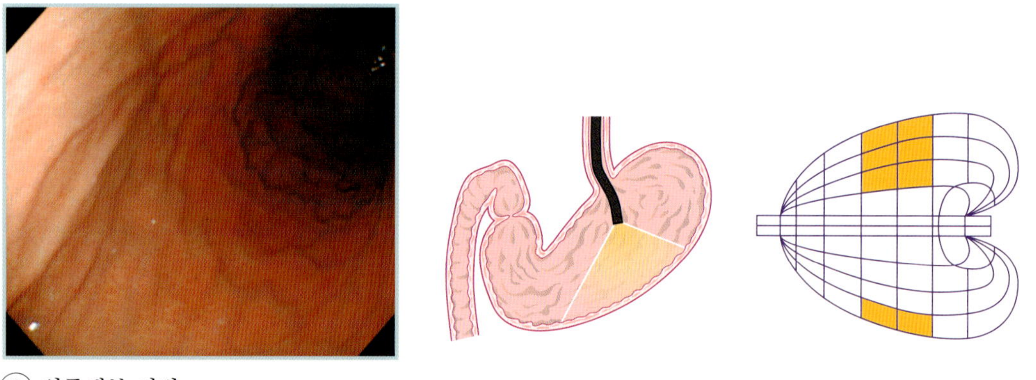

⑧ 위중체부 전벽

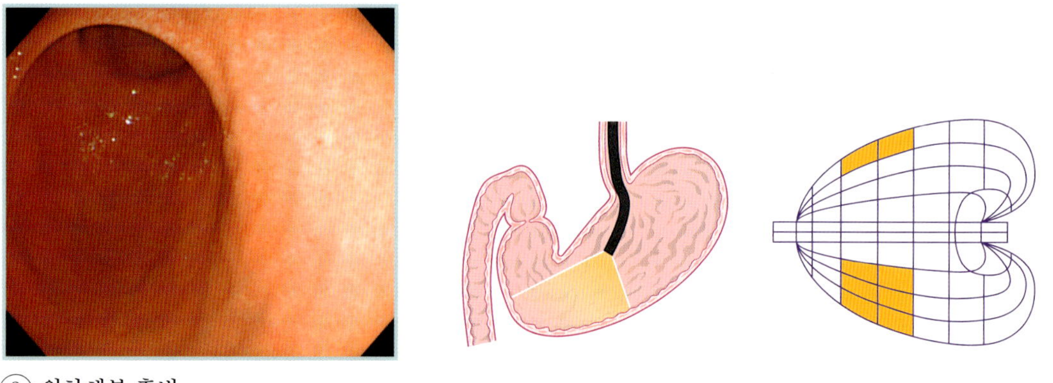

⑨ 위하체부 후벽

그림 5-3 간편한 촬영법(기술 2)

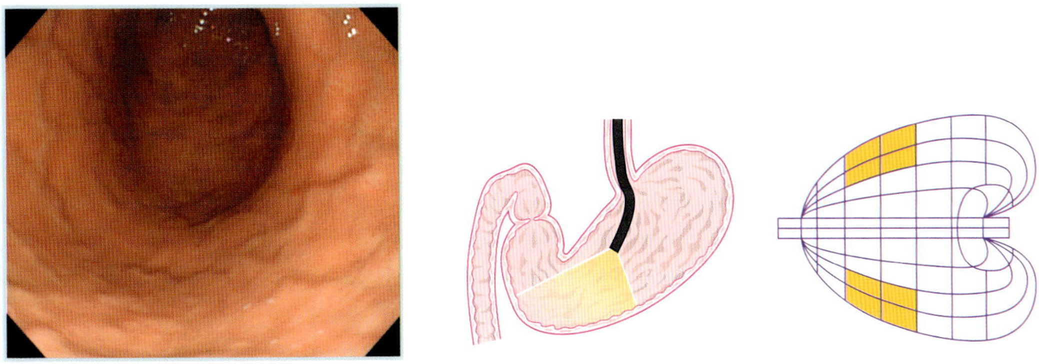

⑩ 위하체부 대만

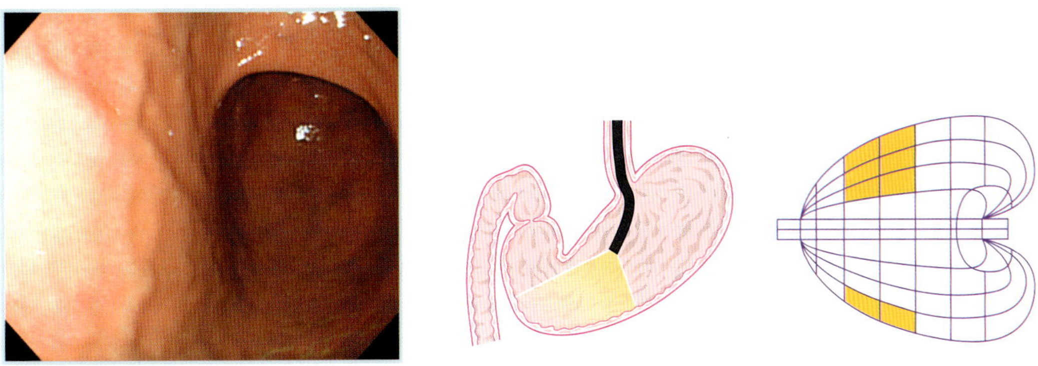

⑪ 위하체부 전벽

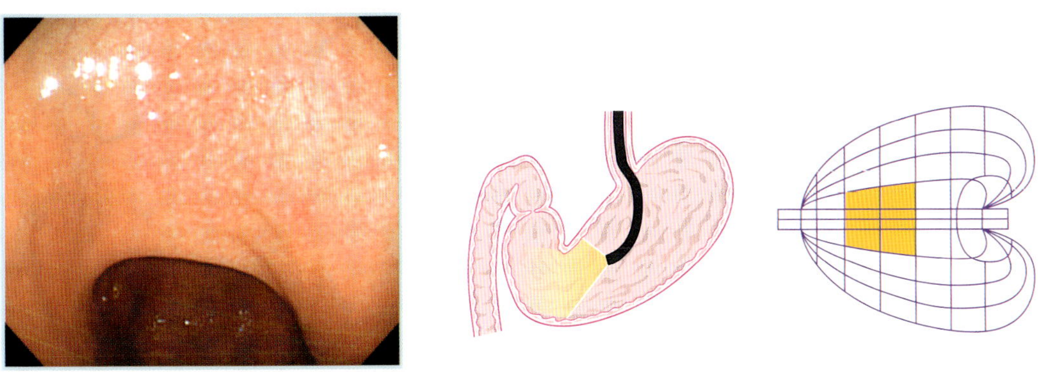

⑫ 위하체부 소만

그림 5-3 간편한 촬영법(기술 2)

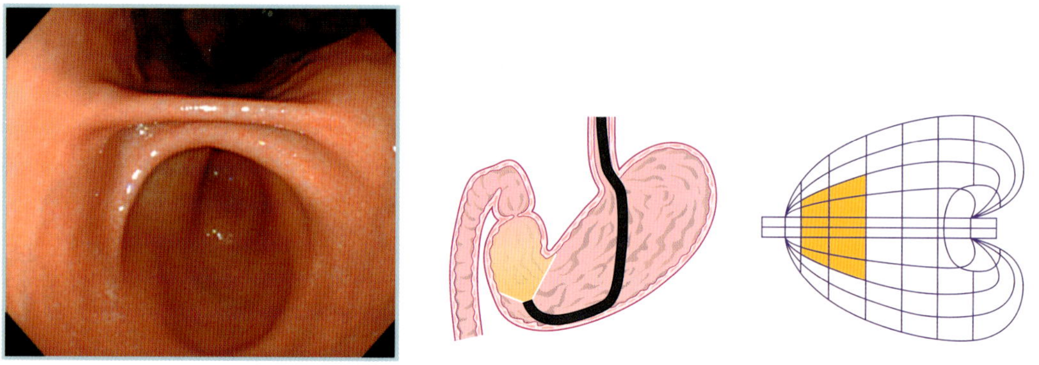

⑬ 위각 소만

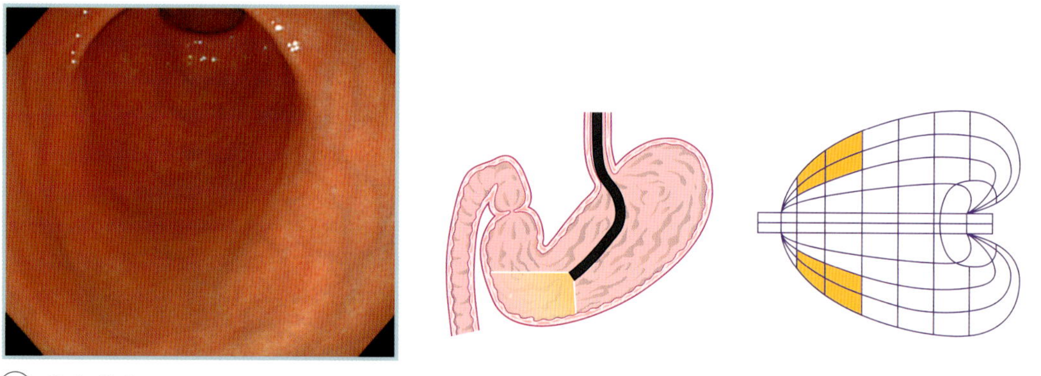

⑭ 위각 대만

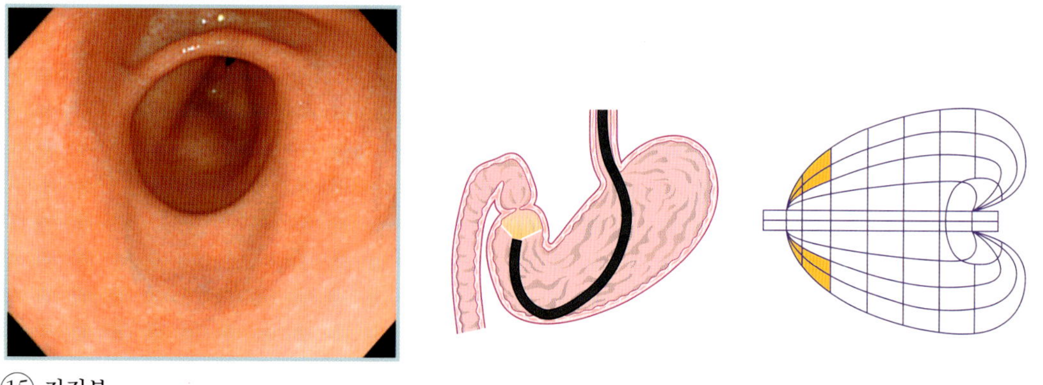

⑮ 전정부

그림 5-3 간편한 촬영법(기술 2)

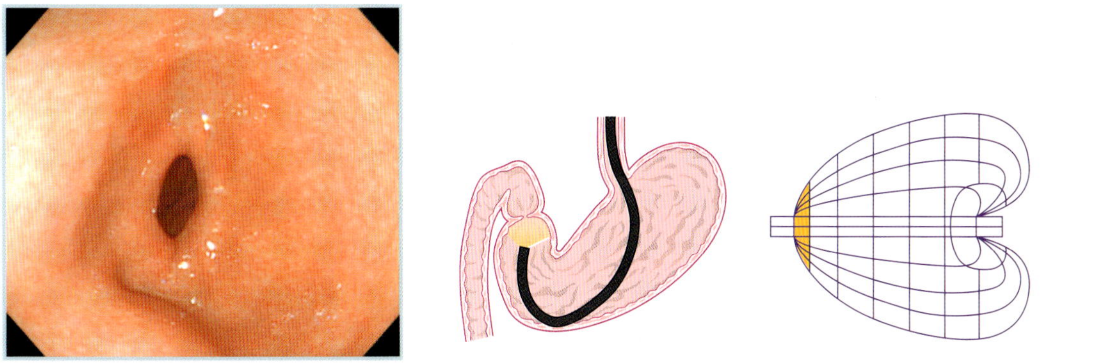

⑯ 유문부

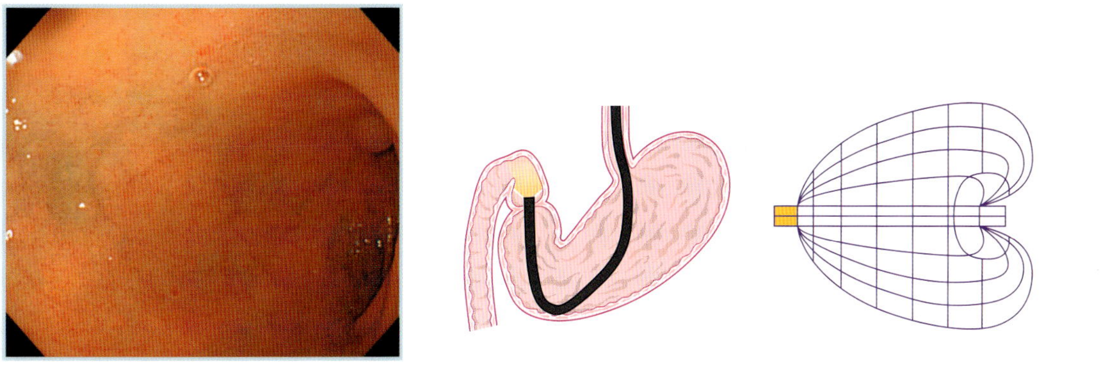

⑰ 십이지장구부

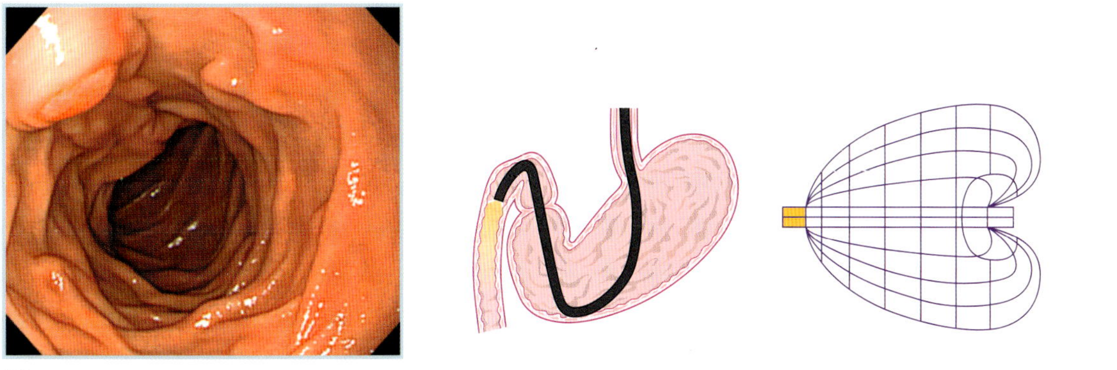

⑱ 십이지장유두부

그림 5-3 간편한 촬영법(기술 2)

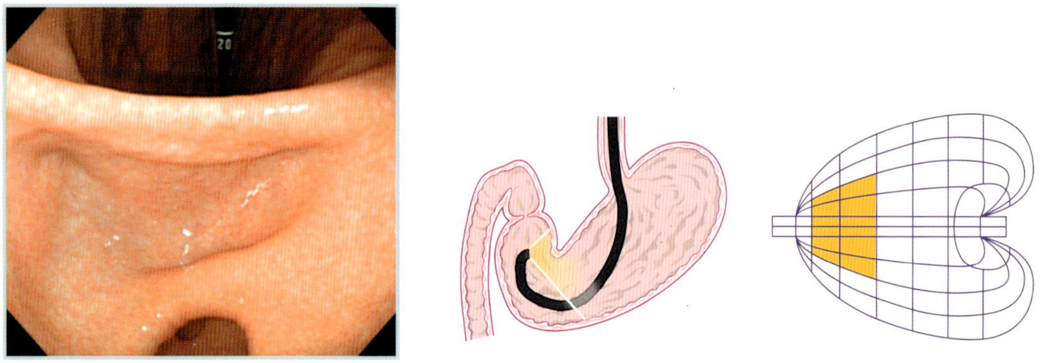

⑲ 위각하 소만

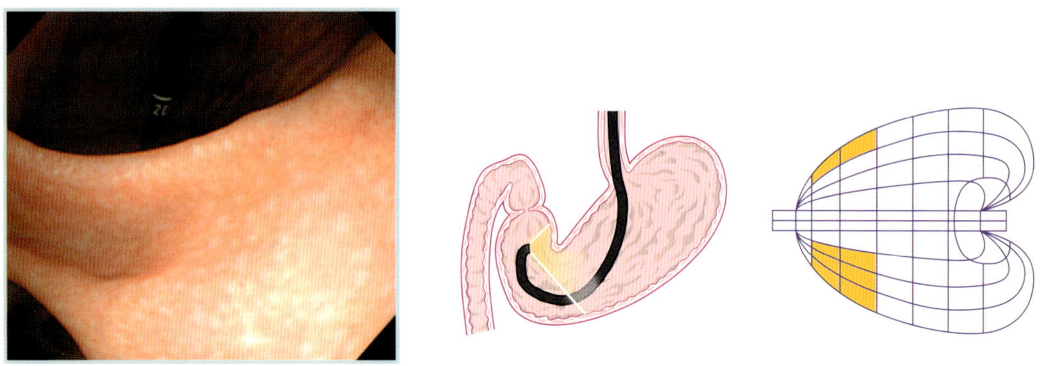

⑳ 위각하 후벽

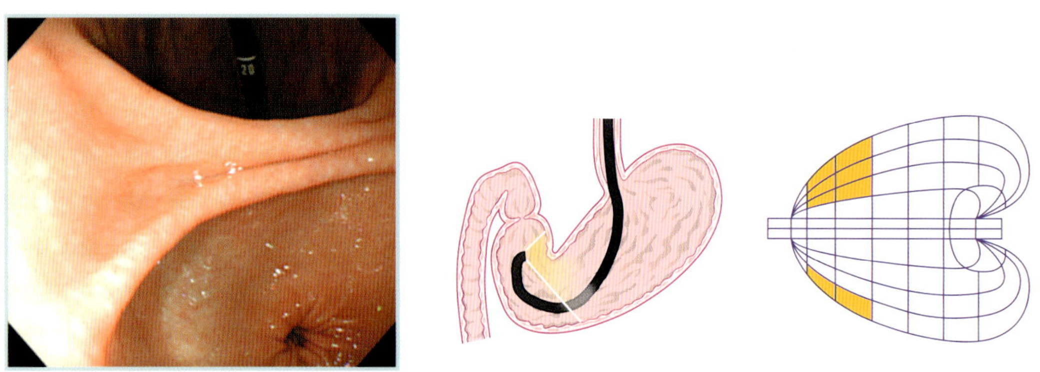

㉑ 위각하 전벽

그림 5-3 간편한 촬영법(기술 2)

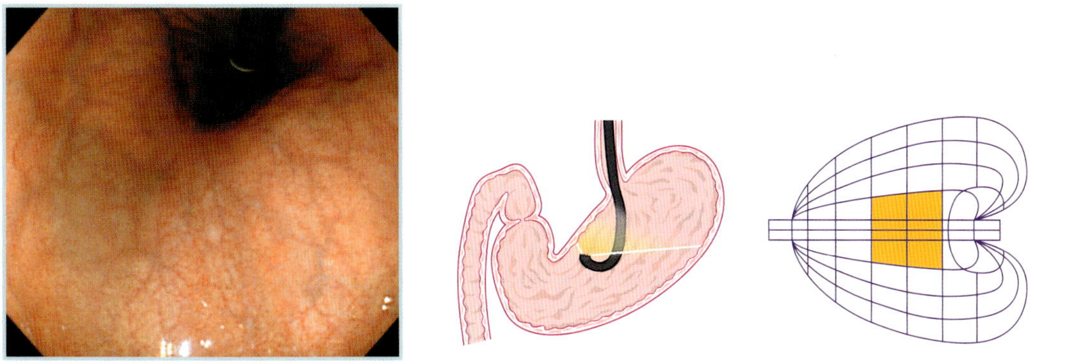

㉒ 위중체부 소만

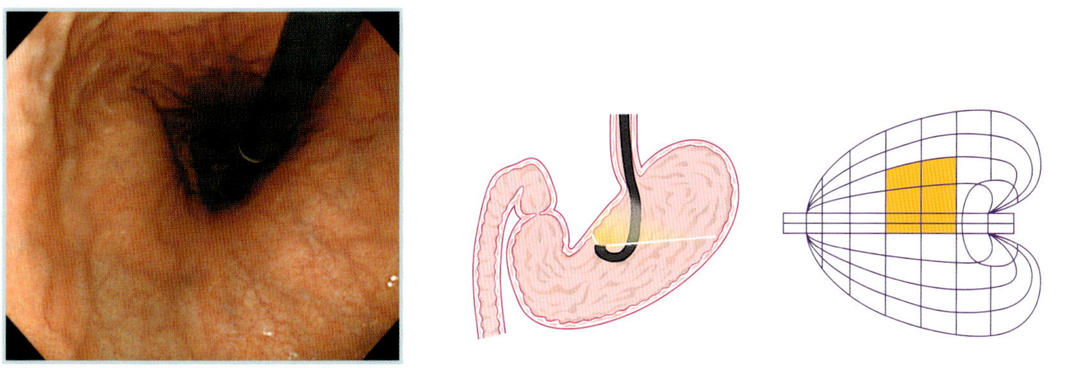

㉓ 위중체부 전벽

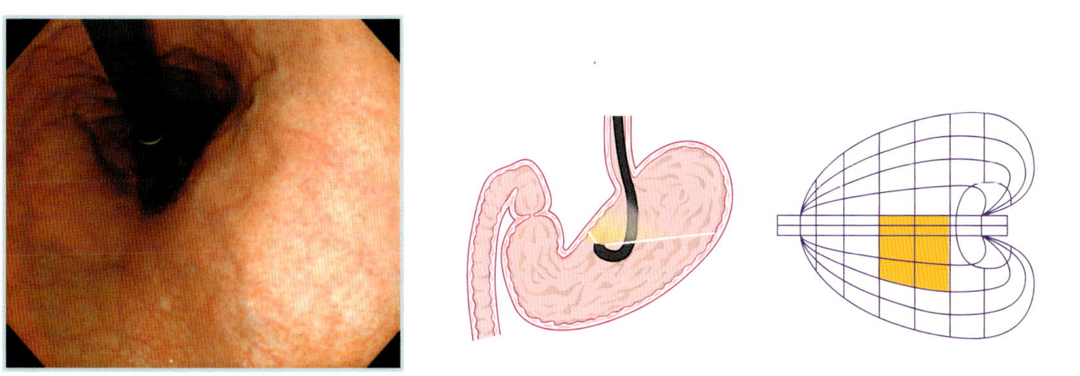

㉔ 위중체부 후벽

그림 5-3 간편한 촬영법(기술 2)

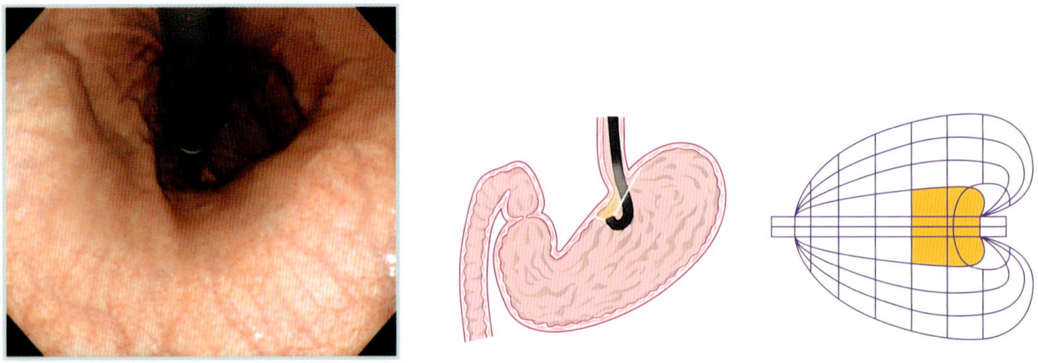

㉕ 위상체부 소만

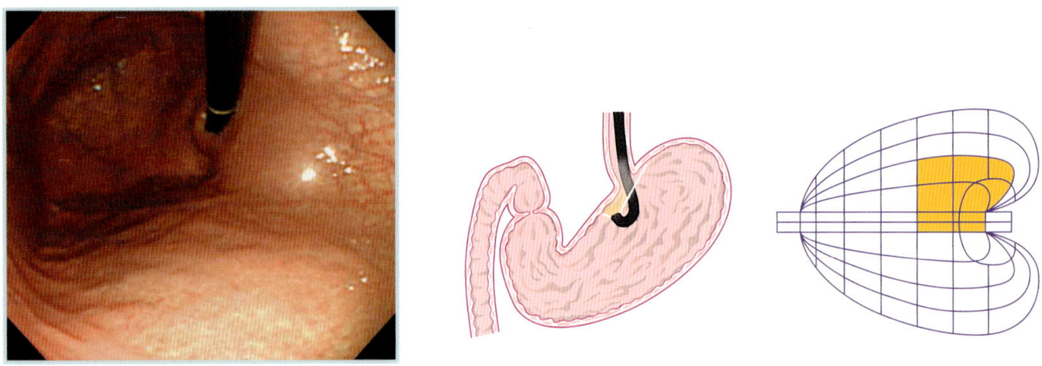

㉖ 위상체부 전벽

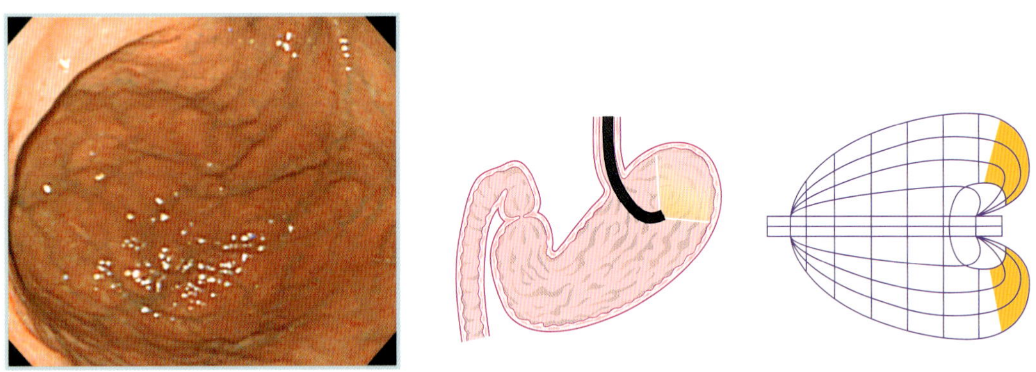

㉗ 궁륭부

그림 5-3 간편한 촬영법(기술 2)

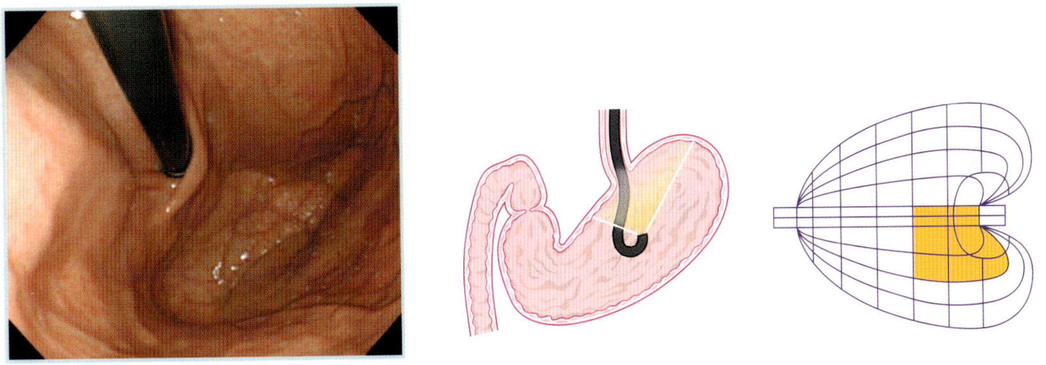

㉘ 위상체부 후벽

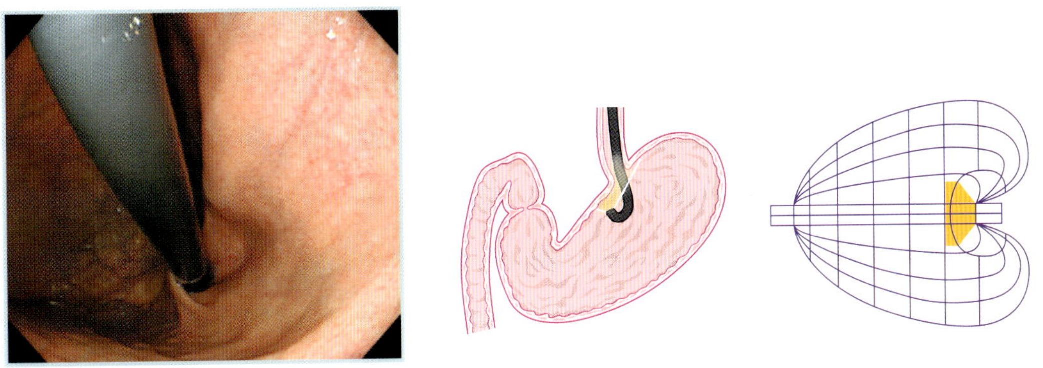

㉙ 분문부 소만

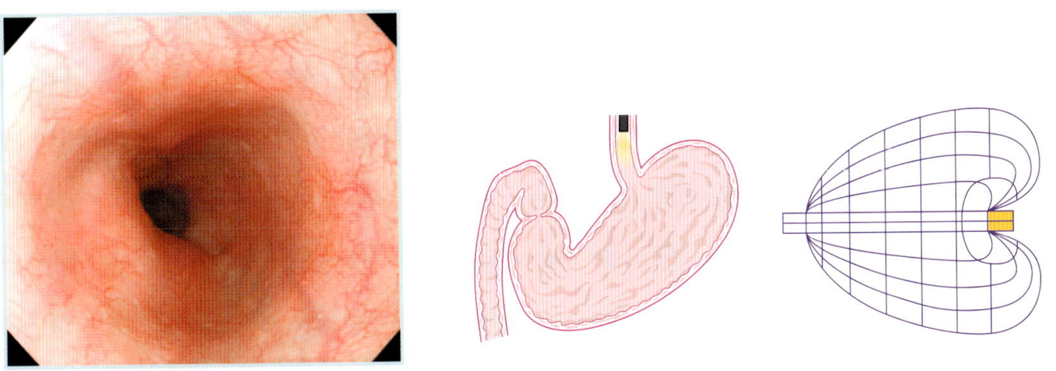

㉚ 식도(상절치에서 20cm)

그림 5-3 간편한 촬영법(기술 2)

Billroth-I법 수술 후의 위 촬영법(그림 5-4 ①~⑮)

잔위의 검사에서 우선 절제위는 식도암의 합병 빈도가 높다는 사실을 염두에 두고, 식도도 주의해서 관찰해야 한다. 다음으로 잔위에서 암의 재발부위는 문합부와 봉합부이기 때문에 특히 이러한 부위는 꼼꼼하게 관찰, 촬영하는 것이 중요하다. 위상부의 관찰은 J턴으로 실시해야 하지만, 잔위는 내강이 좁기 때문에 J턴 시에 소만측에서가 아니라 전벽측에서 완전한 업앵글을 걸어 밀어내듯 하면 위점막에 상처를 내지 않고 J턴을 할 수 있다.

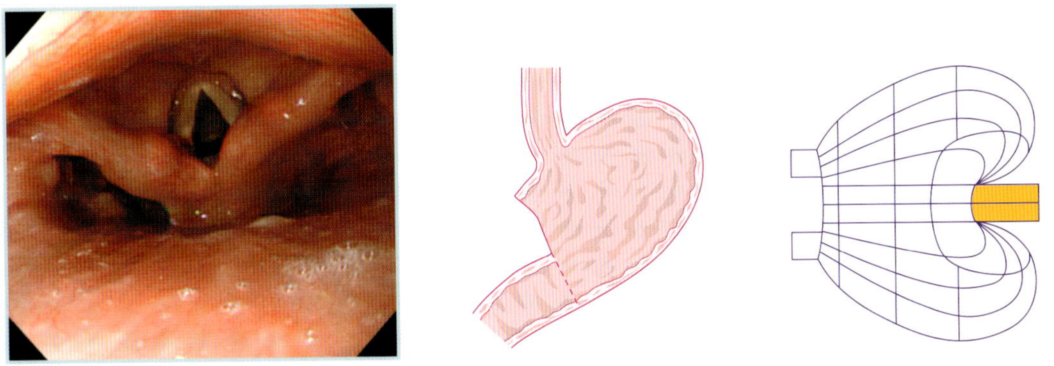

① 인두

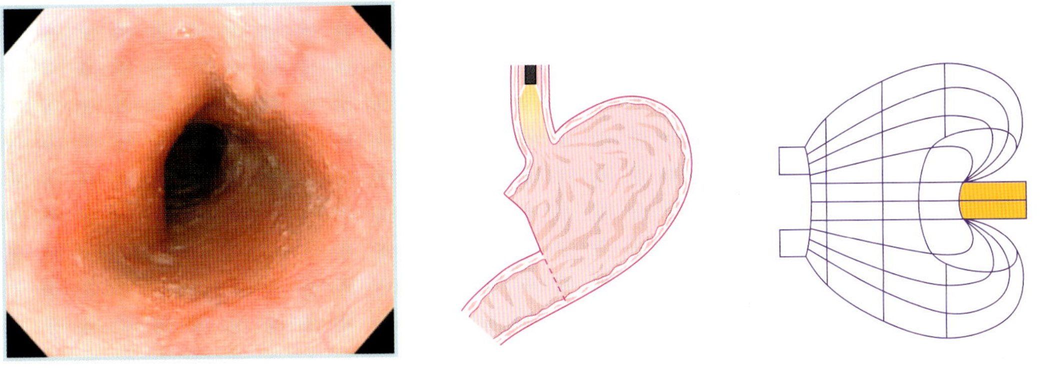

② 식도(상절치에서 25cm)

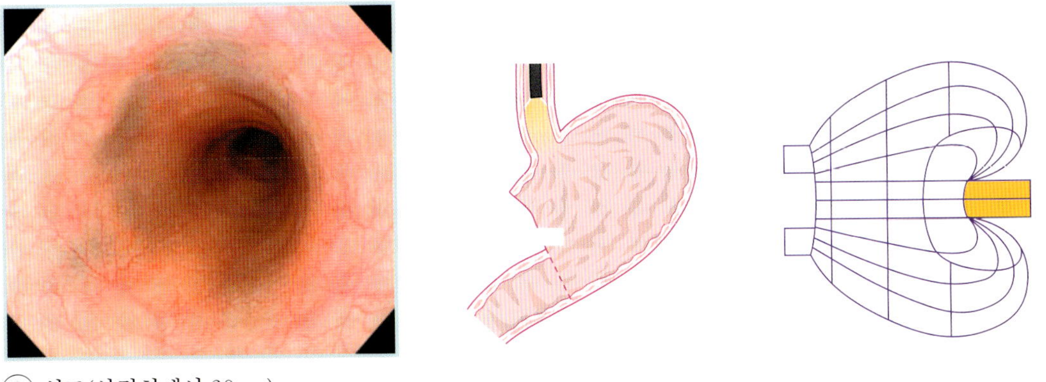

③ 식도(상절치에서 30cm)

그림 5-4 Billroth-I법 수술 후의 위 촬영법

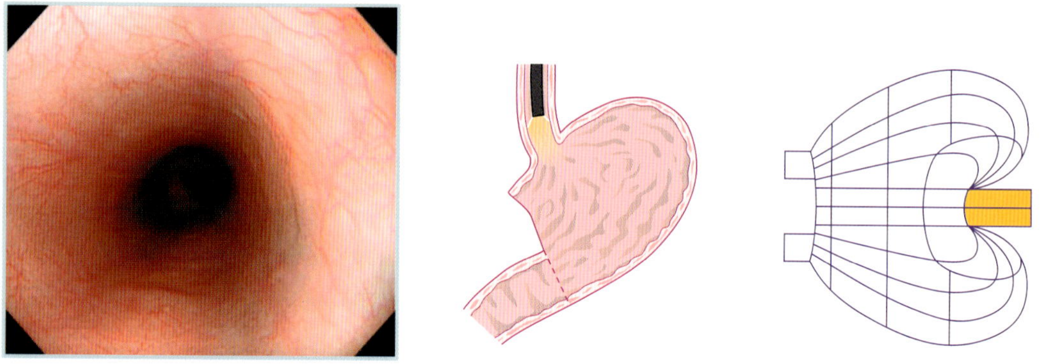

④ 식도(상절치에서 35cm)

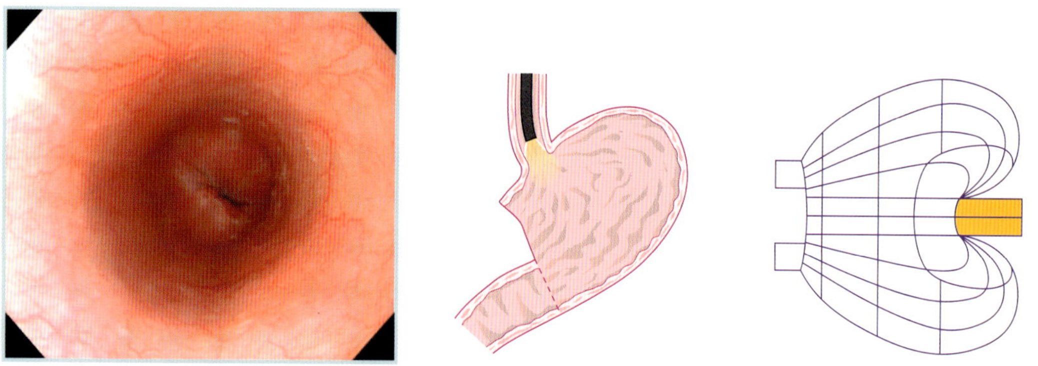

⑤ 식도(상절치에서 40cm)

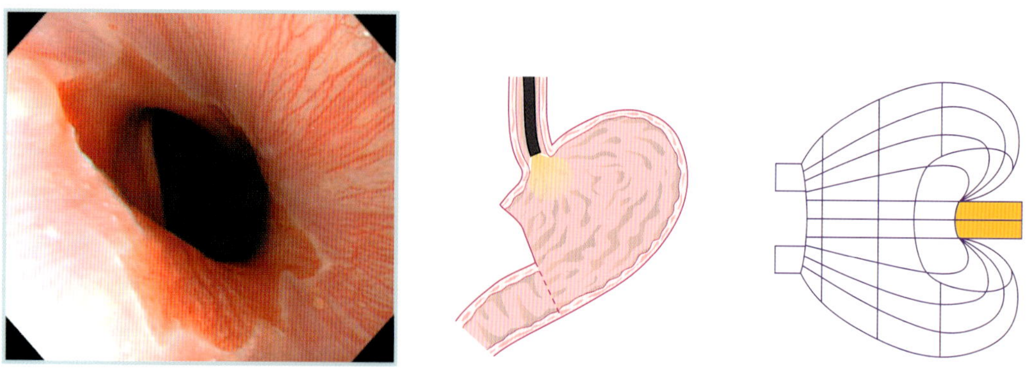

⑥ 식도위접합부

그림 5-4 Billroth-I법 수술 후의 위 촬영법

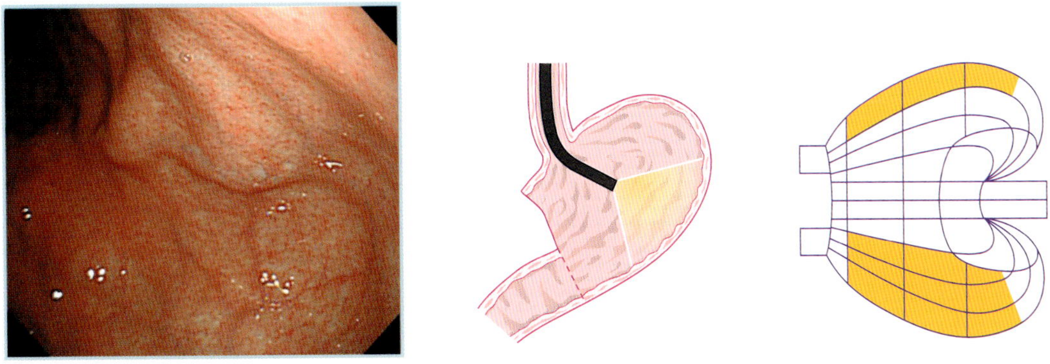

⑦ 상체부 후벽

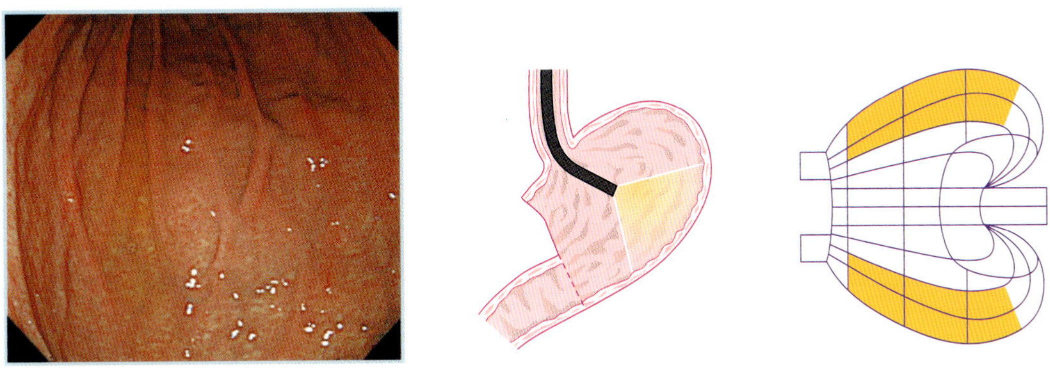

⑧ 상체부 대만

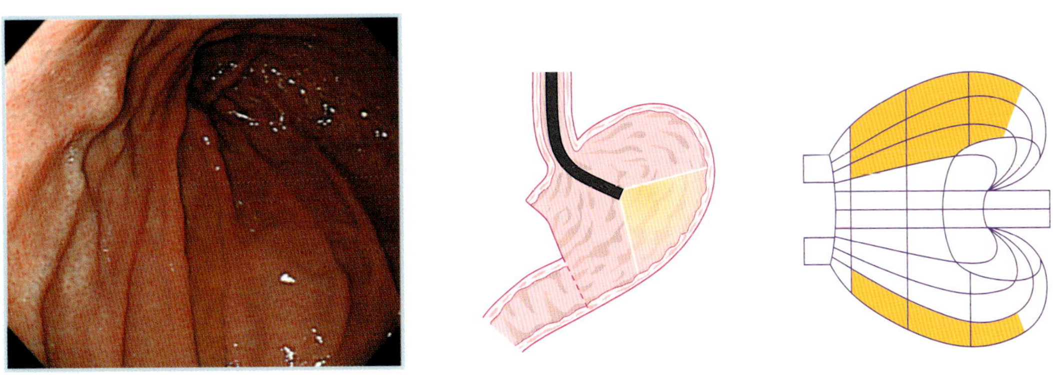

⑨ 상체부 전벽

그림 5-4 Billroth-I법 수술 후의 위 촬영법

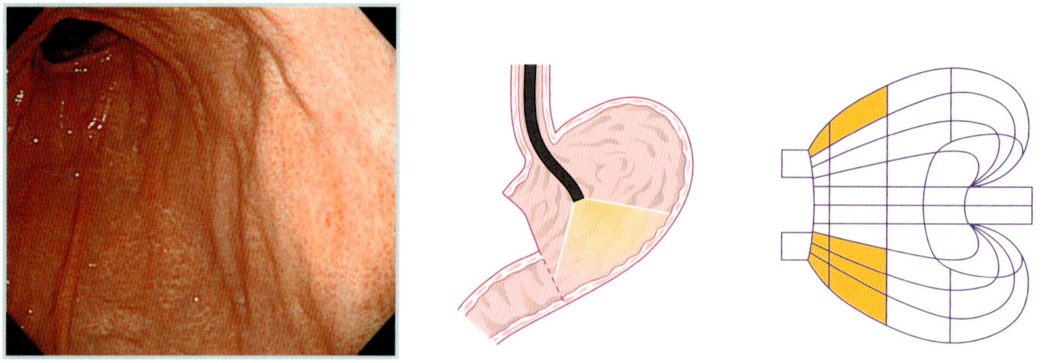

⑩ 중체부 후벽

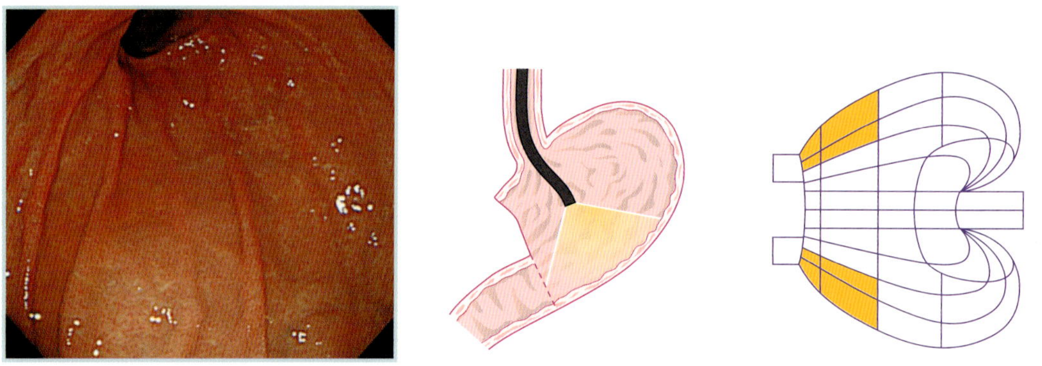

⑪ 중체부 대만

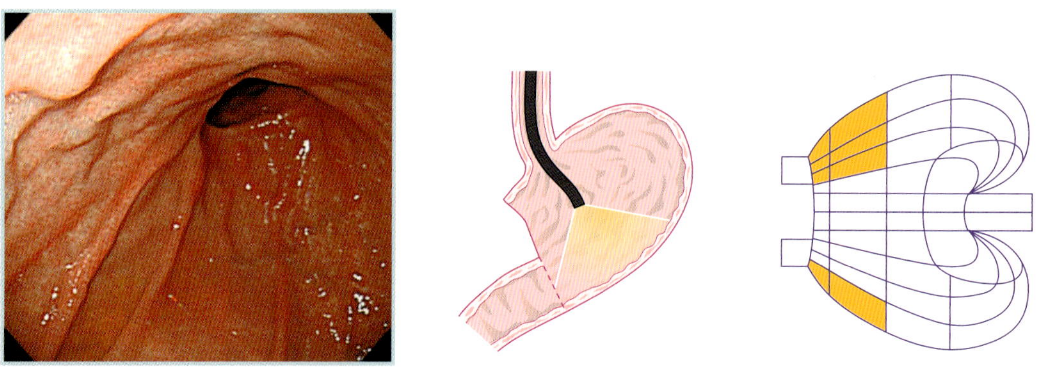

⑫ 중체부 전벽

그림 5-4 Billroth-I법 수술 후의 위 촬영법

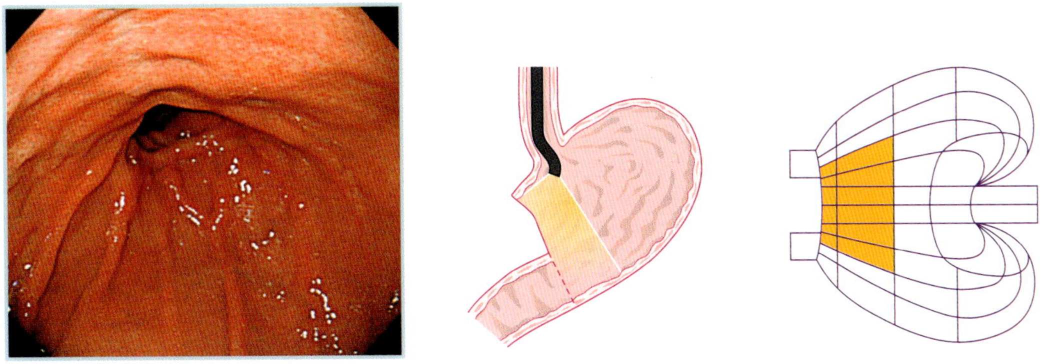

⑬ 중체부 소만

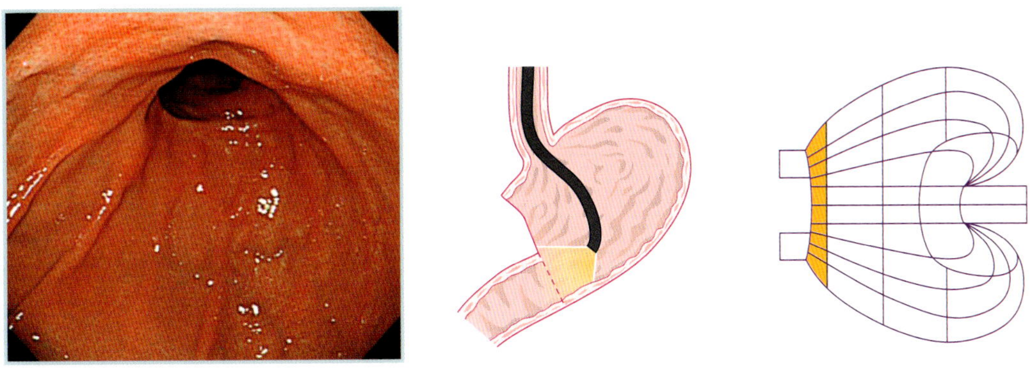

⑭ 문합부

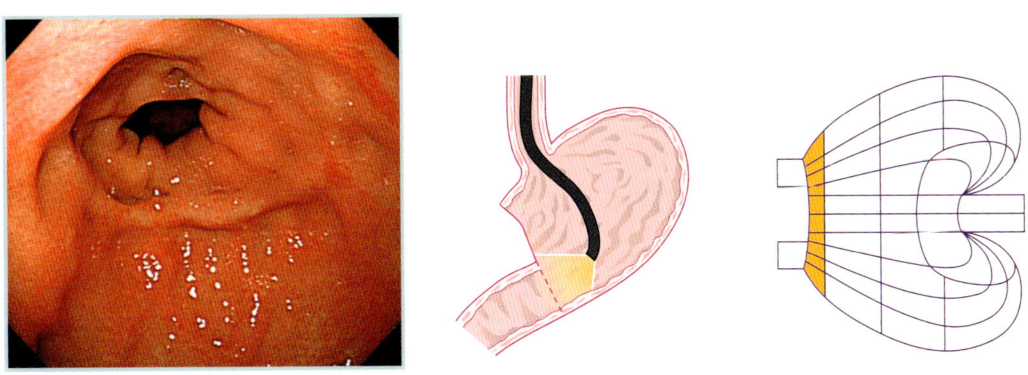

⑮ 문합부

그림 5-4 Billroth-I법 수술 후의 위 촬영법

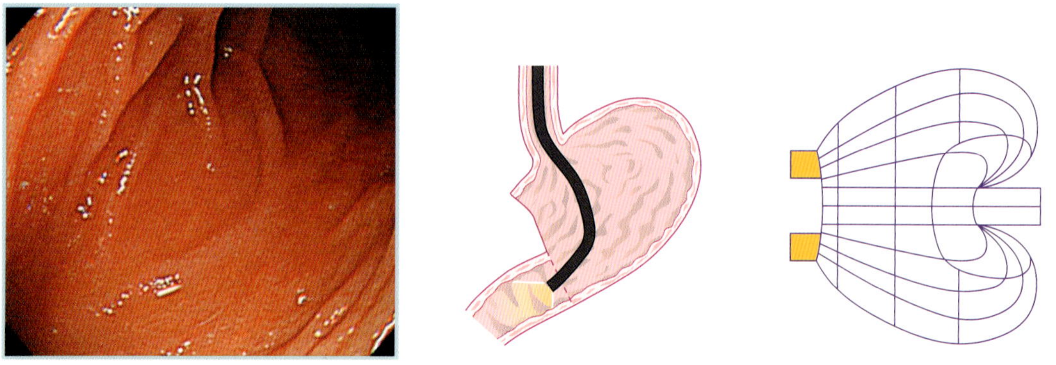

⑯ 십이지장

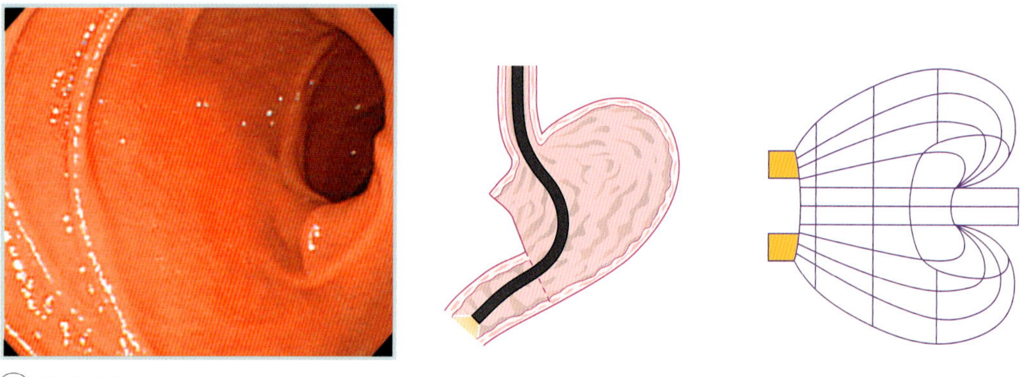

⑰ 십이지장

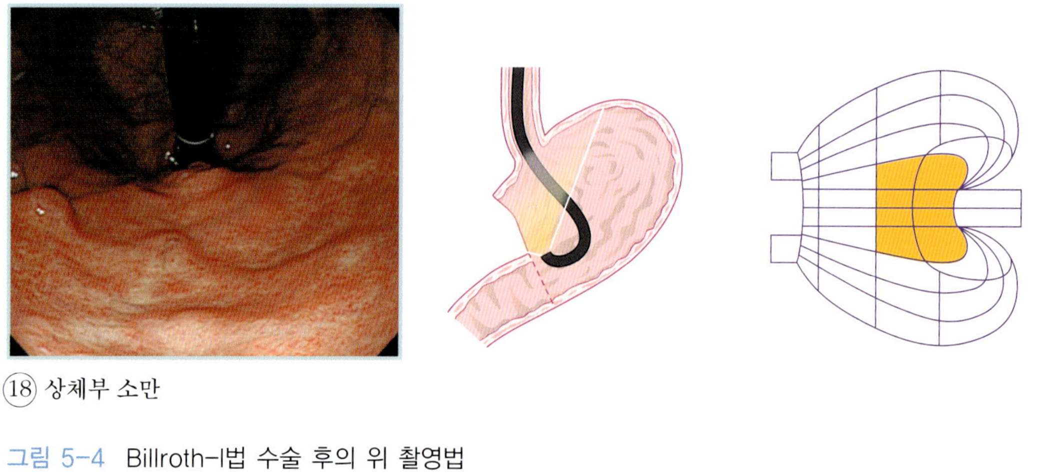

⑱ 상체부 소만

그림 5-4 Billroth-I법 수술 후의 위 촬영법

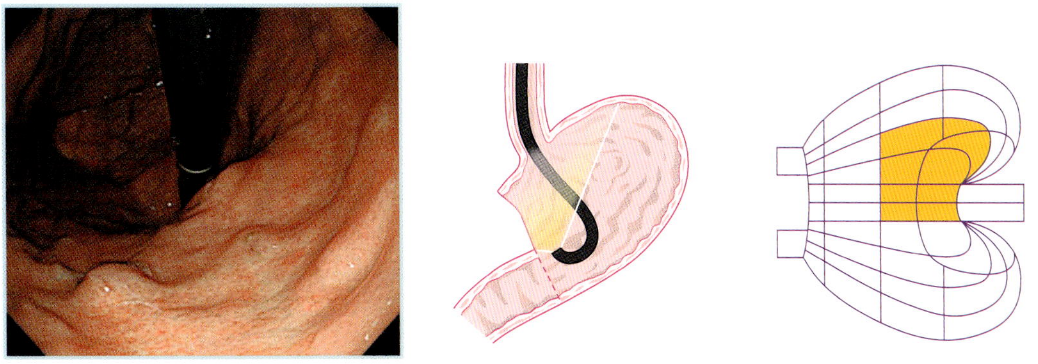

⑲ 상체부 전벽

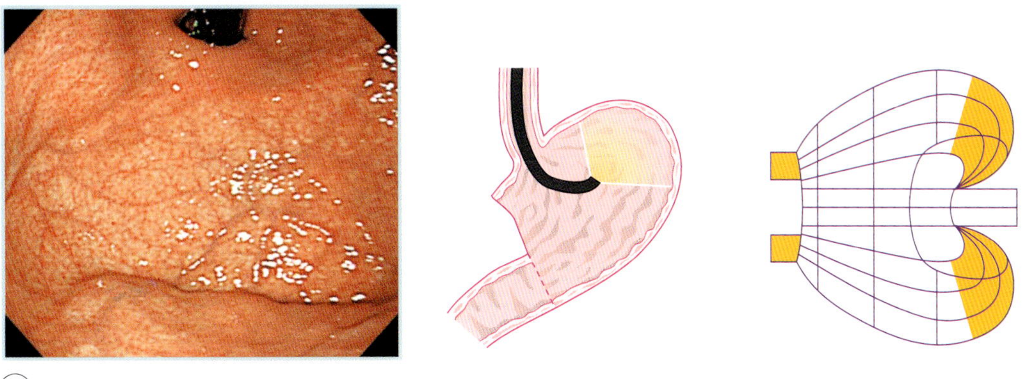

⑳ 궁륭부

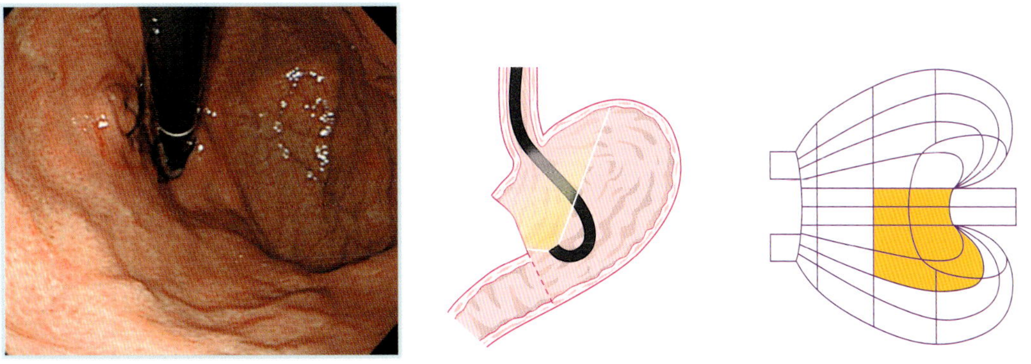

㉑ 상체부 후벽

그림 5-4 Billroth-I법 수술 후의 위 촬영법

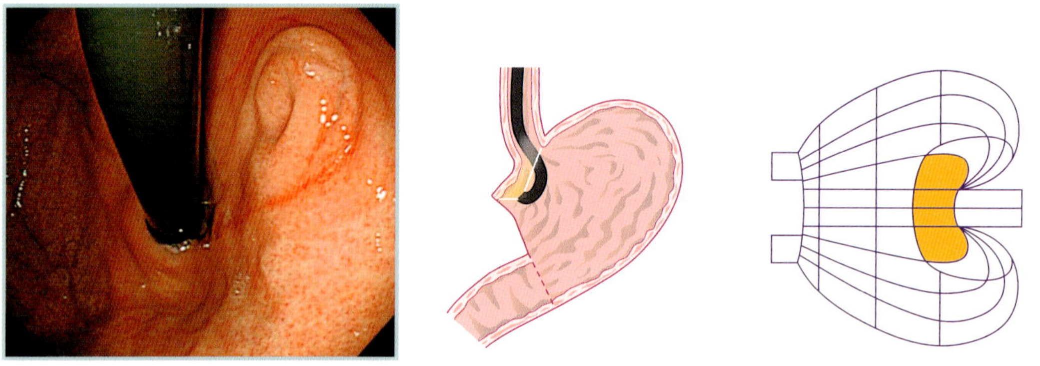

㉒ 분문부 소만

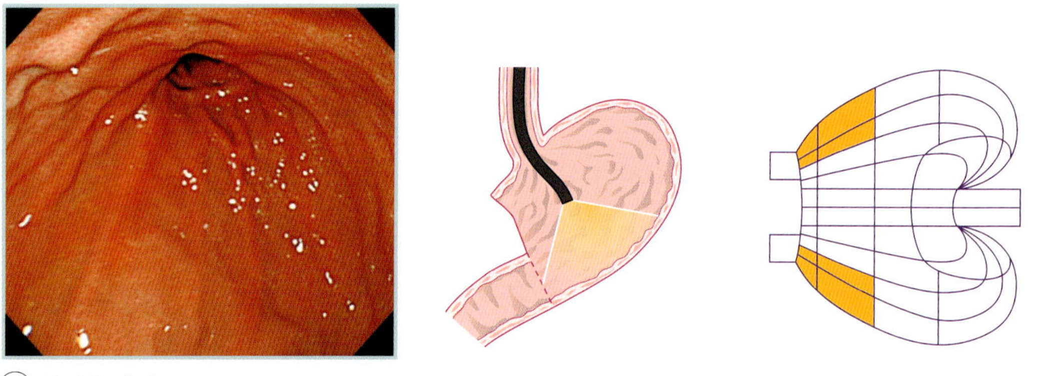

㉓ 중체부 대만

그림 5-4 Billroth-I법 수술 후의 위 촬영법

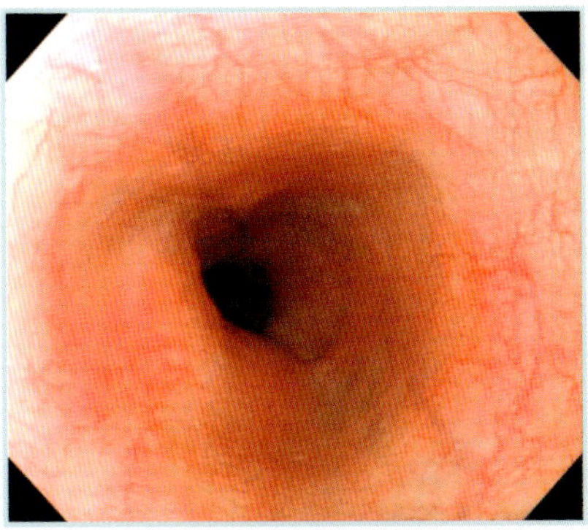
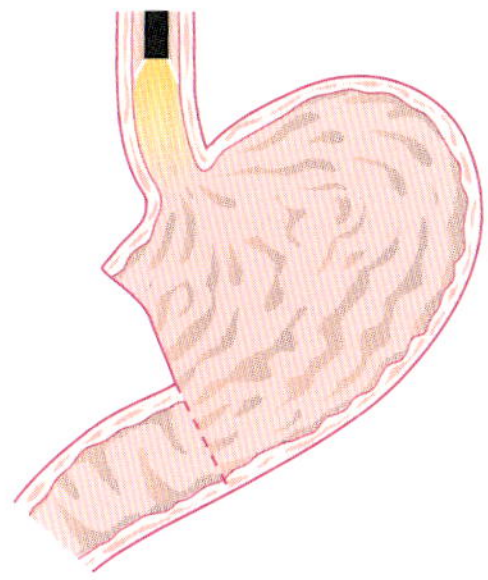
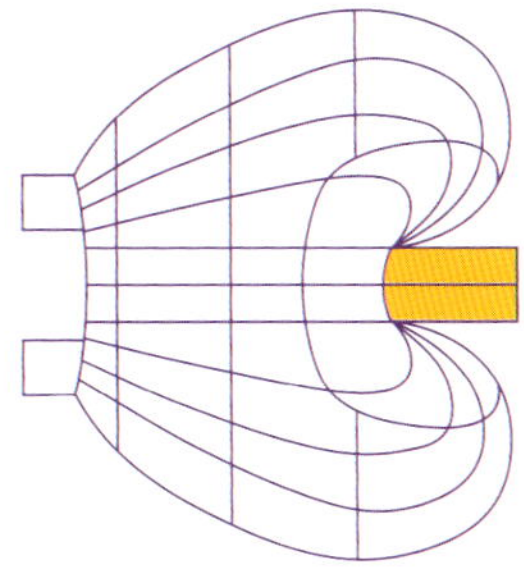

㉔ 식도(상절치에서 20cm)

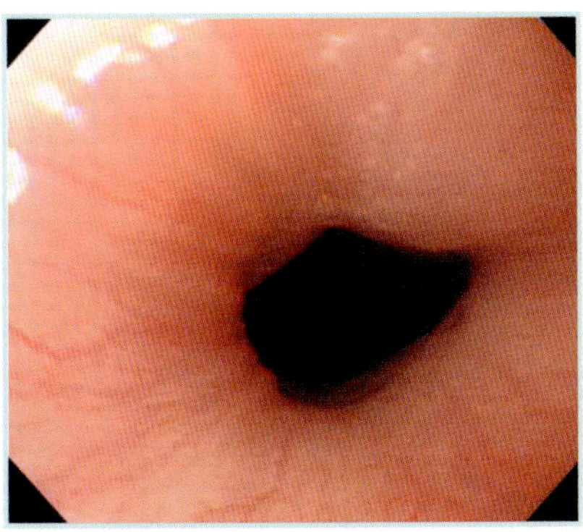
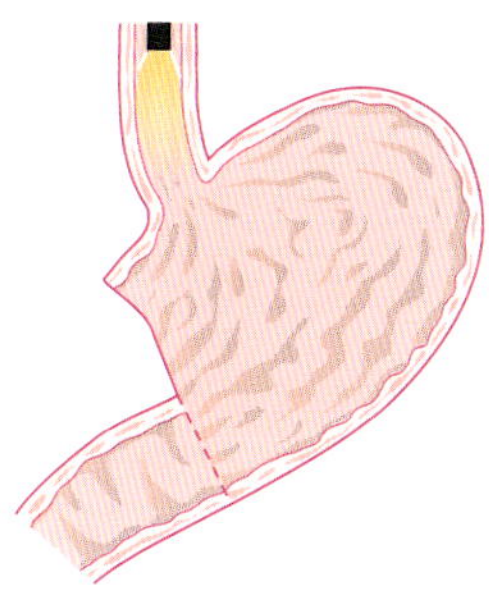
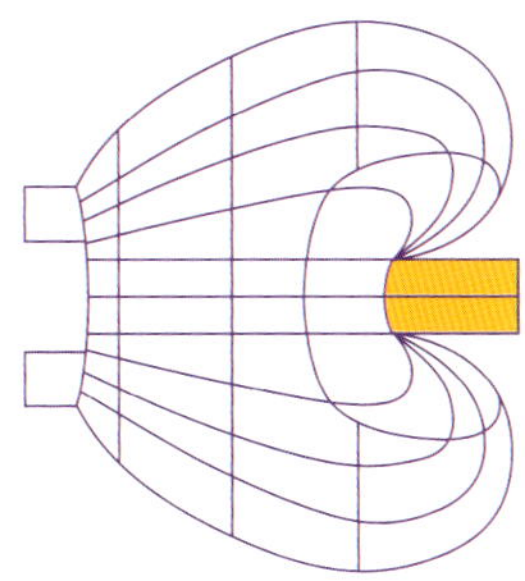

㉕ 식도(상절치에서 15cm)

그림 5-4 Billroth-I법 수술 후의 위 촬영법

Billroth-II법 수술 후의 위 촬영법(그림 5-5 ⑯~⑱)

식도 · 위 촬영법은 Billroth-I법과 동일하다. Billroth-II법으로 수술한 위의 경우 잔위암의 발생빈도는 문합부가 가장 높고, 그 한 요인으로 문합부 위측에 보이는 점막하종양 같은 융기, 이른바 GCP(gastritis cystica polyposa)가 전암병변으로서 중요하다는 보고도 있으며, 특별히 주의하여 관찰해야 한다. 또한, Billroth-II법에서는 수입각과 수출각을 확실하게 촬영하는 것이 중요하다.

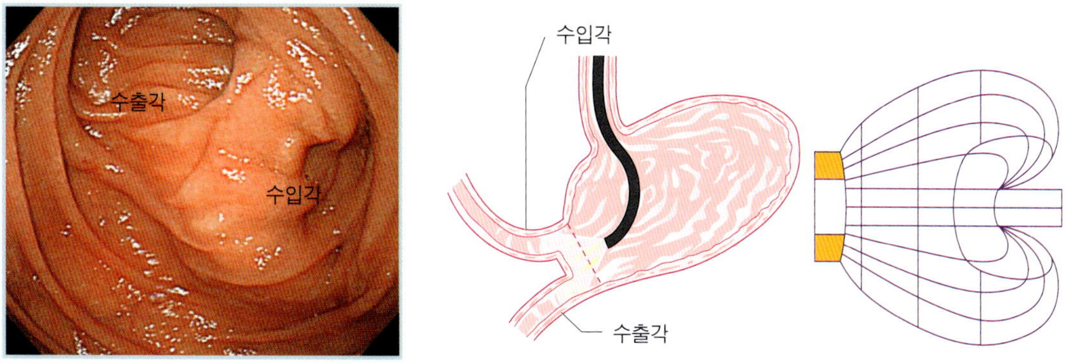

⑯ 십이지장

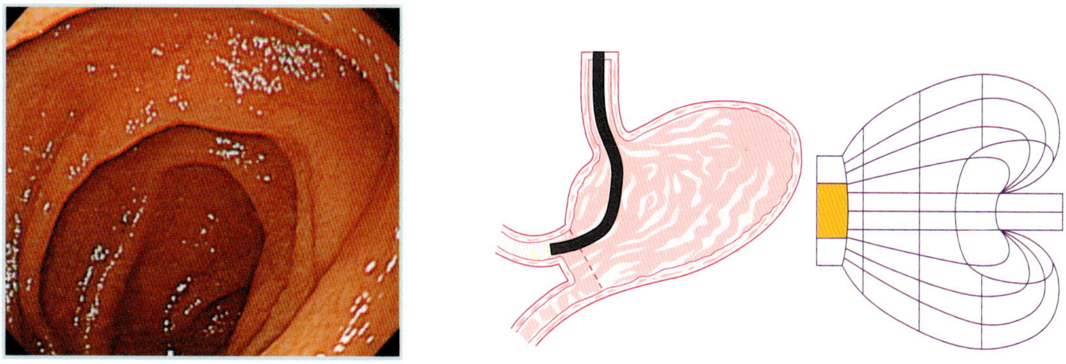

⑰ 수입각

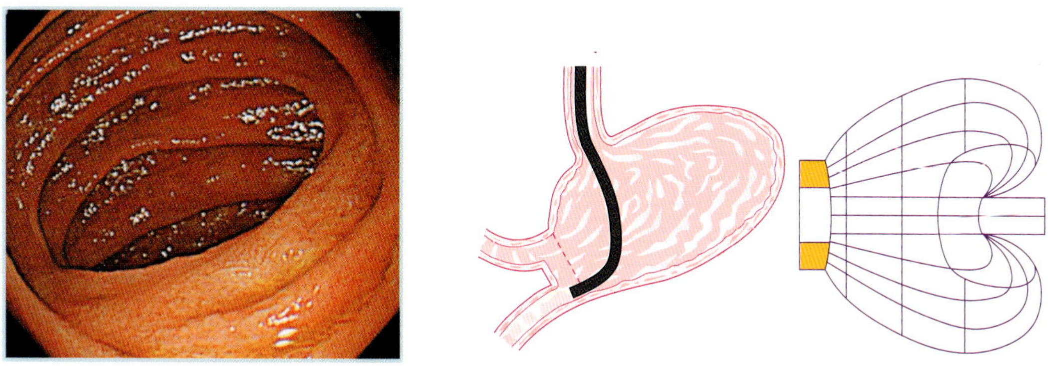

⑱ 수출각

그림 5-5 Billroth-II법 수술 후의 위 촬영법

6 각 부위의 촬영상 주의점

인두부

최근 내시경 기기의 발달로 인두부의 미세한 변병이 발견되는 경우가 적지 않다. 인두부에서는 우선 좌인두강의 후두 좌하방에 있는 식도입구부를 확인하면서 내시경을 삽입한다. 이 부위의 해부를 이해하지 못한 채 내시경을 삽입하려고 하면, 잘못하여 이상와(piriform fossa) 쪽으로 삽입되어 인후부에 상처를 낼 우려가 있다(p.16, 그림 4-2 참조).

식도

식도내에는 점액이나 타액이 부착되어 있는 경우가 많고, 점막면을 덮고 있기 때문에 점막암과 같은 병변을 찾아내는 것은 용이하지 않다(그림 6-1). 따라서 식도를 관찰할 때는 우선 점막면을 세정하는 것이 중요하다(그림 6-2). 50mL의 주사기에 미온탕을 채워 겸자구로 세게 주입하여 세정을 실시한다. 전용 세정기(그림 6-3)를 사용하면 간단하게 할 수 있다.

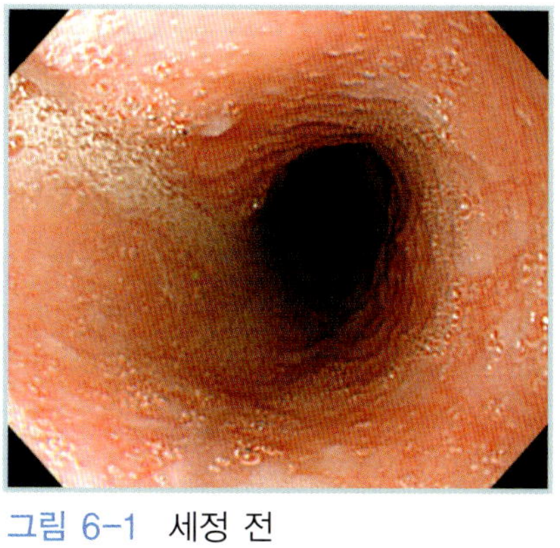
그림 6-1 세정 전

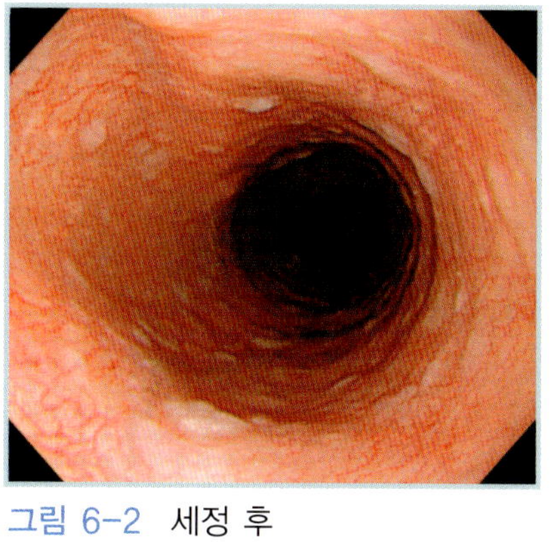
그림 6-2 세정 후

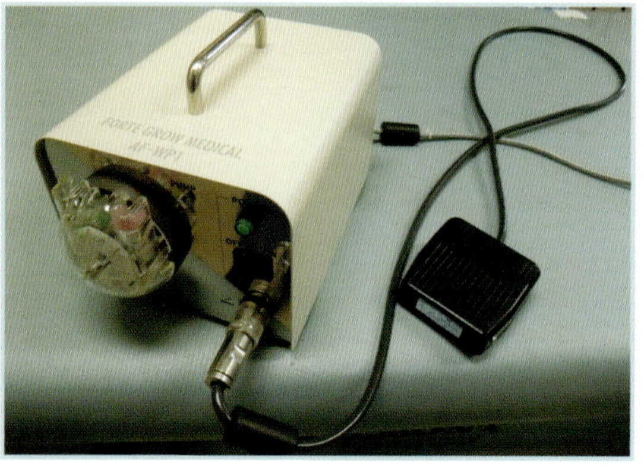

그림 6-3 동아 DKK사 세정기: 워터프리즈

다음에 전벽이 10~11시 방향, 후벽이 4~5시 방향, 좌벽이 7~8시 방향, 우벽이 1~2시 방향으로 오도록 내시경을 유지하면서 관찰 · 촬영을 하는 것이 원칙이다. 이 원칙에 따라 촬영하지 않으면 더블체크나 컨퍼런스 등에서 내시경 화상을 다시 볼 때, 어느 부위의 사진인지 파악하기 어렵게 된다. 또한 구토반사가 강할 때는 내시경을 제거할 때 관찰을 하는 편이 낫지만, 내시경의 찰과로 인위적인 발적이나 출혈이 생길 가능성도 있어 가능하면 삽입 시에 관찰을 하도록 한다. 또한, 경부식도에는 자주 이소성 위점막을 수반하는 경우가 있어(p.107, 그림 13-1, 2 참조) 제거 시에 주의를 하면서 관찰해야 한다.

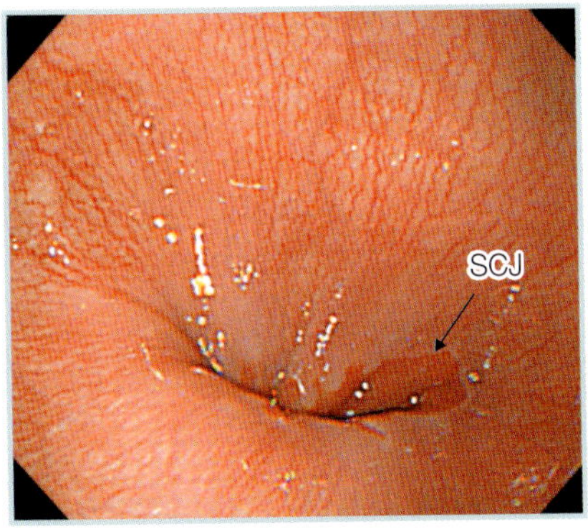

그림 6-4 SCJ 관찰: 흡기 전

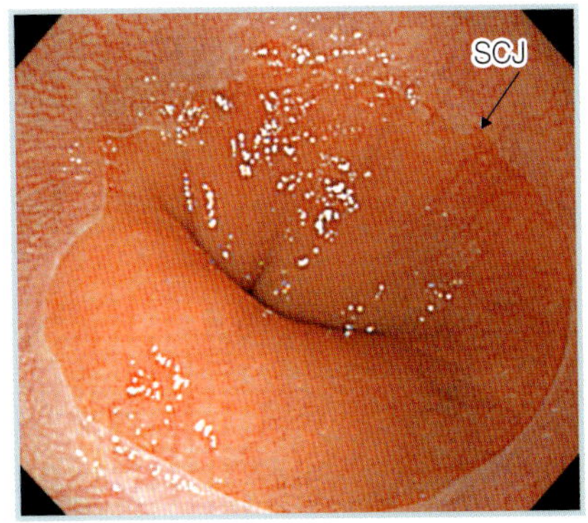

그림 6-5 SCJ 관찰: 흡기 후

하부식도~분문부

식도측에서 분문부를 촬영할 때 반드시 SCJ의 이상 유무를 확인하고, 촬영하는 것이 중요하다. 그것을 게을리하면 경도의 역류성 식도염, 미세한 분문부암, SSBE(short segment Barrett's esophagus) 내의 선암 등을 놓칠 위험이 있다. 일반적으로 송기만으로는 SCJ의 관찰이 곤란한 경우가 있다(그림 6-4). 이 경우는 피검사자에게 크게 그리고, 천천히 흡기를 하도록 해서 배가 부풀도록 하면 SCJ가 식도측으로 이동하기 때문에 관찰하기 쉬워진다(그림 6-5).

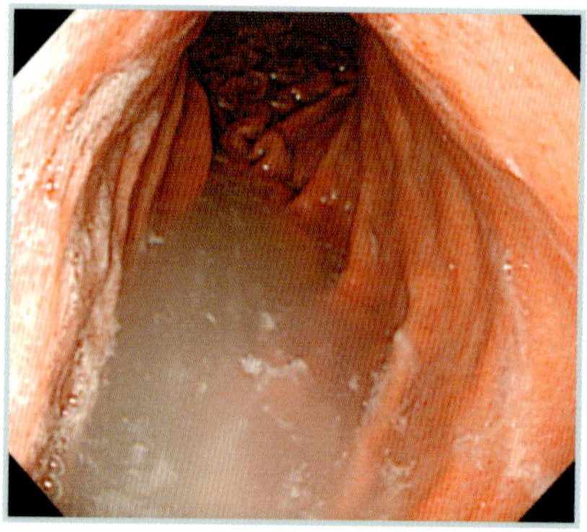

그림 6-6 세정 전

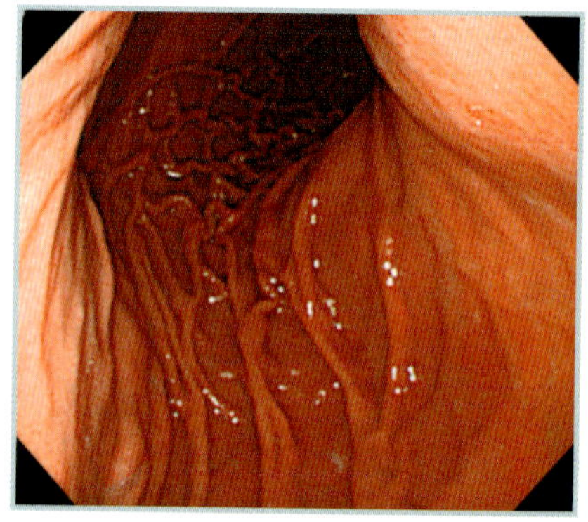

그림 6-7 세정 후

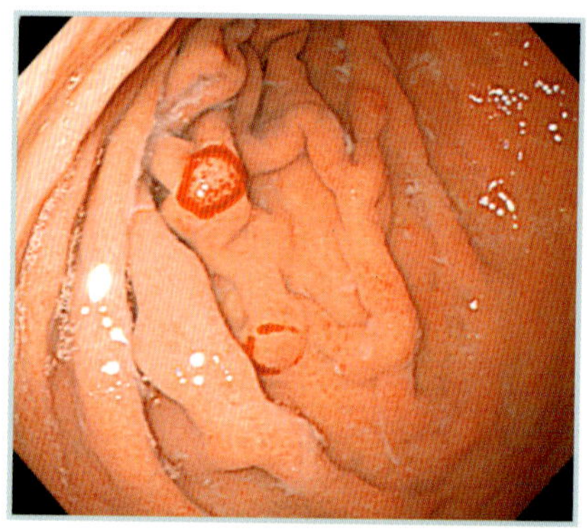

그림 6-8 점막 흡인에 의한 발적, 출혈

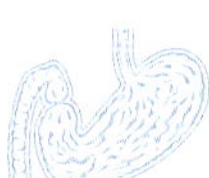

위

위내에 도달하면 우선 위점막에 내시경이 접촉되지 않도록 충분히 주의를 하고, 송기를 하여 식도를 관찰할 때처럼 위내를 세정한다. 금식을 하더라도 위내에는 거품이나 점액이 점막면에 부착되어 있어 세정이 어려운 경우도 적지 않다(그림 6-6). 부착물을 떼어내기 어려울 때는 물의 기세를 약간 강하게 하거나, 완급을 주는 방법으로 세정을 하면 대부분의 부착물은 세정이 가능하다. 그러나 세정의 기세가 너무 강하면 출혈성 병변에 출혈을 초래할 수 있으니 주의가 필요하다.

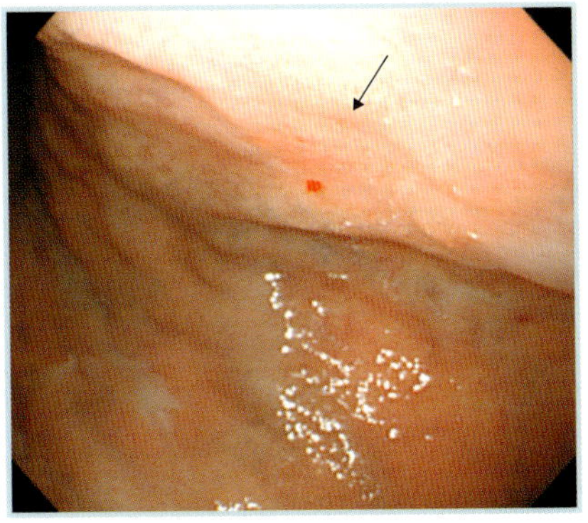

그림 6-9 상체부 후벽의 일반관찰(0 IIc, SM_2)

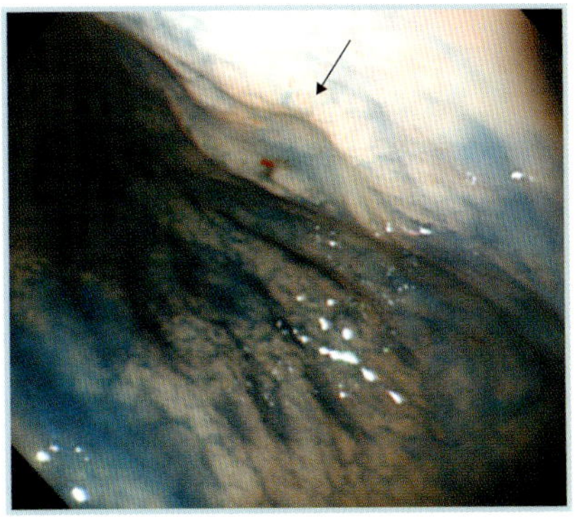

그림 6-10 그림 6-9에 인디고칼민을 살포한 영상

위 전체를 충분히 세정한 후 위내를 관찰한다(그림 6-7). 세정에 사용한 액은 위상체부 · 중체부의 대만측에 고이기 때문에 점막면에 상처가 생기지 않도록 세심한 주의를 하면서 흡인을 실시한다(흡인 딱지: 점막 흡인으로 링 모양의 발적이나 출혈, 그림 6-8). 그때 다운앵글에서는 흡인하기 어렵기 때문에 내시경을 내려다 보면서 반시계방향으로 비틀어 위상체부 대만에 고인 세정수를 흡인한다. 이때 세정수 내의 점액이나 부유물을 먼저 흡인하면 효율적으로 세정, 흡인을 할 수 있다. 식도를 관찰할 때처럼 위내에서 세정을 충분히 하지 않으면 중대한 병변을 놓칠 위험이 있다.

a. 위상체부

위상체부의 후벽은 J턴 촬영으로도 관찰하기 어려운 부위이므로 내시경이 식도에서 위내로 삽입되면, 바로 강한 다운앵글로 내시경을 축 채로 오른쪽으로 비틀어 관찰, 촬영을 실시하는 습관을 들여두면 좋다(그림 6-9, 10).

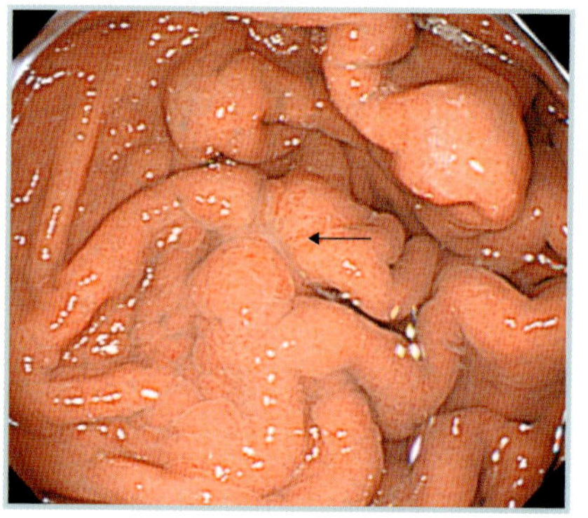

그림 6-11 상체부 대만: O IIc형 SM 암(미분화형) 공기량이 적은 일반관찰한 영상

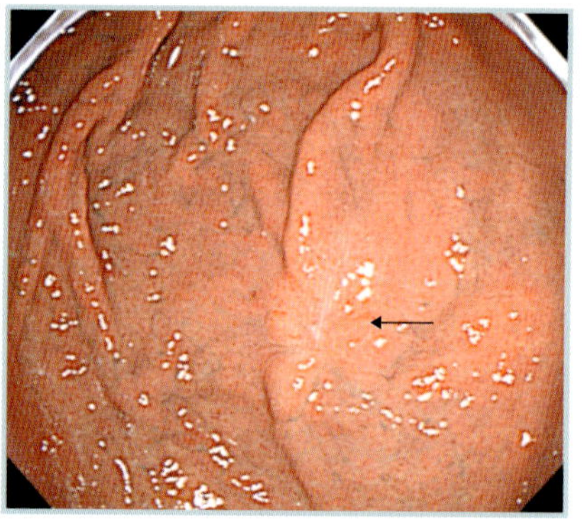

그림 6-12 그림 6-11에 공기량을 많게 하여 신전된 영상

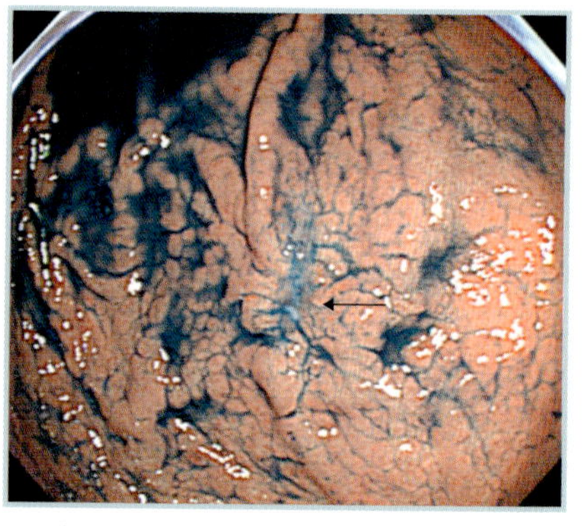

그림 6-13 그림 6-12에 인디고칼민을 살포한 영상

b. 위체부

위체부의 관찰 · 촬영은 대만측을 6시 방향, 소만측을 12시 방향으로 오도록 내시경을 유지하여 전벽과 후벽을 9시와 3시 방향으로 좌우대칭이 되도록 한다(p.12, 그림 3-19 참조). 그러면 위체부 전체를 맹점 없이 관찰할 수 있고, 병변을 놓치는 것도 막을 수가 있다. 위상체부 대만은 U턴에서는 관찰하기 어렵기 때문에 삽입 시에 다운앵글을 걸어 관찰을 충분히 실시한다(그림 6-11~13).

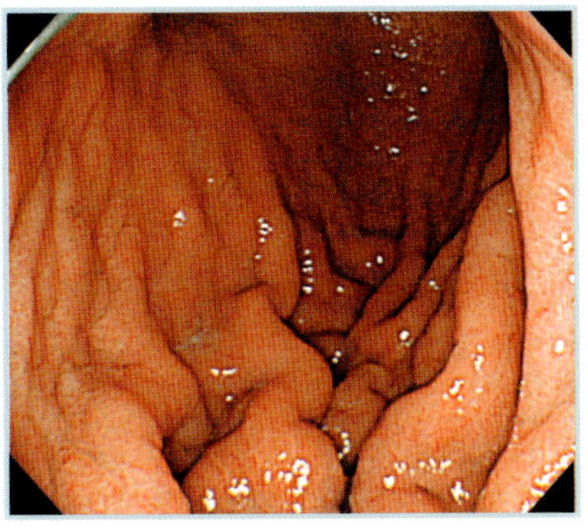

그림 6-14 하체부 대만: O IIc형 SM 암(미분화형) 공기량이 적은 일반관찰한 영상

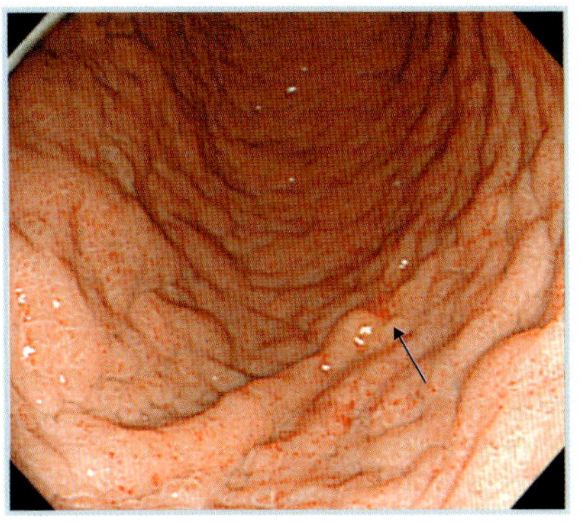

그림 6-15 그림 6-14에 공기량을 많게 하여 신전된 영상

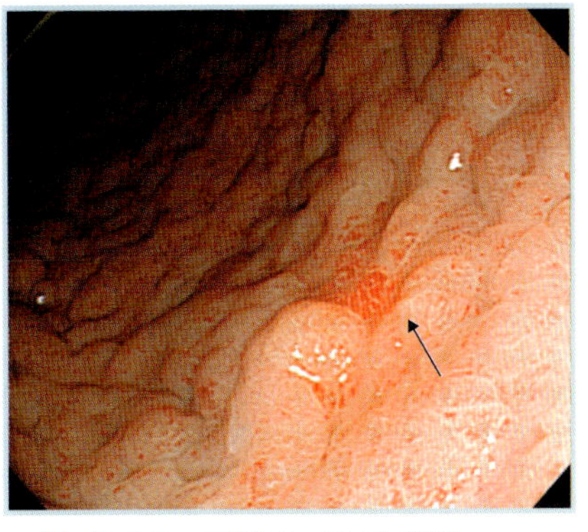

그림 6-16 그림 6-15의 확대

또한, 위체부 대만은 주름이 사행성(serpentines)으로 겹쳐 있어, 주름 사이의 관찰이 어렵고, 경질성(scirrhous)으로 발육, 진전할 우려가 있는 IIc형 조기암 등을 간과하기 쉽기 때문에 충분히 송기를 하여 대만의 주름 사이를 벌려 관찰하도록 해야 한다(그림 6-14~16).

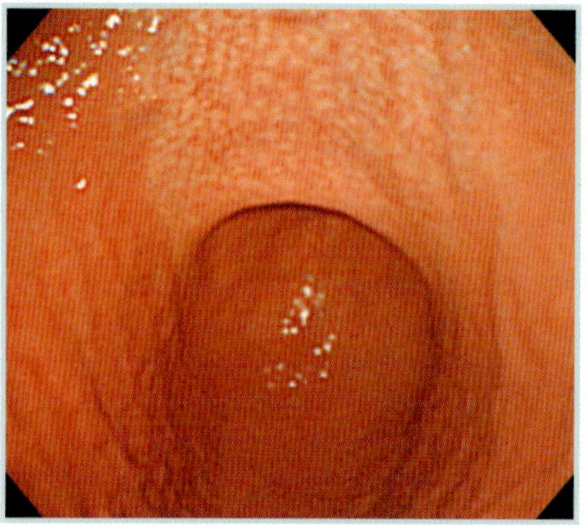

그림 6-17 위각부를 내려다 본 영상

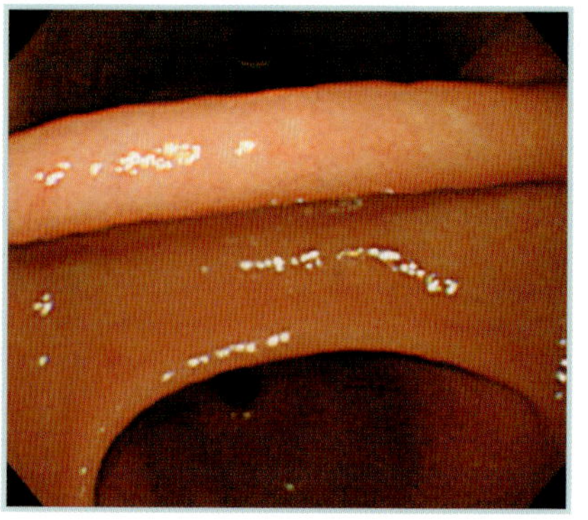

그림 6-18 위각부를 정면에서 본 영상

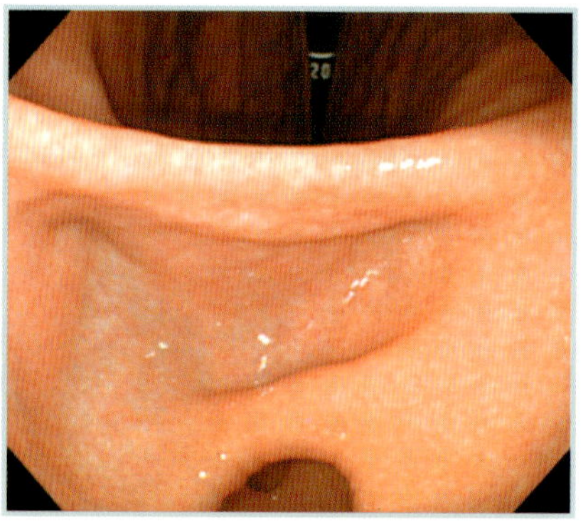

그림 6-19 동일부위를 전정부에서 올려다 본 영상

c. 위각부

위각부는 암이나 궤양의 호발부위이지만, 정면시야가 어려운 장소이다. 위각 소만이 너무 근접해 있어 관찰하기 어려울 때는 숨을 내쉬도록 하면 거리가 유지되어 관찰하기 쉬워진다. 위각부는 상방에서 내려다 본 영상(그림 6-17), 정면시야에서의 영상(그림 6-18), 전정부에서 올려다 본 영상(그림 6-19), 세 방향에서의 관찰 · 촬영이 중요하다. 또한 위각부 후벽은 특히 관찰이 어려워 맹점이 되기 쉬운 부위임을 염두에 두어야 한다(그림 6-20~22).

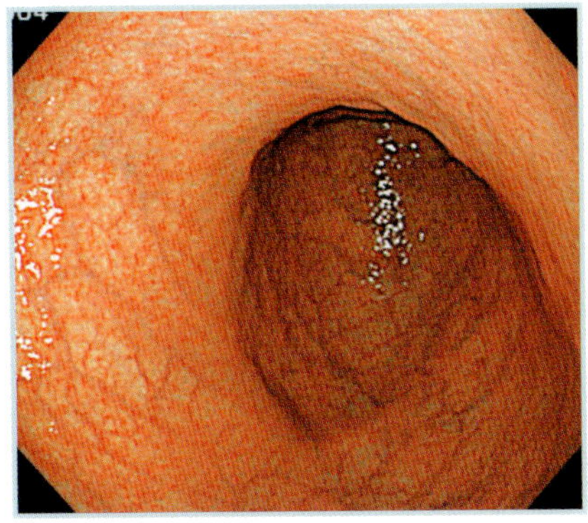

그림 6-20 위각 후벽: O IIc형 M암(분화형)

O IIc형 병변은 이 각도에서는 보이지 않는다.

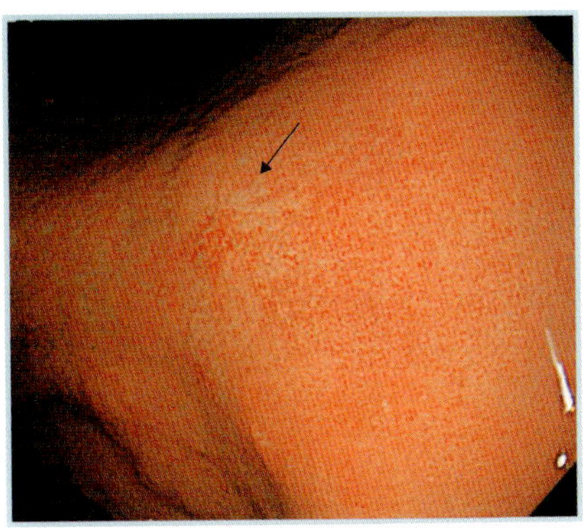

그림 6-21 그림 6-20의 위각 후벽에 근접해서 올려다 본 영상

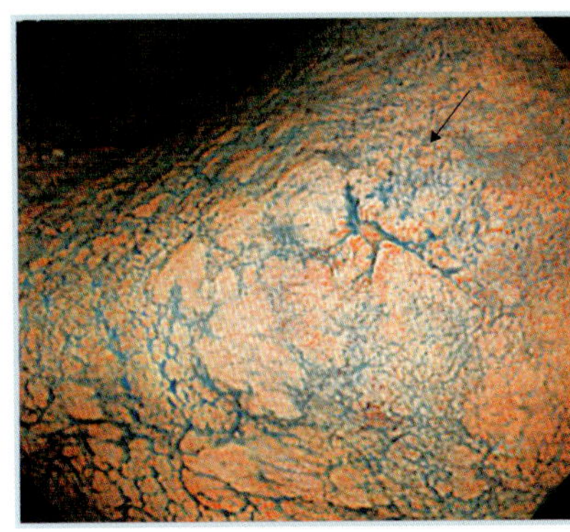

그림 6-22 그림 6-21에 인디고칼민을 살포한 영상

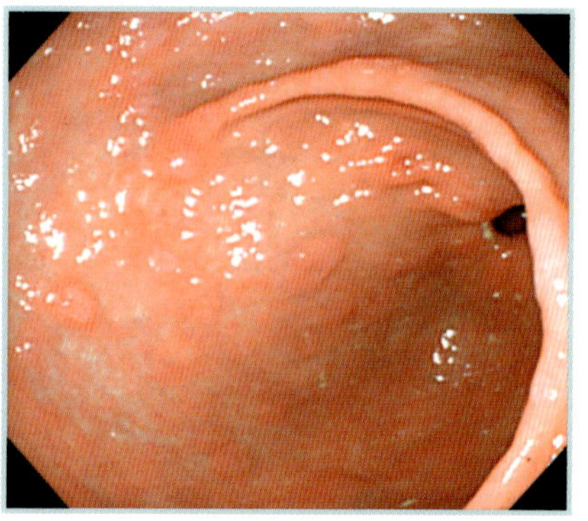

그림 6-23 유문전부가 후방으로 신전되어 유문륜부가 관찰하기 어려운 경우

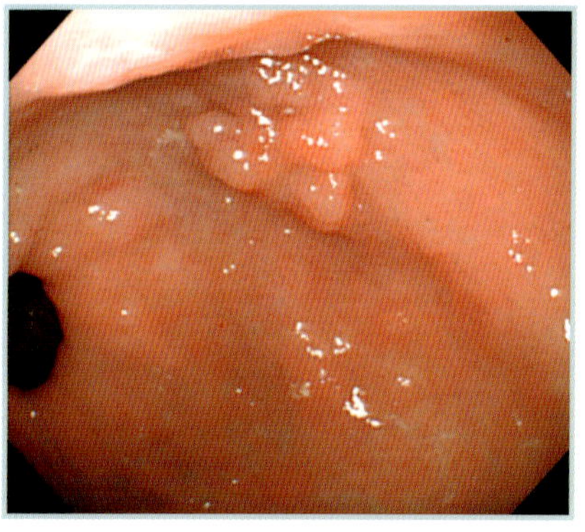

그림 6-24 유문륜 후벽: O IIc형 M 암(분화형) 일반관찰

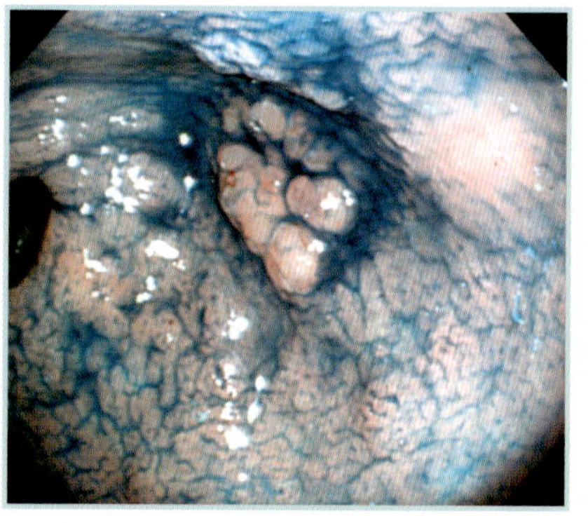

그림 6-25 그림 6-24에 인디고칼민을 살포한 영상

d. 전정부

전정부는 내강이 체부에 비해 좁기 때문에, 비교적 관찰하기 쉽고, 맹점도 적다. 그러나 고령자 등에서는 전정부가 연장되어 있고, 유문전부가 후방으로 강하게 굴곡되어 유문부에서 유문전부 후벽의 관찰이 어려울 때가 있다(그림 6-23). 이러한 경우는 위내의 공기를 약간 흡인시킨 상태에서 전정부를 수축시킨 후 다운앵글에서 유문륜의 위치를 확인해야 한다. 또한 십이지장의 관찰이 끝나 내시경을 제거할 때 유문에서 유문전부를 관찰 · 촬영을 하면 좋다(그림 6-24, 25). 또한, 유문륜 근처에는 미세한 점막암이 숨겨져 있을 때도 있기 때문에 십이지장 삽입 전에 주의 깊게 관찰해야 한다.

십이지장

유문륜을 넘으면 바로 십이지장구부에 이르지만, 거기서 내시경을 약간 당기면 구부 내를 잘 관찰할 수 있다. 십이지장에서는 전벽이 7~8시 방향, 후벽이 1~2시 방향, 대만이 4~5시 방향, 소만이 10~11시 방향으로 오도록 내시경을 유지한다. 십이지장은 구부 전벽이 궤양의 호발부위이지만, 접문궤양의 빈도가 높은 것을 고려하여 반드시 반대쪽인 후벽측도 확인한다. 하행부에서는 가능하면 항문측까지 삽입을 하고, 특히 Vater 유두부는 암의 호발부위(p.21, 그림 4−20, 21 참조)라서 유두부를 정면시야로 한 각도를 취해 암이나 그 밖의 이상 소견이 없는지를 충분히 관찰한다.

병변을 발견했을 경우

병변을 발견했을 경우, 병변상에 점액 등이 부착했을 때는 출혈이 일어나지 않도록 충분히 주의하면서 세정을 실시한다. 그런 후 병변을 전체적으로 보면서 병변의 색조, 형태를 관찰한다. 또한, 공기량을 변화시켜 병변의 단단함이나 두께 등의 유무를 확인한다. 그리고, 상세한 관찰을 실시하기 위해서 색소 살포 관찰이나 근접(확대) 관찰, 생검(p.83, 8. 생검의 요령 참조) 등을 실시한다.

7 색소내시경은 어떻게 사용해야 좋은지

식도

식도에서는 요드 염색과 톨루이딘블루(toluidine blue) 염색이 주로 행해지고 있다.

a. 요드 염색

요드가 식도 점막의 편평상피(주로, 유극세포층)에 포함되어 있는 글리코겐과 반응하여 표피를 흑갈색으로 변색시키는 성질을 이용한 검사법이다. 암이 발생하면, 표피 내의 글리코겐 함유량이 감소하기 때문에 암의 부분만큼 황백색의 요드불염대가 나타나기 때문에 암 진단이나 침윤범위 진단에 빠뜨릴 수 없는 검사법이다(그림 7-1, 2). 대상은 주로 50세 이상의 남성이나, 두경부 암의 기왕, 음주, 흡연 등 식도암의 고위험군, 삽입 시에 어떤 이상이 의심된 경우이다.

염색 방법은 1~2%의 요드용액을 10mL 정도의 주사기를 준비하고, 겸자공에서 삽입한 살포 튜브에 접속하여 상절치 25cm 부근에서 살포를 시작하여 수 cm 당겨 뺀 후에 하부식도까지 이동시켜 식도 전역에 힘차게 살포한다. 살포 튜브의 끝을 내시경 끝에서 약간 내밀어 놓고, 식도내강의 중앙이 아닌 우벽측을 목표로 해 살포하면 식도벽 전체가 균일하게 염색된다. 살포 후에는 다시 상부식도까지 되돌아와 충분히 세정을 하고 관찰한다. 관찰 후에는 데토솔(detoxol)을 살포하여 위내에 쌓인 액을 흡인시킨 후 빼낸다. 경부식도 및 식도입구부의 관찰은 앞에서 기술한 그대로이다.

1.5% 요드용액을 만드는 방법을 표 7-1에 나타내었다.

표 7-1 요드용액을 만드는 법

요화 칼륨	6g
요소	3g
증류수	적당량
전체량	500mL

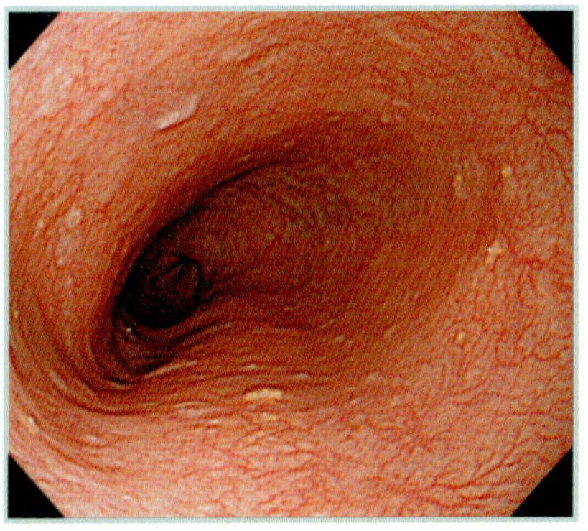

그림 7-1 일반관찰

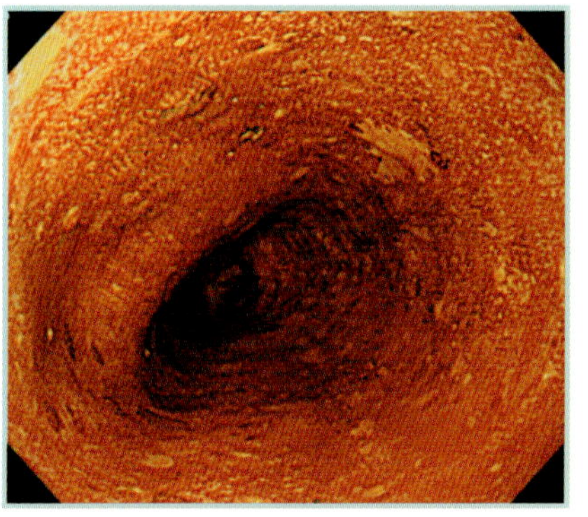

그림 7-2 요드 염색한 영상

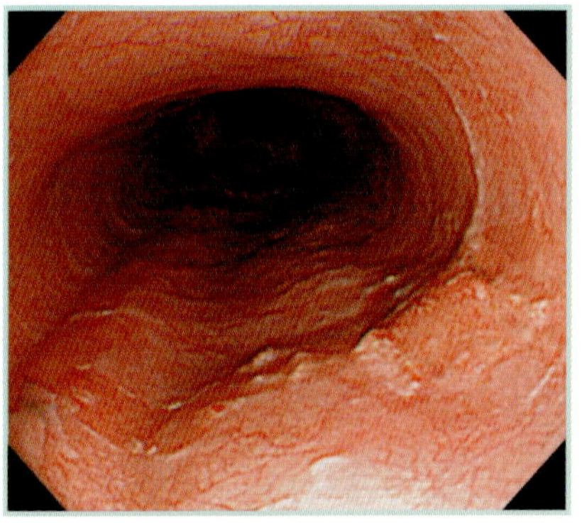

그림 7-3 일반관찰

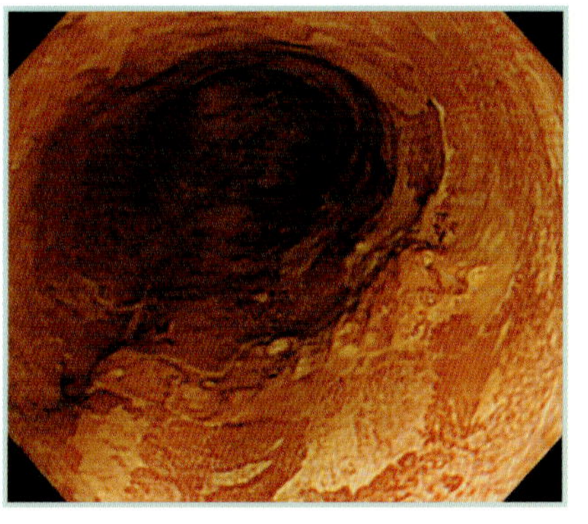

그림 7-4 요드 염색한 영상

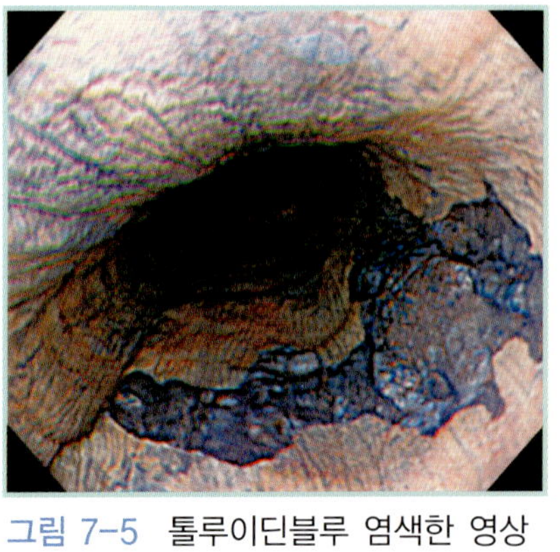

그림 7-5 톨루이딘블루 염색한 영상

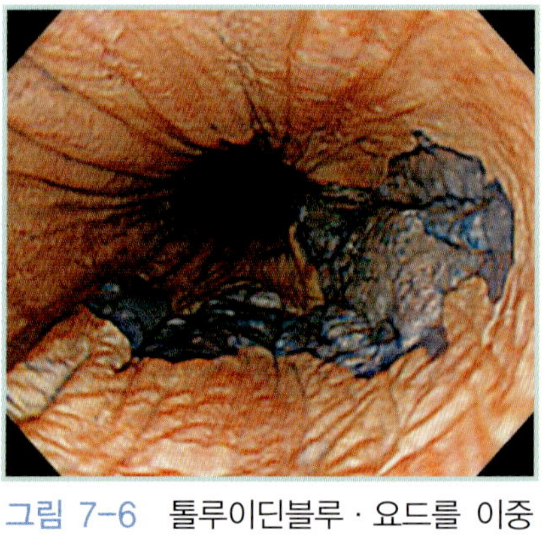

그림 7-6 톨루이딘블루 · 요드를 이중으로 염색한 영상

b. 톨루이딘블루(toluidine blue) 염색

식도 점막은 표면이 각화층으로 덮여 있기 때문에 인디고칼민(indigocarmine)으로는 염색되기 어렵다. 그만큼 톨루이딘블루는 염색성이 강하고, 식도 점막에서도 청자색에 잘 물든다. 그 경우, 정도의 차이는 있지만, 식도 점막 전체가 물들어 버리기 때문에 병변부와의 염색성에 차이를 두기 위해서는 1~2% 톨루이딘블루 용액을 목적한 부위에만 살포 튜브의 끝으로 소량을 떨어뜨리고, 몇 초 후에 겸자구로 세정을 반복하여 정상 점막이 염색되는 것을 막아야 한다.

이 염색법은 점막면의 염증이나 미란성 변화를 보이는 부위가 염색이 잘 되기 때문에 점막 표면으로 노출된 부분을 보여주는 데 유용하다. 톨루이딘블루 염색 후에 요드를 이중으로 염색하는 톨루이딘블루 · 요드 이중 염색법도 행해져 보조 진단의 역할을 하고 있다. 또한, 요드 염색만으로 병변의 범위 진단이 곤란한 증례에서도 톨루이딘블루 염색이 유효한 때가 있다(그림 7-3~6).

위

위병변의 진단에는 인디고칼민과 크리스탈바이올렛, 초산과 인디고칼민 혼합용액(acetic-acid indigocarmine mixture; AIM)이란 색소를 사용한다.

a. 인디고칼민(0.1% 용액)

점막 염색이 아니라 점막 표면요철의 대조를 강조시킨다. 일반적으로 조기 위암은 보통의 관찰로는 경계가 불명확한 경우가 많기 때문에 인디고칼민을 이용하여 병변의 경계를 보다 명확하게 할 수 있다(그림 7-7, 8). 또한, 미세한 미란의 양~악성의 감별(그림 7-9, 10)에도 유용하다. 악성일 때는 함요부가 불규칙하게 드러나기 때문이다.

b. 크리스탈바이올렛 염색(0.05% 용액)

점막 염색법이다. 쇄자연(brush border)을 가진 장상피화생점막이 잘 염색되어 장상피화생의 존재, 정도, 범위 등을 알 수 있다(그림 7-11, 12). 그 때문에 병변이 존재할 때 배경 점막의 상태를 추정할 수가 있다. 또한, 확대 내시경을 사용하면, 표면의 선구 형태(pit pattern)를 관찰할 수 있어(그림 7-13), 병변의 질적 진단이나 범위 진단에 유용하다.

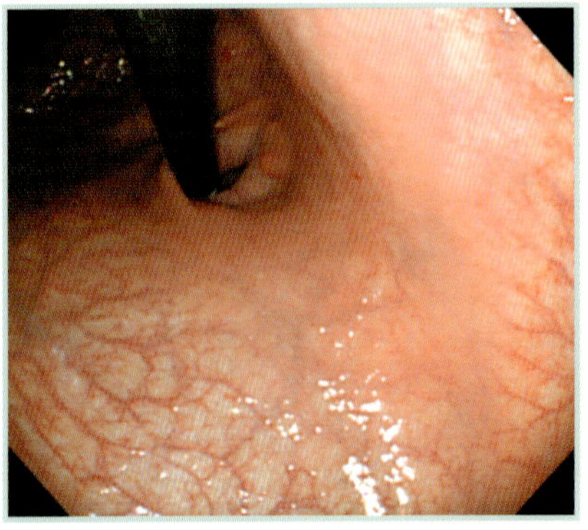

그림 7-7 일반관찰

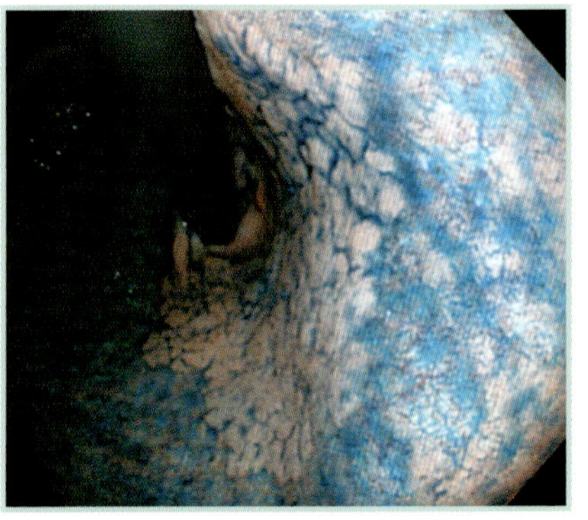

그림 7-8 인디고칼민을 살포한 영상

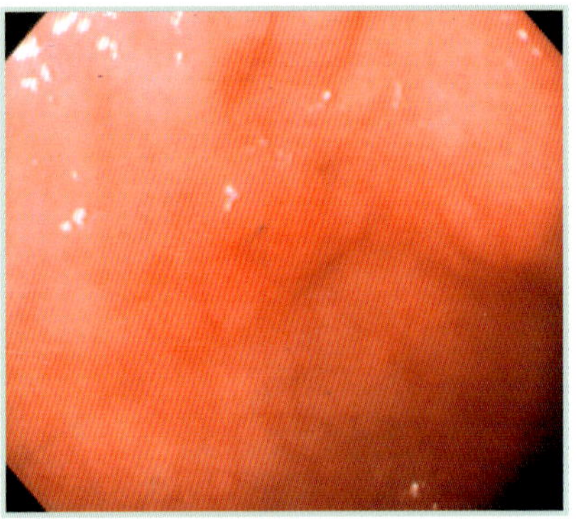

그림 7-9 일반관찰

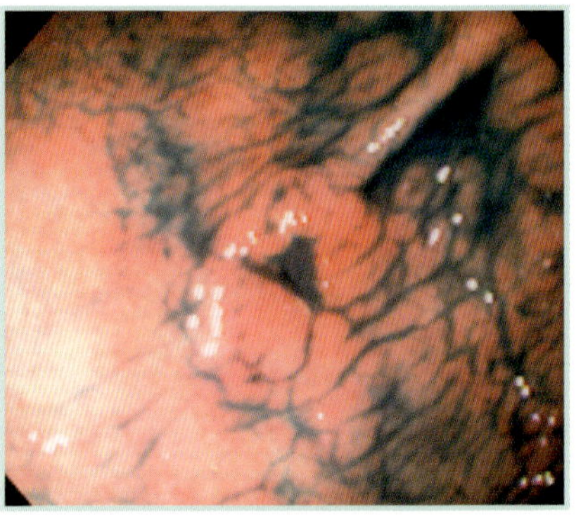

그림 7-10 인디고칼민을 살포한 영상

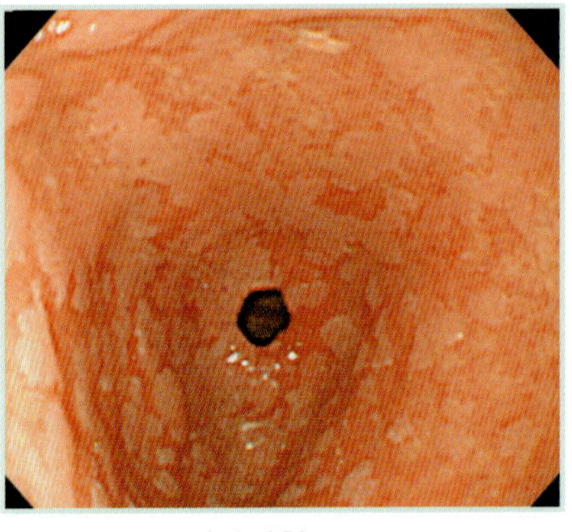

그림 7-11 일반관찰

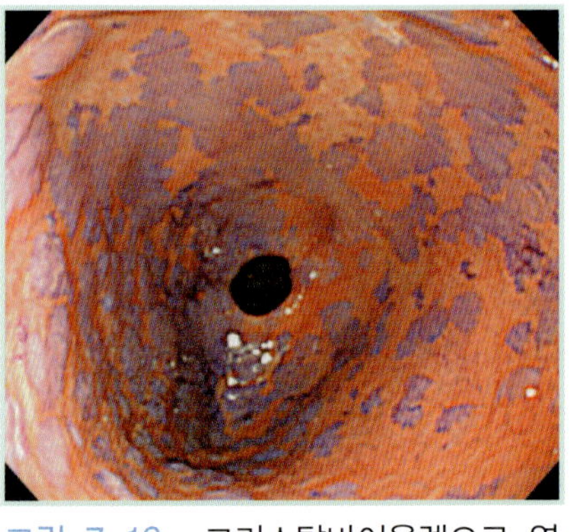

그림 7-12 크리스탈바이올렛으로 염색한 영상

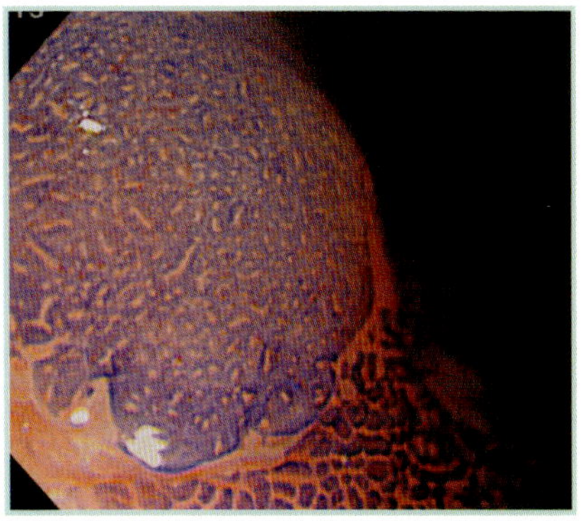

그림 7-13 크리스탈바이올렛으로 염색한 영상

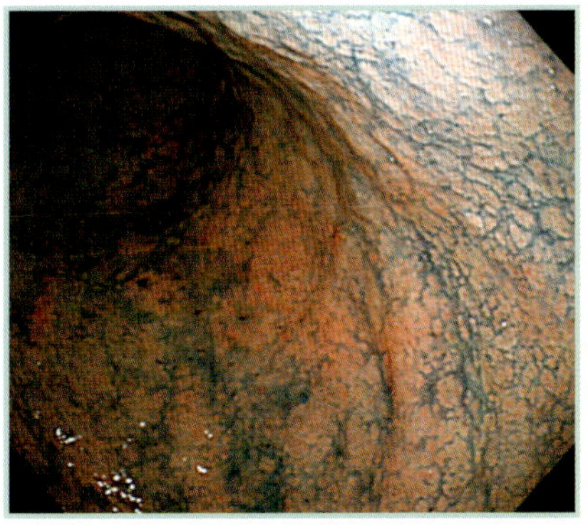

그림 7-14 인디고칼민 살포한 영상

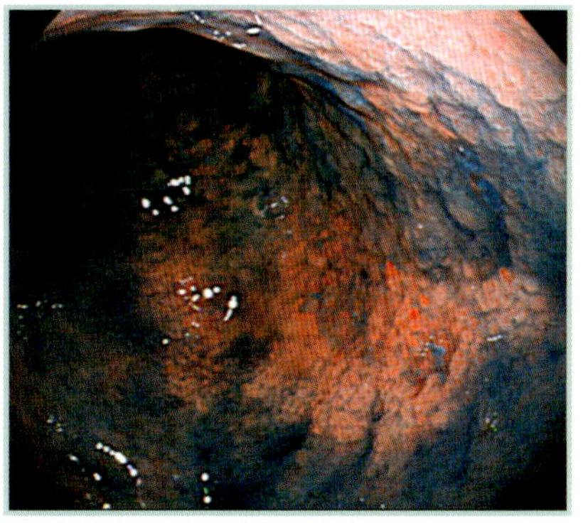

그림 7-15 AIM을 살포한 영상

c. AIM

인디고칼민에 초산을 추가하여 0.6% 초산이 되도록 하여 병변부를 잘 세정한 후에 살포한다. 인디고칼민에서는 경계가 불명확한 병변의 범위 진단에 유용할 때가 있다(그림 7-14, 15).

십이지장

십이지장에서는, 대조법으로는 인디고칼민을 사용하고, 표면 구조의 확대 관찰에는 크리스탈바이올렛 염색을 이용한다.

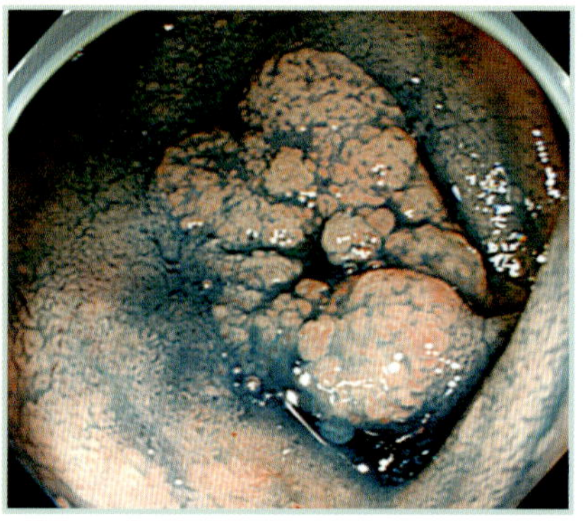

그림 7-16 인디고칼민을 살포한 영상

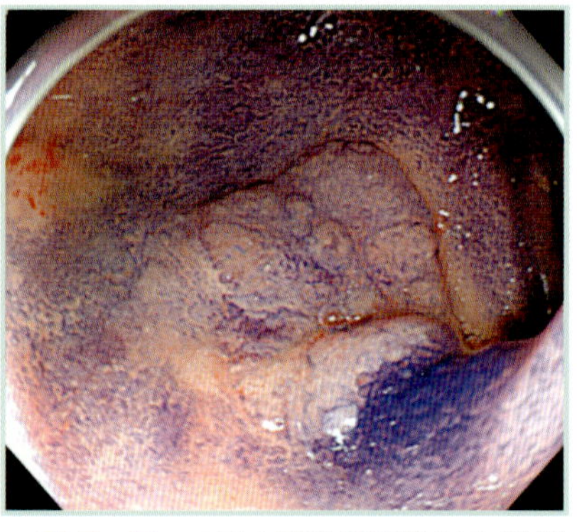

그림 7-17 크리스탈바이올렛으로 염색한 영상

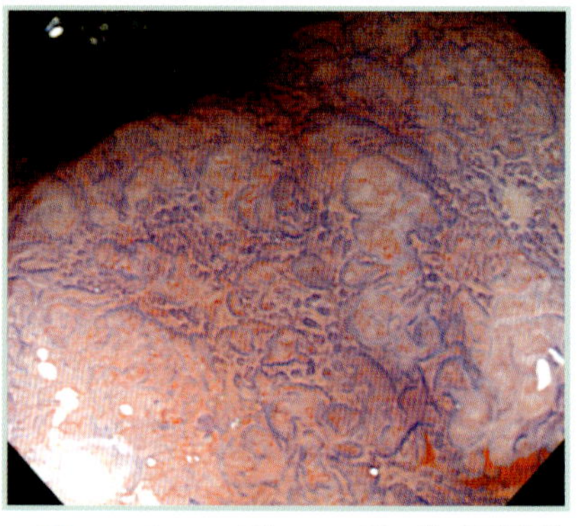

그림 7-18 그림 7-17을 확대관찰한 영상

a. 인디고칼민

위의 경우처럼 대조법으로 사용된다(그림 7-16).

b. 크리스탈바이올렛 염색

점막 염색법이며, 표면의 선구 형태(pit pattern)를 관찰할 때에 사용한다(그림 7-17, 18).

어떤 색소를 사용하든 사전에 목적한 부위를 충분히 세정하여, 색소 살포의 효과가 십분 발휘되도록 유의하고, 병변의 성질과 상태가 잘 파악되도록 촬영하는 것이 중요하다.

8 생검의 요령

내시경검사의 강점은 무엇보다도 조직의 생검이 가능하다는 것이다. 따라서, 내시경검사를 할 때는 그런 장점을 충분히 활용해야 한다. 그래프는 암 생검 시의 임상 진단의 실태이다(그림 8-1). 생검 전의 내시경검사만의 위암 진단율은 70%에 지나지 않고, 다른 병원에서도 동일한 보고이다. 또한 육안형별의 진단율을 보면, 융기형 조기암 73%에 비해, 함요형 조기 위암은 63%로 낮은 비율이었다. 내시경에 의한 육안 진단이 얼마나 신뢰 가능한지 또한 동시에 생검 진단이 얼마나 중요한지를 이해할 수 있다.

반대로, 양 · 악성의 판단을 모두 생검에 의지하는 것은 생검위음성 예 때문에 위험하고, 화상 진단 능력의 저하를 초래하게 된다. 생검에서 음성이라도 화상 진단에서 암이 의심된 경우에는 경과 관찰하고, 재검사를 실시하는 것이 중요하다. 생검은 진단에 있어서의 보조 수단이다. 또한 생검 방법은 내시경 치료 방법의 기본이기 때문에, 어떤 부위에서든 내시경 조작으로 적절하게 채취를 할 수 있도록 연습을 해야 한

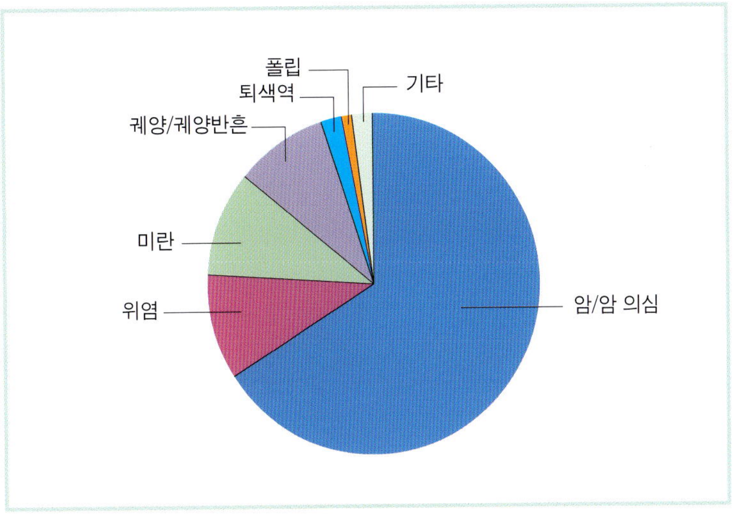

그림 8-1 생검 시 내시경 진단 내역

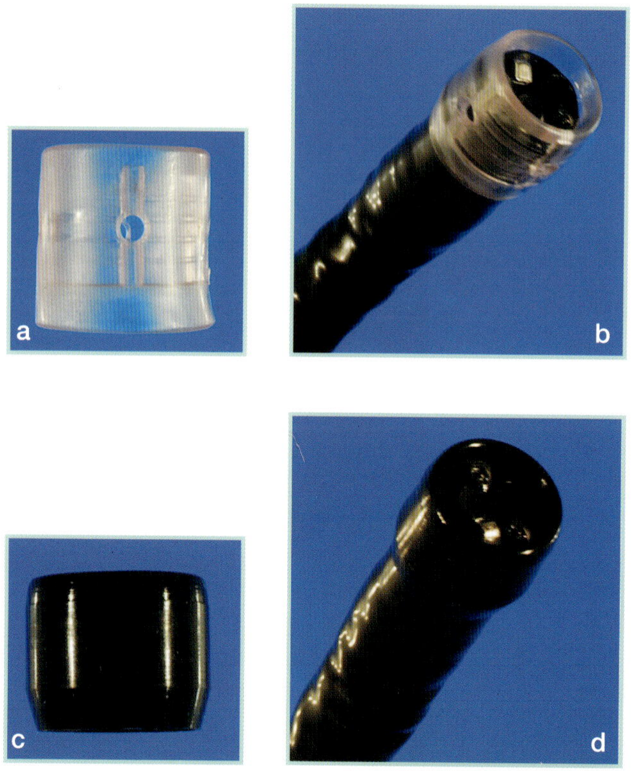

그림 8-2 선단 후드

a. 투명 후드
b. 투명 후드 장착 시
c. 흑 후드
d. 흑 후드 장착 시

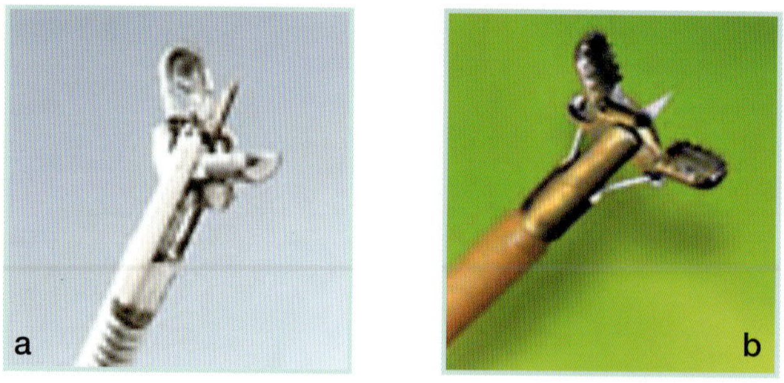

그림 8-3 바늘이 있는 겸자

a. 바늘이 있는 겸자
b. 바늘이 있는 겸자(일회용)

다. 생검 순서는 생검 후 출혈의 혈액 흐름을 고려하여 예를 들어, 위 후벽측 병변에서는 구측, 대만측, 소만측, 항문측 순으로 생검한다. 어느 부위를 생검했는지 기록으로 남기기 위해서는 생검했을 때의 사진을 찍어두면 좋다. 생검이 어려울 때는 선단 후드(그림 8-2a~d)를 장착하는 방법이나 점막하종양의 생검에는 바늘이 있는 생검 겸자(그림 8-3a, b)를 이용하는 방법이 있다.

생검을 시행하기 전에 확인해야 할 사항은 다음과 같다.

1) 출혈성 소질(predisposition)을 확인한다.

2) 항응고제나 항혈소판제의 복용 유무를 확인한다.

3) 정맥류, 혈관종, 악성 흑색종 등에의 적응 금기 병변을 확인한다.

4) 과형성성 폴립(polyp) 같은 지혈이 힘든 병변에 대해 준비해 둔다.

식도

식도는 내강이 좁은 관강장기이기 때문에 생검겸자가 비스듬하게 닿게 되어 어떤 부위에서도 생검이 어렵다. 겸자가 병변부에 닿아 있더라도 겸자를 닫는 순간에 끝이 미끄러져 조직편을 충분히 채취할 수 없는 경우가 있다. 그런 경우에는 겸자가 병변부에 닿는 순간에 공기를 흡인하여, 벽을 수축시켜 두면 채취를 할 수 있다. 그 중에서도 우벽측은 접선 방향이 되기 때문에 우벽측의 병변은 관찰도 생검도 어렵다. 이러한 때는 내시경의 축을 시계방향으로 비틀어, 병변을 6시 방향으로 오도록 조작하면 생검이 용이해진다(그림 8-4a~e).

식도암이 의심될 경우는, 생검은 병변의 중앙부에서 1 또는 2개만 채취하는 것이 중요하다. 그 이상의 생검은 삼간다. 왜냐하면 생검으로 병변의 형태가 완전히 바뀌어 경계가 불명확해져, 내시경 치료에서는 병변의 불안전절제로 이어질 수 있기 때문이다.

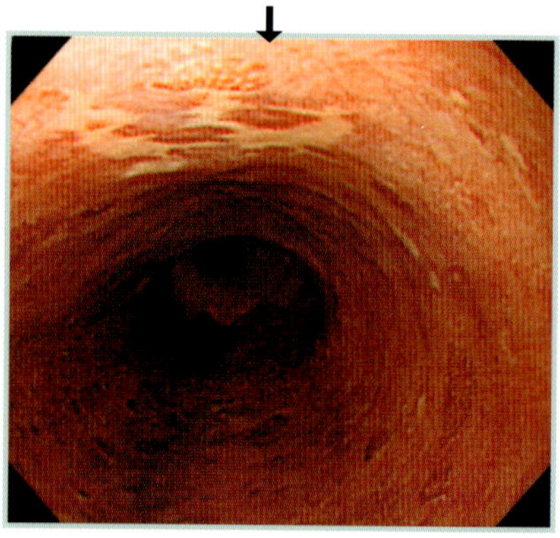

그림 8-4a

전벽측에 요드 염색이 되지 않은 띠(↓)가 보인다.

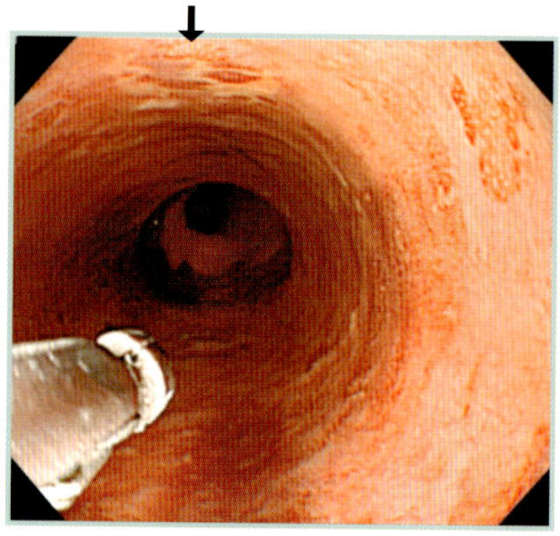

그림 8-4b

생검겸자를 넣는다.

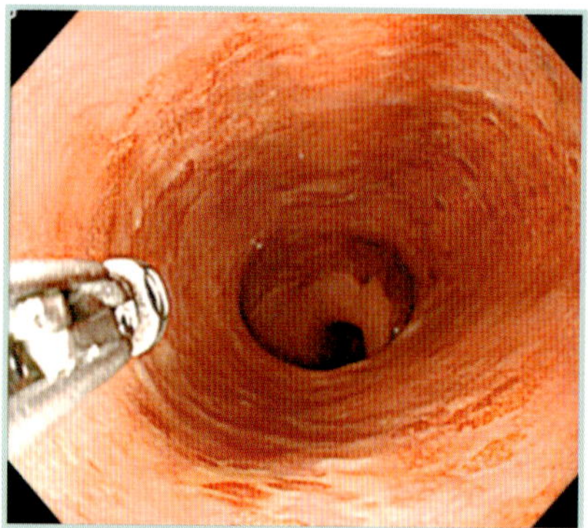

그림 8-4c

내시경을 오른손으로 회전해서 병변부(↑)가 아래로 오도록 한다.

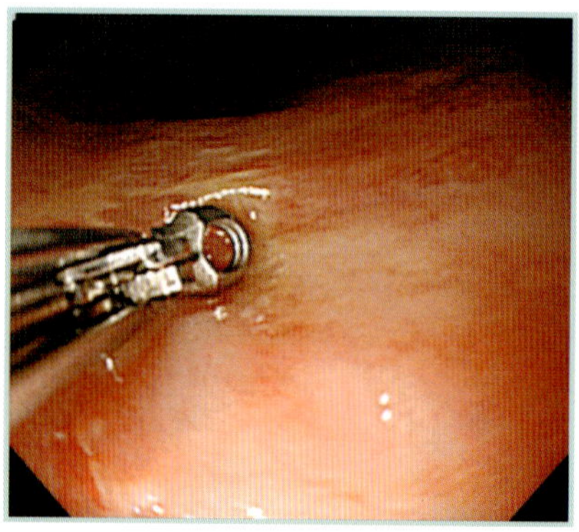

그림 8-4d

다운앵글을 걸어 생검부위에 겸자를 댄다.

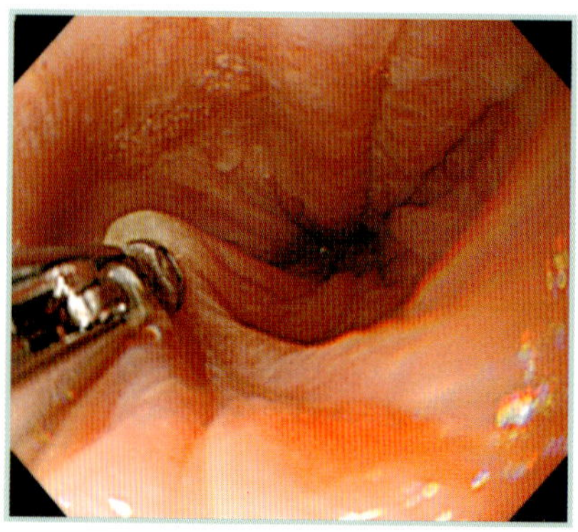

그림 8-4e

공기를 흡인하여 약간 신전시키면 병변부의 생검이 용이해진다.

위

직시경의 경우는, 분문부 주변과 위하체부~위각 후벽 근처가 생검하기 어려운 부위이며, 측시경이나 전방사시경으로 교체하여 실시하는 것이 좋다. 직시경만 준비된 경우에는 각도를 여러 방향으로 바꿔서 연구를 해 보는 수밖에는 없다. 특히, 분문부~위체부의 소만~후벽 근처의 병변에서는 생검겸자를 꺼냈다가 넣었다가 하는 것이 아니라, 내시경을 빼내면서 업앵글을 해제하든가, 내시경을 삽입하면서 업앵글을 걸면 병변에 각이 생겨 생검이 잘 된다(그림 8-5a~e).

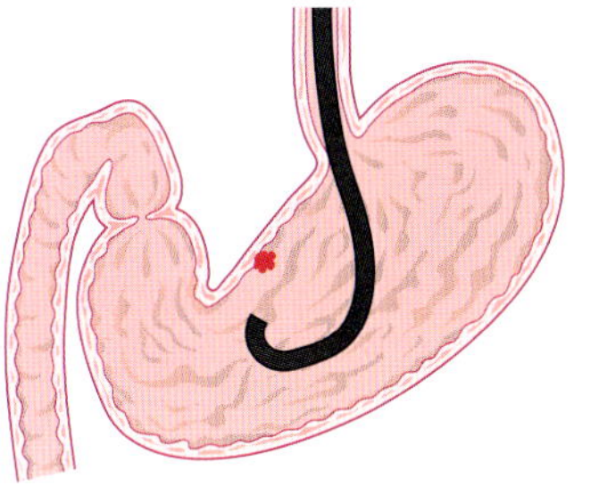

그림 8-5a

위체부 소만측을 J턴으로 관찰. 생검겸자를 약간 집어 넣는다.

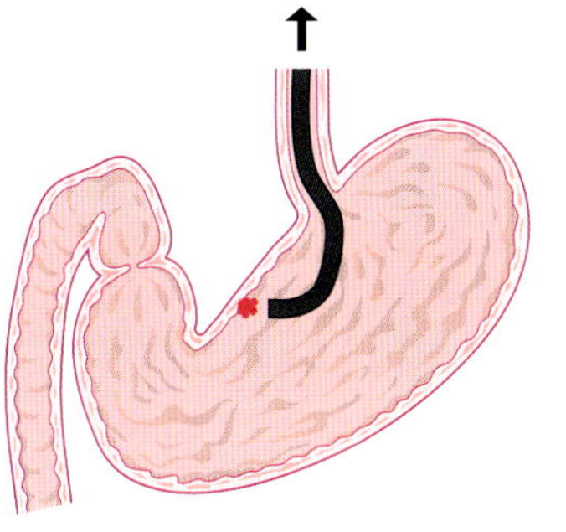

그림 8-5b

병변부위를 관찰하면서 내시경을 당기면서 업앵글을 조금씩 해제하면, 근접한 생검 예정부위에 각이 생겨 정확하고, 충분한 생검을 할 수 있다.

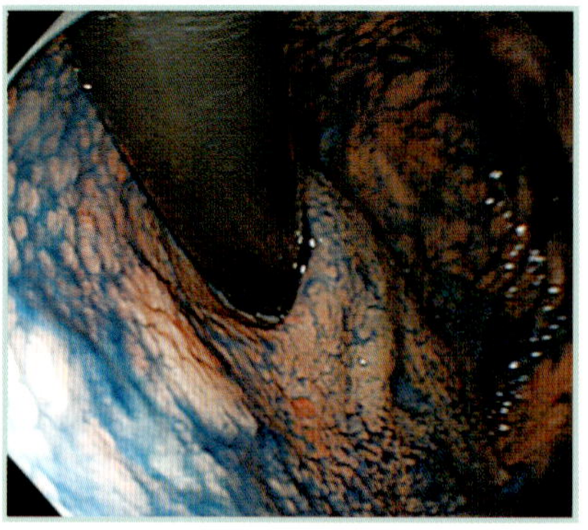

그림 8-5c

분문부 소만 후벽에 약 1cm의 IIa병변을 보인다.

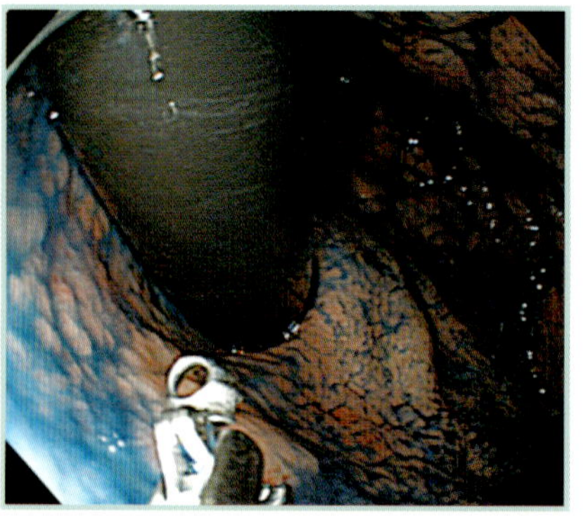

그림 8-5d

겸자를 넣어 병변부의 생검부위에서 벌린다.

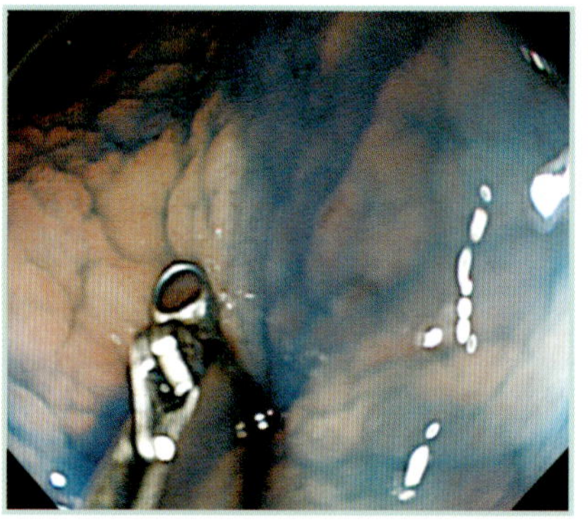

그림 8-5e

내시경을 천천히 빼내면서 업앵글을 해제하면 생검부위에 각이 생겨 정확한 생검을 할 수 있다. 잘 되지 않을 때는 후드를 장착하고 동일한 방법으로 생검한다.

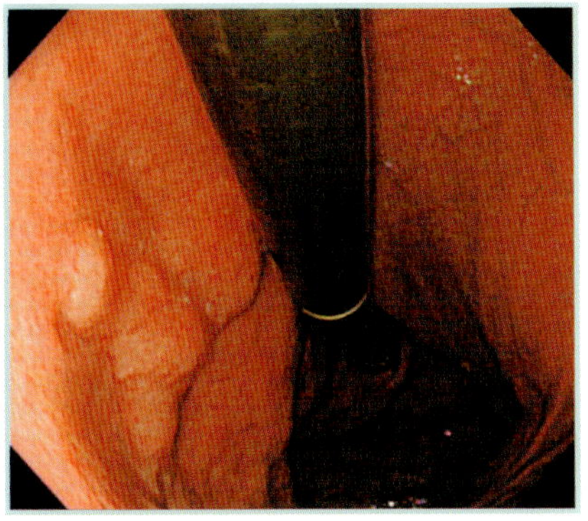

그림 8-6a IIa형 조기 위암(일반관찰)

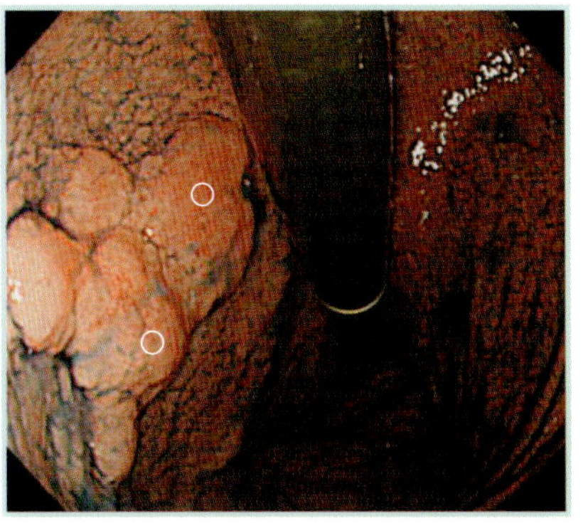

그림 8-6b IIa형 조기 위암(인디고칼민 색소를 살포한 영상; O 표시 부분이 생검 지적부위)

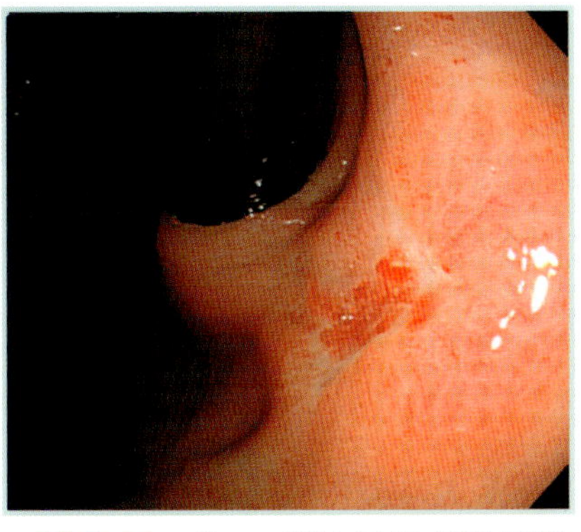

그림 8-7a IIc + III형 조기 위암(일반관찰)

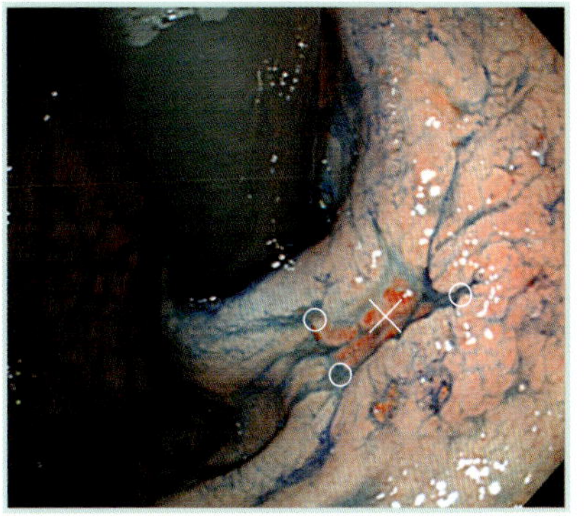

그림 8-7b IIc + III형 조기 위암(인디고칼민 색소를 살포한 영상; O 표시 부분이 지적부위, X 표시는 생검 불가능)

그래도 잘 되지 않을 때는 후드를 장착하여 동일한 방법으로 실시하면 좋다. 융기형 병변에서는 색조나 높이 등 서로 다른 성분으로 이루어진 경우에는 조직형과 이형도가 다를 수 있기 때문에 두 부위 모두 생검한다(그림 8-6a, b).

IIc형이 의심되는 경우는 병변 내의 가장자리에 가까운 함요부에서 생검을 실시하면 성공률이 높지만, 재생 상피를 수반한 경우는 그 부위를 피한다(그림 8-7a, b).

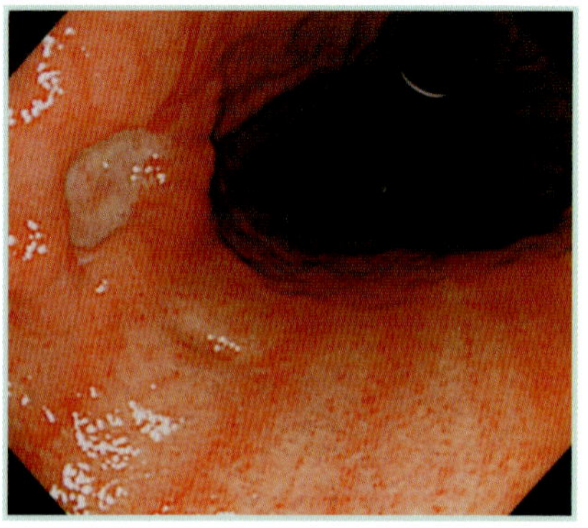

그림 8-8a Ⅲ + Ⅱc형 조기 위암(일반 관찰)

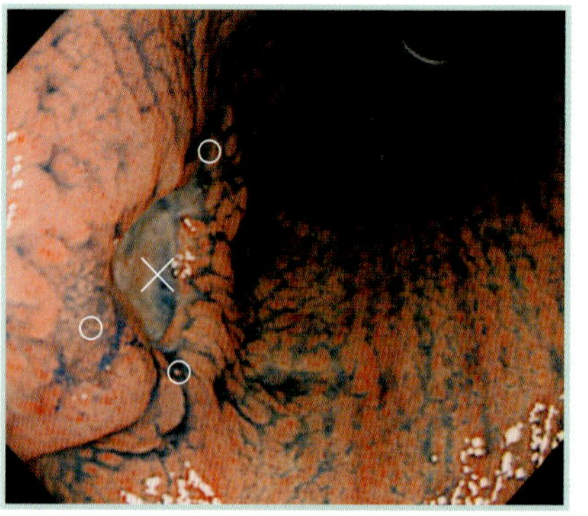

그림 8-8b Ⅲ + Ⅱc형 조기 위암(인디고칼민 색소를 살포한 영상; O 표시 부분이 지적부위, X 표시는 생검 불가능)

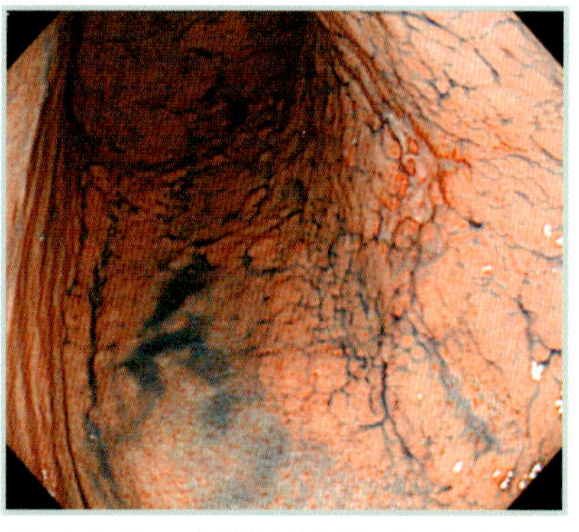

그림 8-9a 악성 임파종(일반관찰)

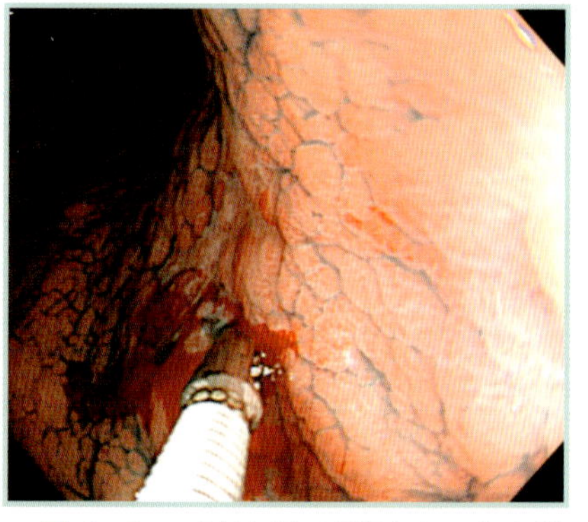

그림 8-9b 악성 임파종(인디고칼민 색소를 살포한 영상)

궤양병변에서는 궤양변연부의 백태(white coating)가 튀어나온 부분을 집어야 한다(그림 8-8a~c). 궤양저는 괴사 물질로 덮여 있기 때문에 암성 궤양이라도 생검 음성이 되는 경우가 종종 있다(그림 8-9a, b).

임파종이 의심될 경우는 미란과 변연부의 융기에서 생검을 실시하면 성공률이 높다(그림 8-9a, b).

2형 · 3형 진행암의 경우는 종종 위음성이 되기 때문에 간격을 두지 말고 생검을 재차 시도해야 한다. 또한, 생검이 음성이라도 임상적으로 조기암이 의심될 때는 생검부위가 적절하지 못했을 수 있기 때문에 단기간 안에 재검사를 시행하는 결단이 중요하다.

십이지장

구부에서는 생검을 필요로 하는 병변은 적지만, 가끔 유암종(carcinoid tumor)이나 융기형 선암이 발생한다. 유암종이 의심되는 경우는, 병변의 주좌가 고막하에 존재하므로 조직을 확실히 채취해야 한다. 하행부는 암, 선종, Brunner선 과형성, 점막하종양, 염증성 질환, 변성 등 다양한 병변이 일어날 수 있기 때문에 감별 진단에 생검은 꼭 필요하며 적극적으로 시행해야 한다.

생검에서 위음성으로 되기 쉬운 병변

- III + IIc형 조기 위암
- 위형의 분화형 선암
- 2형 진행암
- 4형 진행암
- MALT 임파종

생검이 필요한 병변

〈식도〉

- 역류성 식도염
- 식도이소성 위점막
- 식도피지선
- glycogenic acanthosis
- 게실

〈위〉

- 위저선 폴립
- 위축성 위염
- 1cm 이하의 점막하종양
- 황색종
- 사마귀 모양 미란

〈십이지장〉

- 십이지장이소성 위점막
- 십이지장궤양
- Brunner선 과형성

생검 동의서

검사 전에 생검을 실시할지 여부를 확인한다.

생검 후 출혈

생검 후, 지혈된 것을 확인한 후 검사를 종료한다. 소량의 출혈이 보일 경우, 위내의 공기를 빼내고 관찰한다. 용출성 출혈이 있는 경우는 트롬빈액(thrombin)이나 알토(alto)를 분무한다. 분출성 출혈의 경우는 조직 장애성이 적은 클리핑(clipping)이 적합하지만, 계속해서 지혈이 곤란한 경우에는 지혈겸자 등을 이용하여 혈관을 처리하든가 순에탄올액이나 고장성(hypertonicity) 에피네프린이 들어간 식염수(HSE)로 국소주사 등의 처치가 필요하다.

생검 후의 주의 사항

생검 후 출혈의 위험성이 있는 것을 피검사자에게 설명하고, 식사, 음주, 목욕, 운동 등의 주의 사항을 기재한 설명서를 주어 구혈, 하혈 등 컨디션의 변화가 나타날 경우에 어디로 연락할지를 명확하게 지시한다.

9 검사 후에는 어떤 주의를 해야 하는지

검사 후의 안정에 대해

문제 없이 검사가 종료되었을 경우는 안정이 필요하지 않다. 검사의 고통을 경감시킬 목적으로 진정제나 진통제를 이용했을 때는 검사 후 1시간 정도 누워서 쉴 수 있게 하고, 당일은 운전이나 위험한 작업은 피하게 한다. 검사 후 잠깐 동안은 미주신경반사 등을 일으키기도 하니 피검사자 상태를 주시한다. 우발증을 초래했을 경우 누워 있는 안정한 상태에서 적절한 처치를 실시한다.

검사 후의 식사에 있어서의 주의점

인두마취가 풀릴 때까지는 오연의 우려가 있으므로, 검사 종료 후 1시간 동안은 음식을 금지한다. 검사 직후의 식사는 소화가 잘 되는 것으로 하고, 저녁 식사부터는 보통의 식사를 해도 괜찮다. 생검을 했을 경우는 검사 종료 후 2시간 동안 음식을 금지하고, 이후는 의사의 지시에 따르지만, 일반적으로는 검사 당일은 자극적인 것, 소화하기 어려운 것, 알코올, 커피 등의 섭취는 금지한다.

검사 후 생활상의 주의

검사 전 투약은 항콜린제 등 진통제가 일반적으로 사용되는데, 이 약제에는 산동작용(pupillary dilatation)과 약간의 최면작용이 있어 검사 당일은 운전을 삼간다. 생검을 했을 때는 검사 당일은 금주, 뜨거운 입욕이나 격심한 운동을 피하도록 지시한다. 퇴원 후에 우발증을 초래하는 경우도 있어 전화 등으로 연락할 수 있는 체제를 갖추어야 한다.

10 어떤 우발증이 일어나기 쉬운지

우발증은 사전 처치 시, 검사 중, 검사 후의 모든 단계에서 일어날 수 있다. 일본내시경학회 우발증대책위원회의 전국 집계(1998~2002년)에서는 상부 소화관 내시경검사에서의 우발증 발생 빈도는 0.012%이고, 단순한 관찰만으로 사망한 예가 19예(0.00022%) 있었다고 보고되었다. 최근 기초 질환이 있는 고령자의 검사도 늘어 검사의 우발증에 대해서는 충분히 이해하고 있어야 한다.

사전 처치에 의한 우발증

인두마취에 이용하는 염산 리도카인 및 사전 투약에 이용하는 항콜린제 등 진통제에 의한 부작용이 있다. 염산 리도카인에 의한 알레르기나 아나필락시스(anaphylaxis)의 발생 빈도는 0.00007%이다. 중증인 경우는 후두부종으로 기도폐색이 발생한다. 항콜린제(scopolamine butylbromide)의 금기는 녹내장, 허혈성 심질환, 전립선 비대증 등이다. 약제를 사용할 때는 알레르기의 기왕이나 기초 질환 등에 주의를 해야 한다.

심하게 불안해 하는 피검사자나 검사가 길어질 가능성이 있는 경우는 진정제 · 진통제가 사용된다. 진정제 · 진통제에 의한 혈압 저하 · 호흡 억제를 일으킬 수 있으니 사용 시에는 충분한 모니터링이 필요하다. 전국 집계에서는 사전 처치의 우발증은 진정제 · 진통제에 의한 것이 대부분이고, 사망 예의 절반은 진정제가 요인이었다. 특히 고령자는 호흡 정지 · 천연성 의식 장애를 일으킬 수 있으니 충분한 주의가 필요하다.

아나필락시스 쇼크를 일으켰을 경우는 조기에 산소 투여나 보액으로 호흡 · 순환의 보조를 실시하고, 0.1% 아드레날린의 근육주사(0.3~0.5mL, 1mg/1mL)를 이용해야 한다. AHA 심폐소생 가이드라인이나 후생노동성의 중증 부작용 질환별 대응 매뉴얼(과민증) 등을 참고하여 사전에 치료 순서를 파악해 둔다.

검사 방법에 의한 우발증

a. 기관 내 삽입

내시경 삽입 시에 잘못하여 기관 내로 내시경을 삽입하는 경우가 있다. 내시경검사를 처음 실시하는 의사는 사전에 인후부의 해부를 다시 한번 공부해 두어야 한다. 내시경의 삽입은 직시하에 천천히 꼼꼼하게 실시하도록 한다. 오연을 피하기 위해서는 하인두의 타액을 흡인해 둔다.

b. 인두부 손상

내시경 삽입 시에는 식도입구부에 열창이나, 흔하지는 않지만 천공 등의 손상을 일으킨다. 삽입을 할 때에 저항을 느꼈을 경우는 무리하게 밀어 넣어서는 안 된다. 억지로 실시하려고 하면 인두부의 열창, 출혈, 혈종, 천공 등의 치명적인 사고를 일으킬 수 있다. 천공을 일으켰을 경우에는 조기에 발견하여 음식금지 · 항균제 투여를 하면, 보존적 치료가 가능한 경우도 많기 때문에 신중한 삽입 및 관찰에 주의하는 것이 중요하다.

c. 식도 천공

직시경의 경우는 내강이 잘 보여 식도 천공을 거의 일으키지 않지만, 측시경의 경우는 잘못하여 내시경의 끝이 경부나 흉부의 게실로 삽입되었는데 이를 발견하지 못하고 계속해서 밀어 넣어 천공을 일으킨 예가 보고되었다. 또한 측시경은 암이나 식도염 등으로 인한 식도 협착이 안 보이기 때문에 주의 깊게 삽입을 실시해야 하며, 항상 천공의 위험이 있다는 것을 염두에 두어야 한다.

d. Mallory-Weiss 증후군

내시경검사 중에 송기로 위를 너무 부풀리면 그것을 참지 못하여 반사적으로 강한 트림이 나오는데, 그때 위입구부의 소만측에 위의 장축방향으로 방추형의 열창이 생기는 경우가 있다(그림 10-1, 2). 열창으로 상당한 출혈이 일어나지만, 대체적으로는 안정을 취함에 따라 보존적으로 출혈이 진정된다. 그러나, 가끔 열창이 깊어 출혈이 멈추지 않아 수혈이 필요한 경우도 있다. 검사 시에 그 정도로 송기를 하지 않더라도 구토반사가 강한 사람은 Mallory-Weiss 증후군을 일으키기 쉽기 때문에 내시경을 제거할 때는 분문부에서의 출혈이 없는지를 확인하는 것이 중요하다.

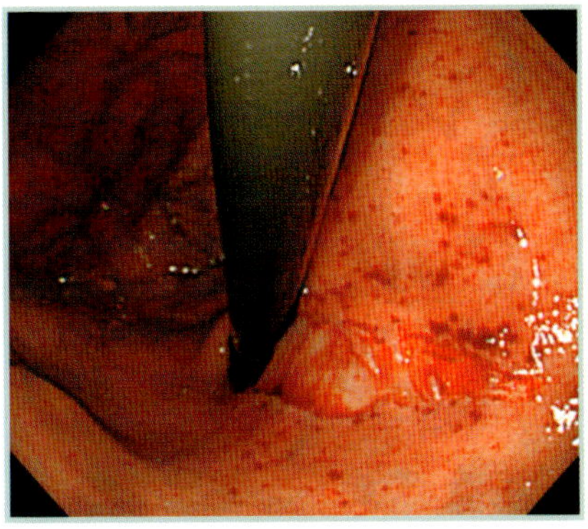

그림 10-1 Mallory-Weiss 증후군의 열창

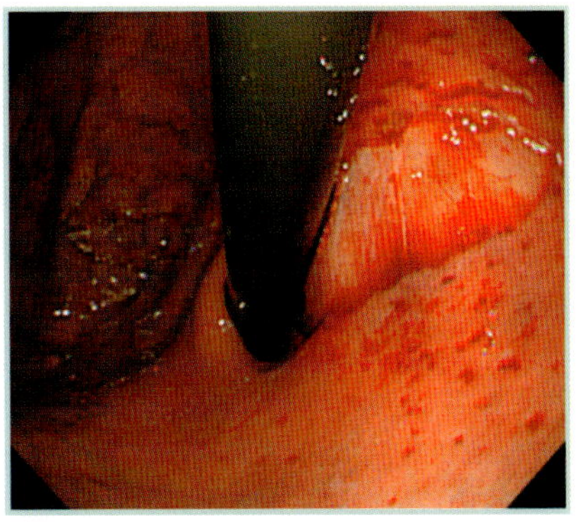

그림 10-2 Mallory-Weiss 증후군의 열창

출혈이 확인되면 클립이나 지혈겸자 등으로 지혈 처치를 한다. 소량의 경우에는 트롬빈(thrombin) 등으로 살포를 하기도 한다.

e. 생검 후 출혈

생검 시의 출혈은 대부분 자연스럽게 지혈되어 방치해도 괜찮다. 출혈량이 많은 경우는 트롬빈 1만 단위를 20mL의 생리식염수에 녹여 살포 튜브로 병변부에 내뿜는 방법이나 알긴산나트륨액 50mL를 검사 종료 후, 인두마취가 풀린 후 음용시키는 방법이 이용된다. 분출성 출혈이 보이면 클립이나 지혈겸자 등으로 처치를 한다.

생검 후 대량의 소화관 출혈도 드물기는 하지만 일어날 수 있다. 생검을 실시했을 경우에는 검사 당일은 운동 제한, 입욕 금지, 알코올이나 자극적인 음식물 섭취를 제한하도록 주의시켜야 한다. 항응고 요법 중인 피검사자는 적절한 휴약 후에 검사를 실시하는 것이 바람직하다.

검사 후의 우발증

a. 미주신경 반사

검사 시의 장관 신전과 송기에 의해 미주신경 반사를 초래하여 쇼크 증상을 일으킨 경우에는 누워서 안정을 취하면서 유산 링거액 등의 보액을 실시한다. 대부분은 배가스(effluent gas)와 함께 증상이 개선되지만, 증상이 심한 경우는 황산 아트로핀 1A(atropine sulfate)를 정주한다. 경증의 경우에도 현기증으로 쓰러질 수 있으니 잠깐 동안 누워서 안정을 취하게 하고, 경과 관찰한다.

b. 저혈당

당뇨병이 있는 피검사자나 글루카곤(glucagon) 사용 시에는 저혈당 증상을 보이는 경우도 있지만 비교적 드물다. 저혈당을 보이면 서둘러 당분의 보급을 실시한다.

우발증에 대한 준비

내시경검사 시에 발생이 예측되는 상기의 우발증을 파악하고 있어, 항상 대책을 생각해 둔다. 내시경검사실은 충분히 넓은 곳이 바람직하고, 특히 진정제를 사용할 때는 호흡, 순환의 동태를 관찰하기 위해 자동으로 환자를 감시하는 모니터가 필요하다. 또한 우발증이 발생했을 때는 가급적 신속하게 적절한 처치를 시행할 수 있도록 구급용 의약품, 산소공급 시스템, AED(automated external defibrillator), 삽관세트 등을 상비해 두고, 위치를 기억해 둔다.

피검사자에게는 검사 전에 우발증의 가능성을 설명하여 내시경검사의 사전동의를 얻어야 한다. 피검사자가 퇴원 후에 예기치 못한 우발증이 발생하는 경우도 있으니 전화 등으로 피검사자 및 그 가족과 연결을 취할 수 있도록 해 둔다. 고령자의 경우는 가능하면 검사 시에 가족이 함께하는 것이 좋다.

우발증이 발생했을 때의 대응

우발증이 발생했을 경우는 피검사자의 피해를 최소한으로 줄이기 위해 회복에 힘쓴다. 또한 피검사자 및 가족에게 사고에 대한 상세한 설명을 하여 성실하게 대응한다.

11 내시경검사의 정밀도

내시경검사는 병변을 직접 관찰할 수 있기 때문에 암을 간과하는 일이 거의 없고, 양·악성의 감별도 용이하다고 생각하기 쉬운데 정말 그럴까? 호소카와(細川) 등은 내시경검사를 받아 위암이 보이지 않는다고 진단을 받은 후 3년 안에 위암이 발견된 증례를 위음성 예라고 정의하고, 위음성률은 22.2%이었다고 한다. 또한, 고토(後藤) 등에 의한 위음성률은 38.1%, 일본 소화기 암검진학회의 앙케이트 결과는 13.6%~55.7%이고(표 11-1), 도쿄 타마 암검진센터의 성적은 48.2%이었다. 이처럼 위내시경검사에서 위음성률(간과)은 꽤 높은 빈도로 존재한다.

또한, L영역과 M영역의 위음성 예 중에서 점막하층이심암은 10%뿐인 것에 비해, U영역에서는 위음성 예의 30%가 점막하층이심암이며, 위상부를 놓친 것이 심각한 결과를 초래함을 나타내고 있다. 위음성 예를 줄이기 위해서는 모든 부위를 45컷 촬영법을 철저히 실시해야 하며, 스탠다드 촬영법으로 해야 한다고 제창하고 싶다.

내시경검사 시에 암이 의심되어 생검을 실시한 증례(8%) 중 실제로 암이 증명된 것은 34%에 지나지 않는다. 암으로 오진한 양성 질환의 내역은 위염 35%, 미란 31%, 궤양/궤양반흔 27%, 퇴색역 3%의 순이었다(그림 11-1).

내시경 관찰 진단의 진단율에 대해서 요시다(吉田) 등은 생검 전에 위암으로 관찰 진단된 것은 70%였다고 한다. 도쿄 타마 암검진센터에서의 진단율도 70%이며, 육안

표 11-1 내시경에 의한 위음성률

보고자	3년 위음성률(%)
호소카와(細川)	22.2
고토(後藤)	38.1
이노우에(井上)	55.7
마츠사키(滿崎)	50.4
고바야시(小林)	35.0
이노마타(猪俣)	13.6

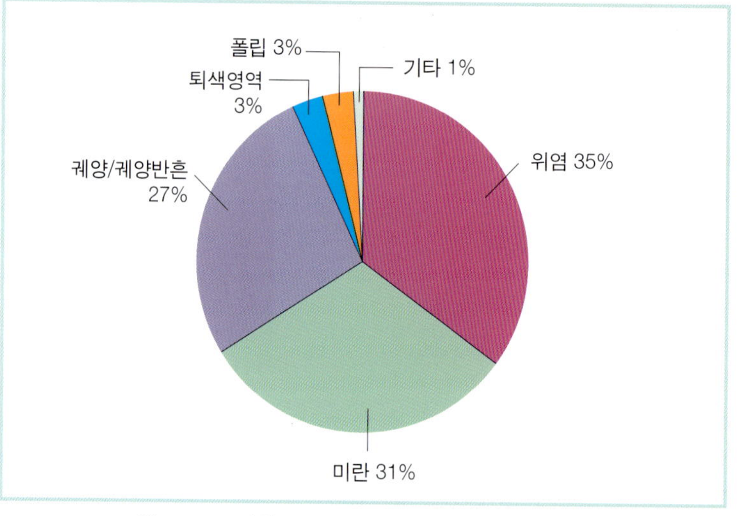

그림 11-1 암으로 오진한 양성 질환의 내역

(도쿄 타마 암검진센터)

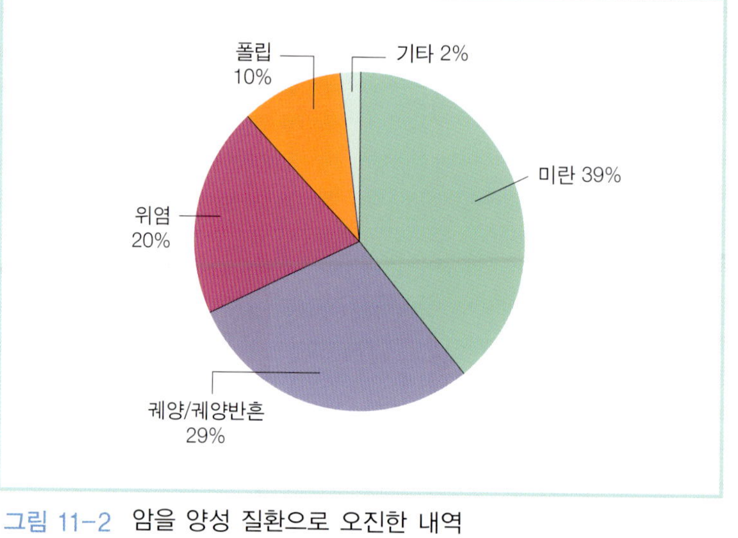

그림 11-2 암을 양성 질환으로 오진한 내역

(도쿄 타마 암검진센터)

형별로는 융기형 조기암 73%에 비해, 함요형 조기암에서 63%로 낮은 성적이다. 한편, 위암을 양성 질환으로 오진한 내역은 미란 39%, 궤양/궤양반흔 29%, 위염 20%의 순이다(그림 11-2). 진단율의 향상을 위해서는 색소 살포를 이용하여 암의 소견을 놓치지 않도록 노력하고, 관찰 진단과 생검 진단이 일치하지 않았던 증례를 철저하게 연구하는 것이 중요하다.

12 위 질환의 감별 진단

위의 내시경검사를 시작하기 전에 위에는 어떠한 병변이, 어떠한 빈도로 보이는지를 계통적으로 파악해 두어, 그것을 염두에 두면서 검사를 진행한다. 만약 검사 중에 이상 소견을 보이면 형태별로 아래와 같은 과정으로 감별 진단을 진행한다.

1. 상피성인지, 비상피성인지?
2. 종양성인지, 비종양성인지?
3. 종양일 경우 양성인지, 악성인지?
4. 악성의 경우 심달도는?

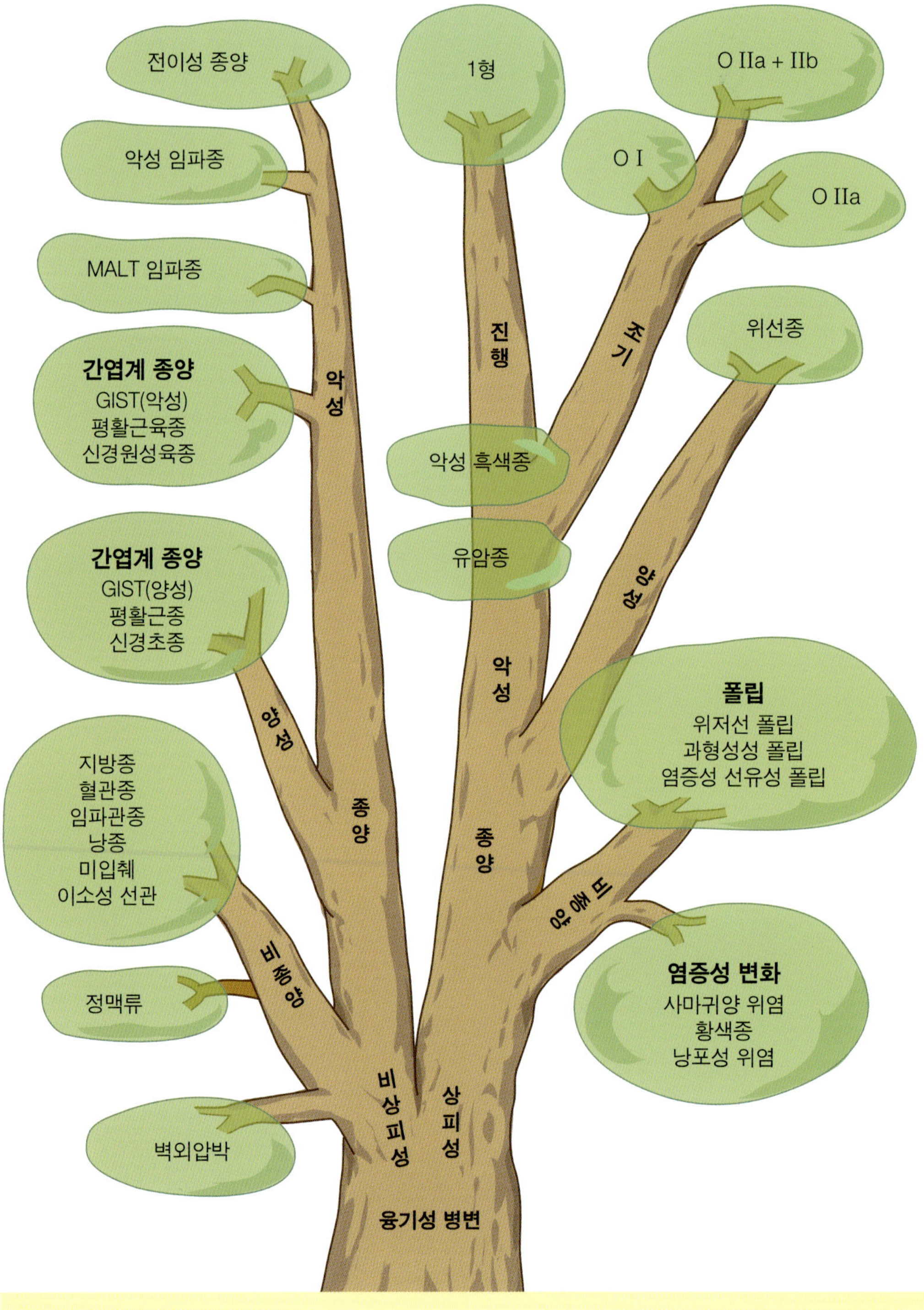

그림 12-1 융기성 병변의 감별

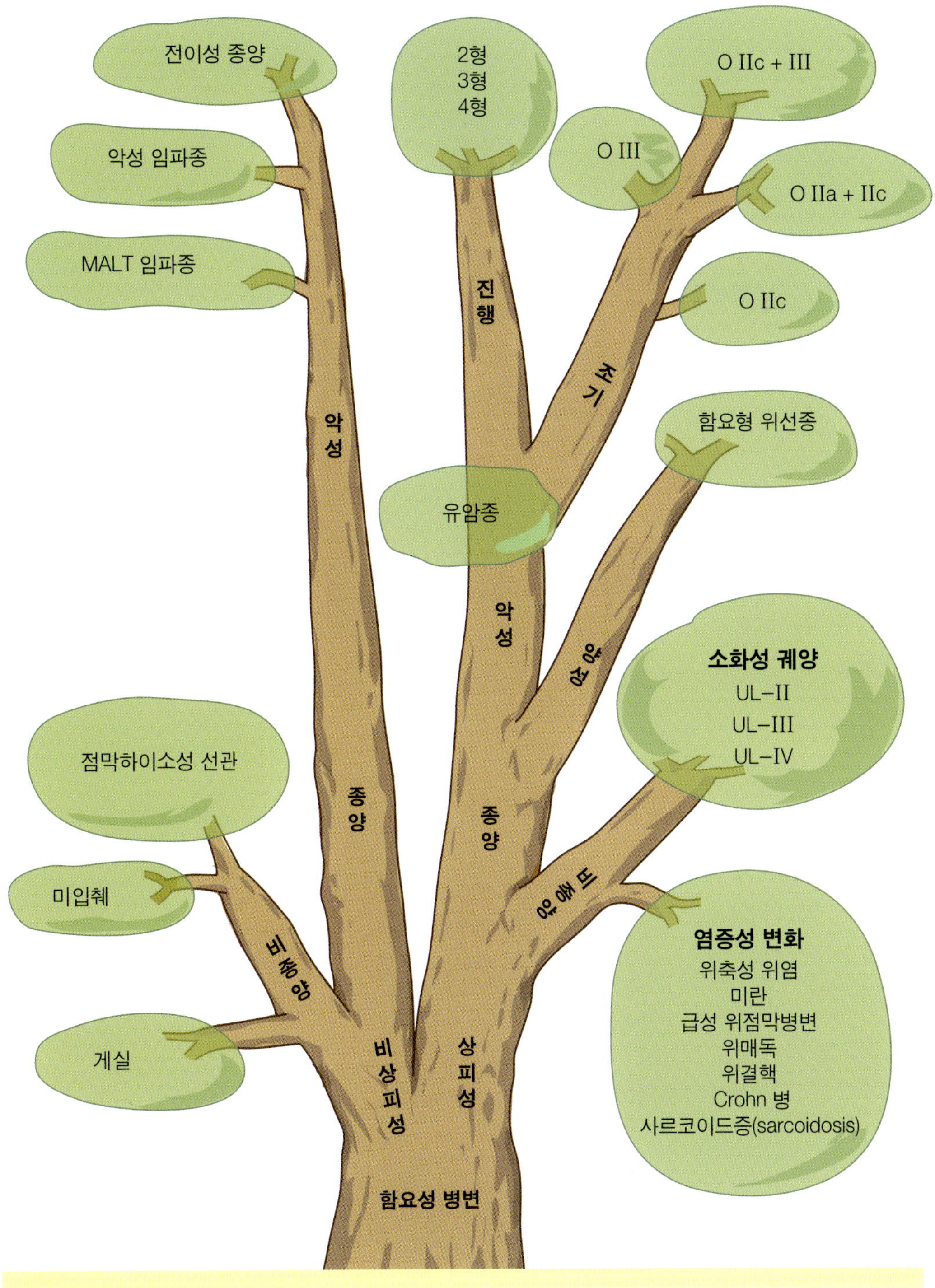

그림 12-2 함요성 병변의 감별

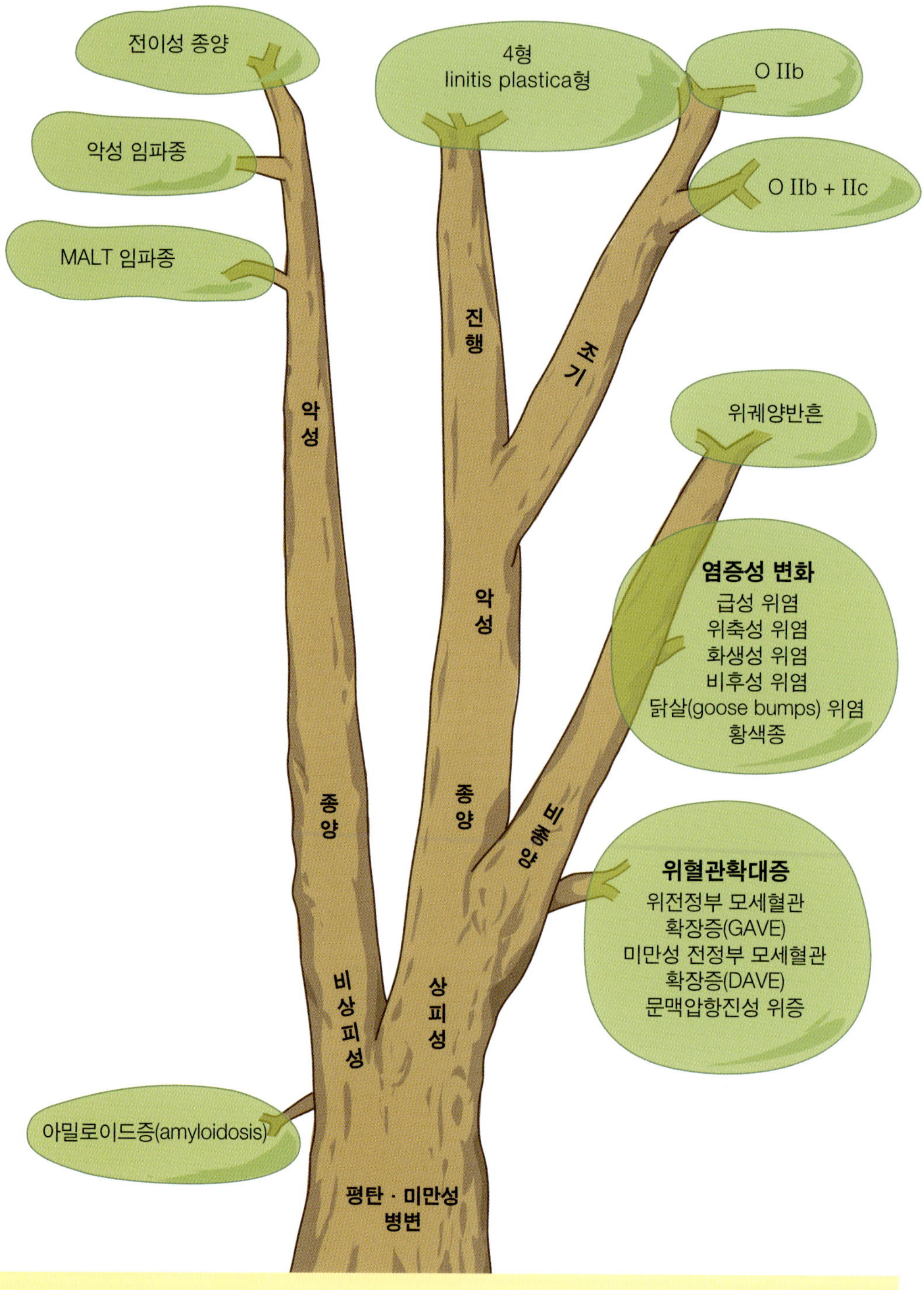

그림 12-3 평탄 · 미란성 병변의 감별

13 기억해 두어야 할 내시경 영상

식도

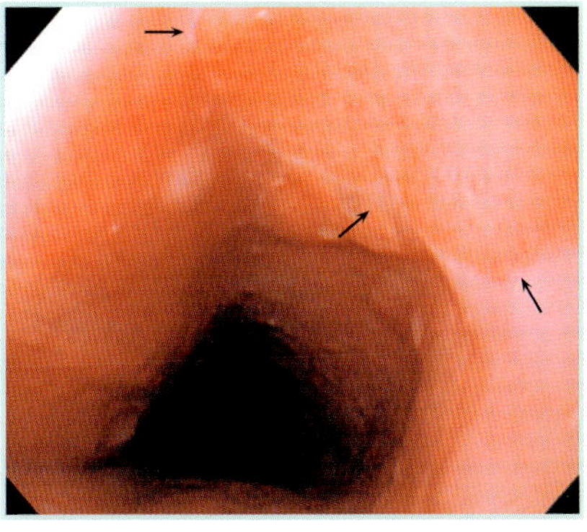

그림 13-1 식도이소성 위점막도(경부식도)

2시 방향으로 경계가 명확한 변연, 표면과 함께 평활한 발적띠를 보인다. 경부식도는 호발부위이다.

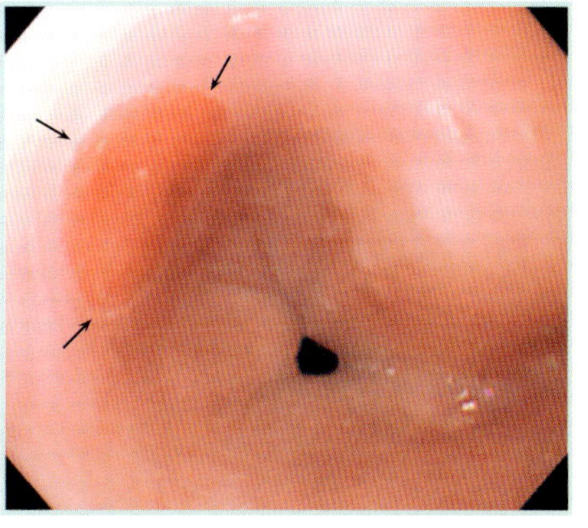

그림 13-2 이소성 위점막(하부식도)

10시 방향으로 경계가 명확한 원 모양의 발적반을 보인다. 하부식도도 호발부위이다.

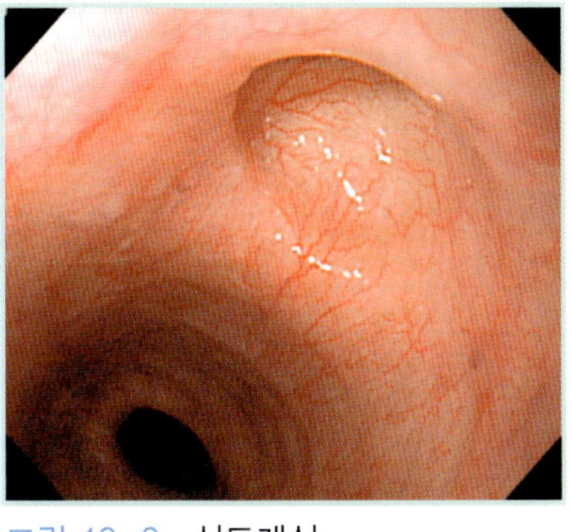

그림 13-3 식도게실

1시 방향으로 주머니 모양의 함요를 보인다. 표면은 주변의 점막과 동일하다.

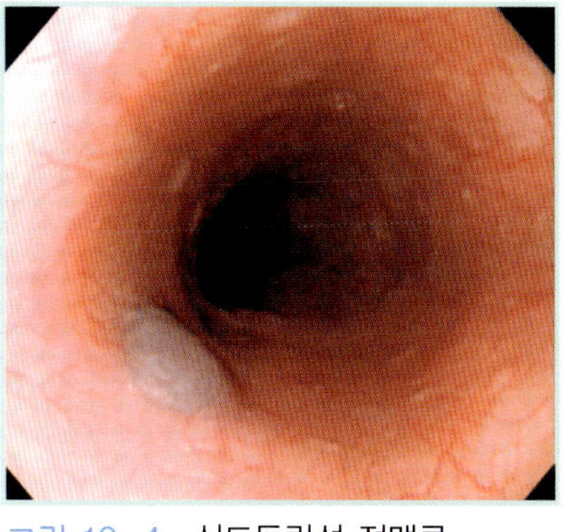

그림 13-4 식도독립성 정맥류

7시 방향으로 청색조의 표면이 평활한 융기를 보인다.

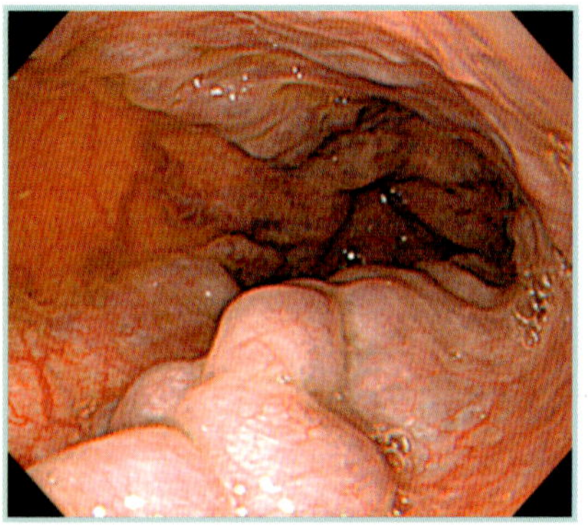

그림 13-5 식도정맥류

하부식도에서 복부식도로 사행 모양으로 종주하는 결절상의 융기성 병변을 보인다. 청색조인 것(표재성)과 백색조인 것(심재성)이 있다.

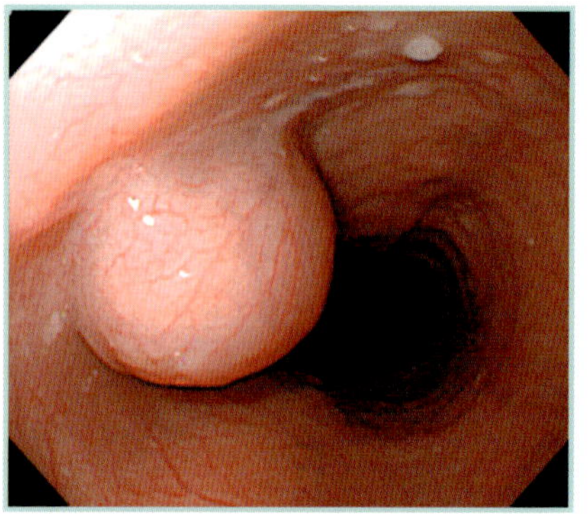

그림 13-6 식도점막하종양

정상 점막으로 덮인 반구형의 융기성 병변. 평활근종이 가장 많다.

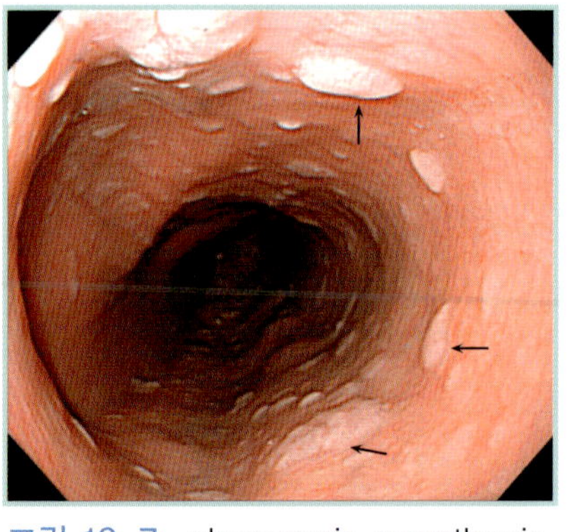

그림 13-7 glycogenic acanthosis

산재적으로 백색조의 평활한 융기성 병변을 보인다.

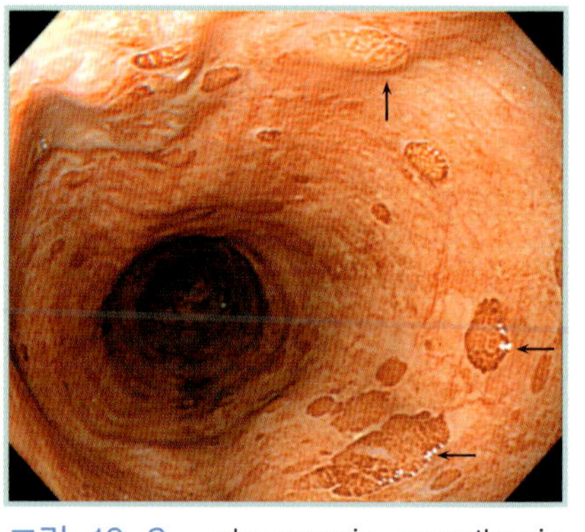

그림 13-8 glycogenic acanthosis (요드 염색)

요드 염색을 하면 짙게 염색되는 것으로 암으로 감별할 수 있다.

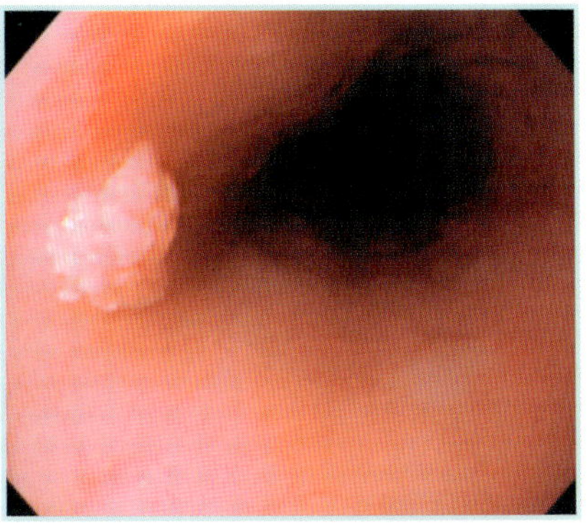

그림 13-9 식도유두종(일반관찰)

광택이 있는 약간 백색의 융모성인 융기성 병변으로 보인다.

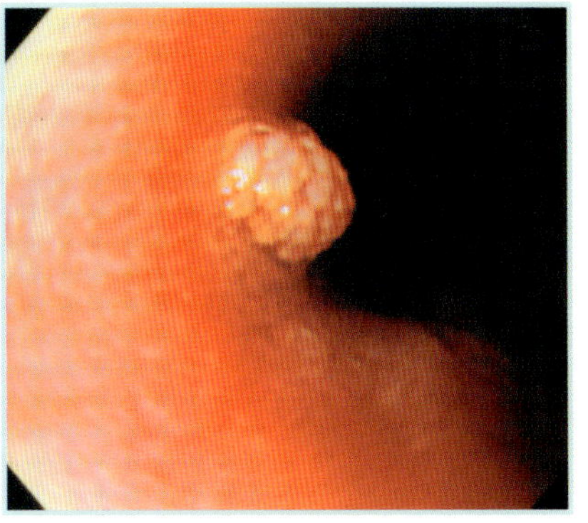

그림 13-10 식도유두종(요드 염색)

앞의 그림을 요드 염색한 것이다. 병변이 옅게 염색되었다.

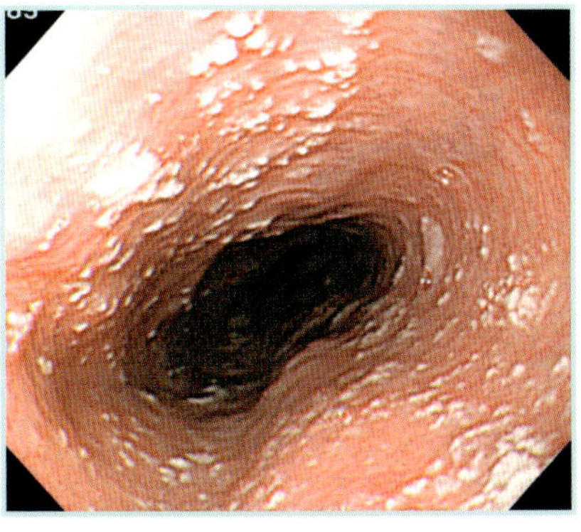

그림 13-11 식도칸디다증(candidiasis)

고령자나 당뇨병 환자 등에게서 보여지는 경우가 많지만, 정상인에서도 자주 보인다. 좁쌀 크기의 백태가 산재적으로 보인다.

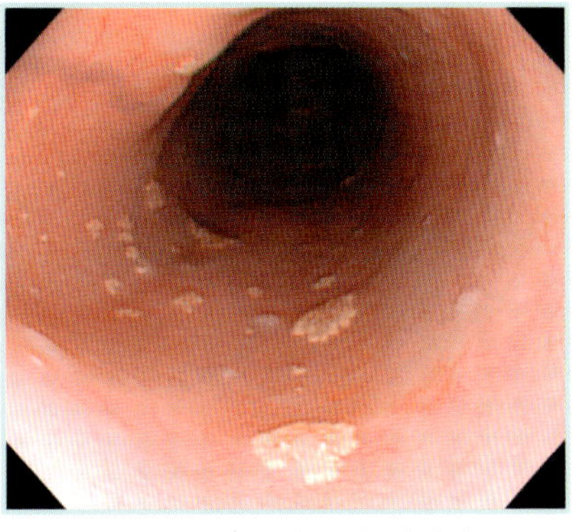

그림 13-12 식도이소성 피지선

비교적 희귀한 질환이다. 중부식도에 다발성으로 황백색의 평활한 융기성 병변으로 보이는 경우가 많다.

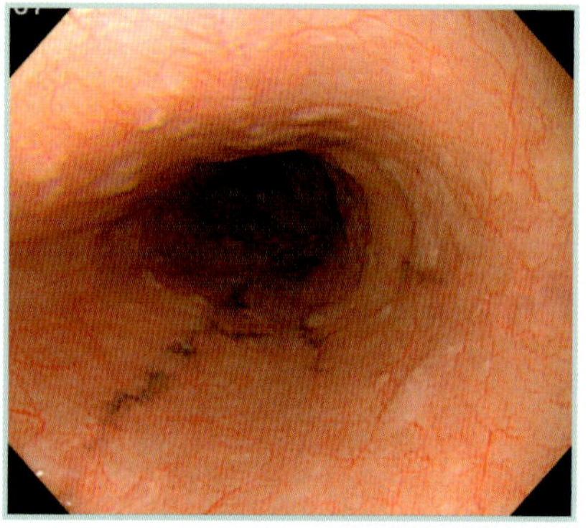

그림 13-13 멜라노시스

중~하부식도에 종주성으로 흑갈색의 색소 침착을 보인다.

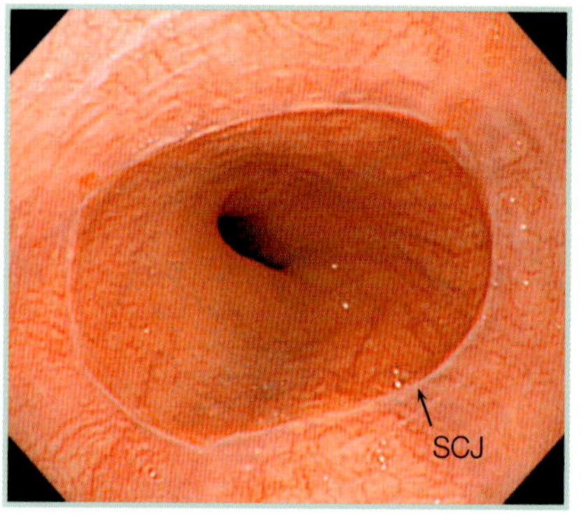

그림 13-14 식도열공 헤르니아(활탈형 헤르니아)

횡격막의 식도열공으로 위의 일부가 종격내로 탈출한 상태이다. SCJ가 식도 측으로 이행하였다.

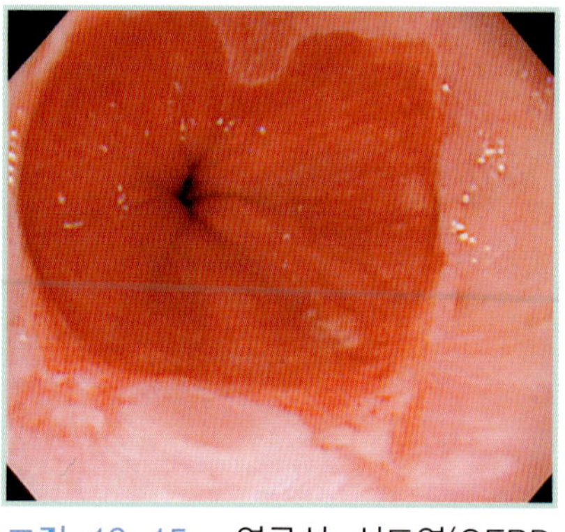

그림 13-15 역류성 식도염(GERD grade B)

식도위점막접합부의 5시 및 7시 방향으로 백태를 수반한 미란성 변화를 보인다.

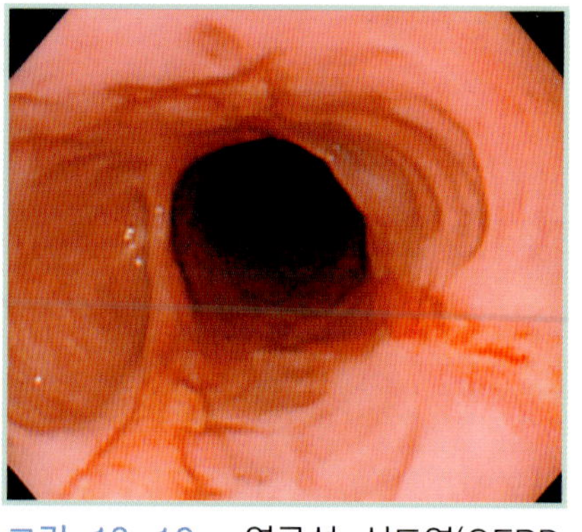

그림 13-16 역류성 식도염(GERD grade D)

4시, 7시, 11시 방향으로 발적조의 종주한 미란을 보이고, 그것들이 항문측에서 서로 유합되었다.

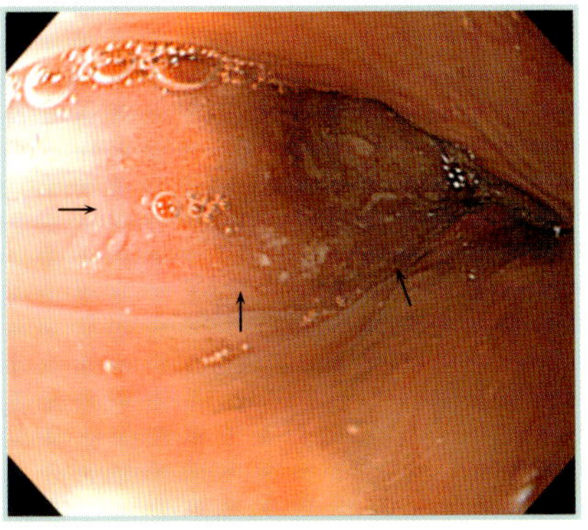

그림 13-17 인두암(일반관찰)
좌하인두에 옅은 발적 위점막을 보인다.

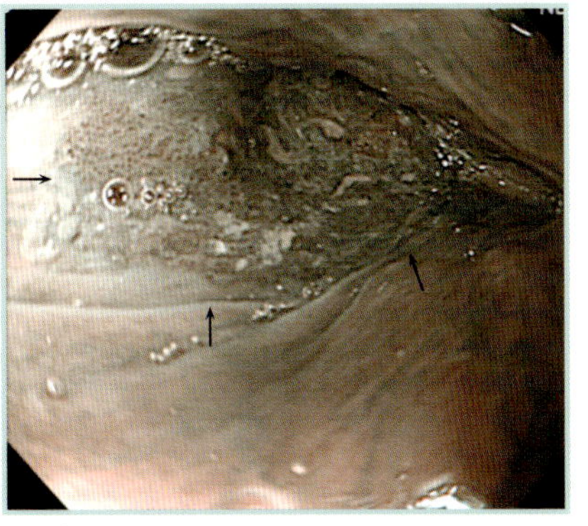

그림 13-18 인두암(NBI 관찰)
NBI로 관찰하면 경계가 명확한 갈색조 점막으로 보인다.

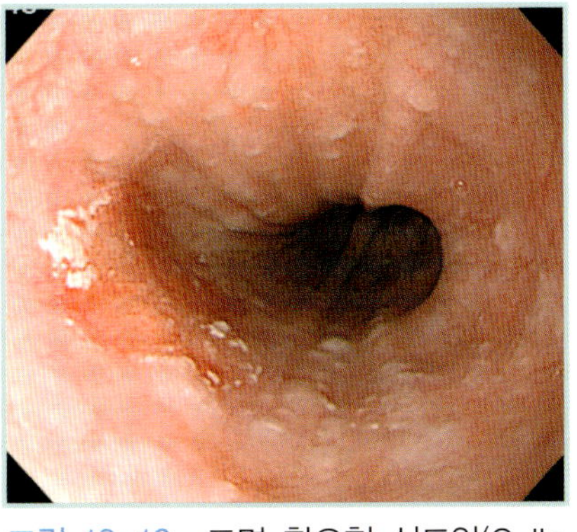

그림 13-19 표면 함요형 식도암(O IIc 형)
7~8시 방향으로 경계가 명확한 발적조의 얕은 함요를 보인다.

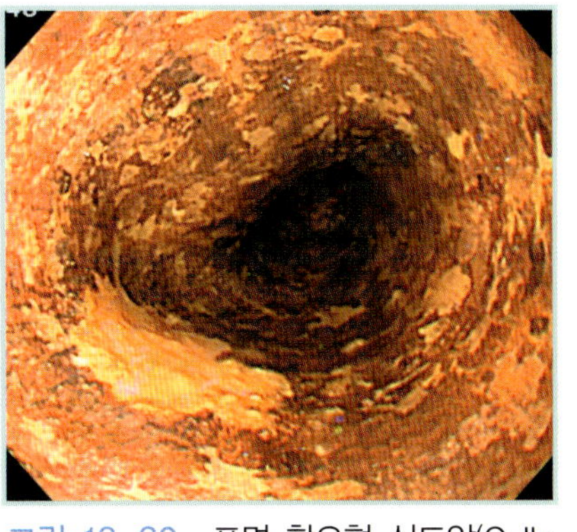

그림 13-20 표면 함요형 식도암(O IIc 형)
그림 13-19를 요드 염색한 것. 발적띠에 일치하게 요드 염색이 되었다.

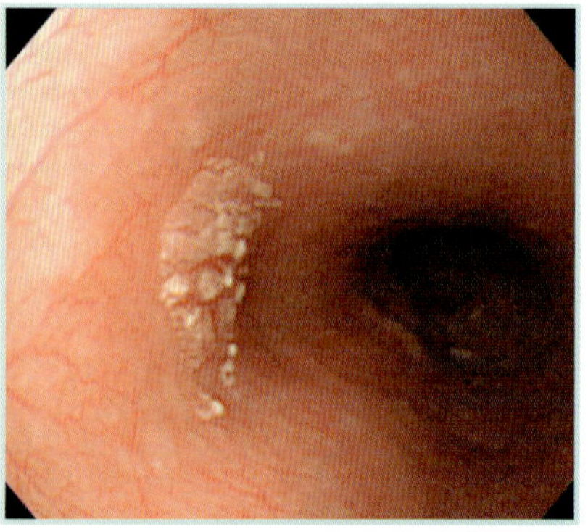

그림 13-21 표면 융기형 식도암(0 IIa 형)

9시 방향으로 백색 과립상의 낮은 융기성 병변을 보인다.

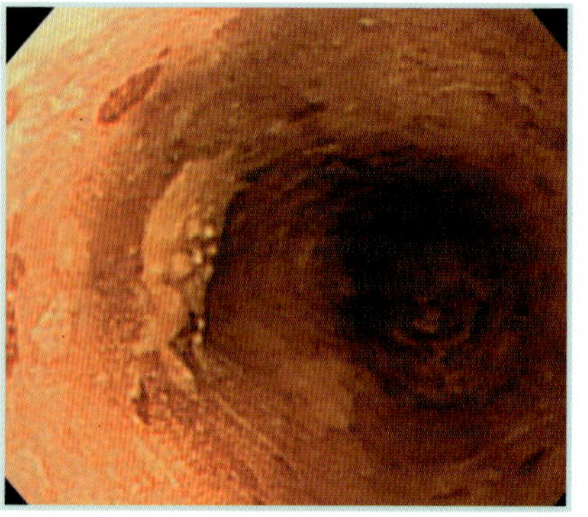

그림 13-22 표면 융기형 식도암(0 IIa 형)

그림 13-21를 요드 염색한 것. 요드 염색이 되지 않은 띠를 보인다.

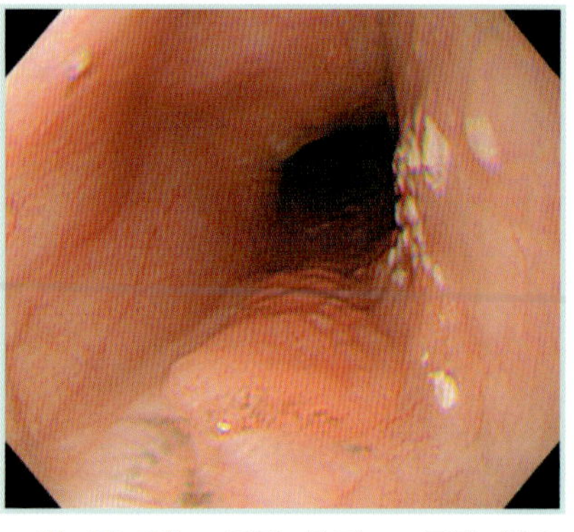

그림 13-23 표면 융기 + 표면 함요형 식도암(0 IIa + IIc형)

3~6시 방향으로 옅은 발적조의 편평한 융기와 백색 과립의 병변을 보인다.

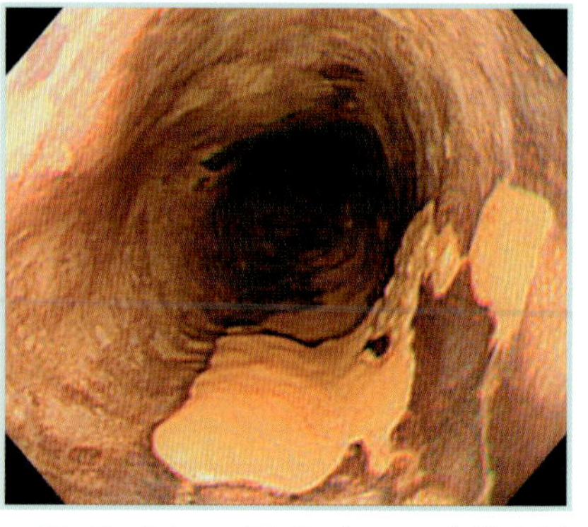

그림 13-24 표면 융기 + 표면 함요형 식도암(0 IIa + IIc형)

요드 염색한 영상에서는 병변이 경계가 명확한 황백색조의 염색이 되지 않은 띠를 보인다.

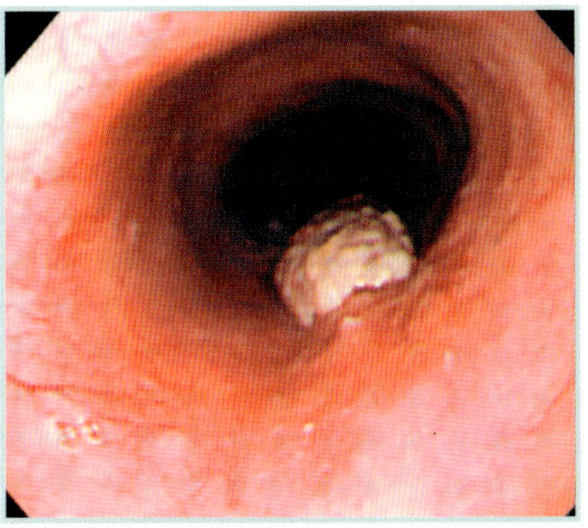

그림 13-25a 표재 융기 + 표면 평탄형 식도암(0 Ⅰ + Ⅱb형)

5시 방향으로 백색조의 결절성 융기성 병변을 보인다. 주위 점막은 옅은 발적을 보이고, 혈관망의 소실을 수반하였다.

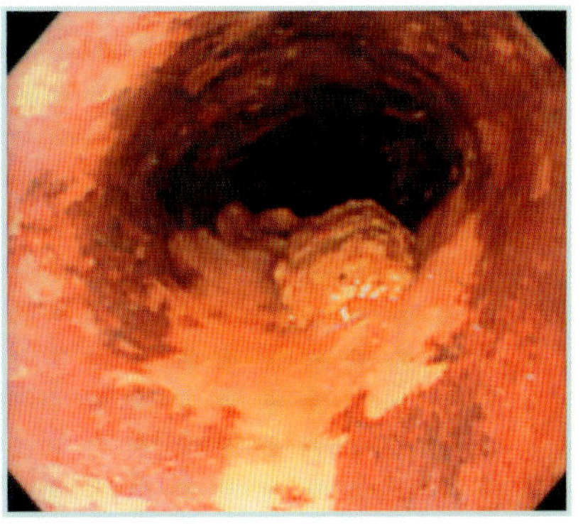

그림 13-25b 표재 융기 + 표면 평탄형 식도암(0 Ⅰ + Ⅱb형)(요드 염색)

요드 염색이 되지 않은 영역의 내부에 결절성의 융기성 병변을 보인다.

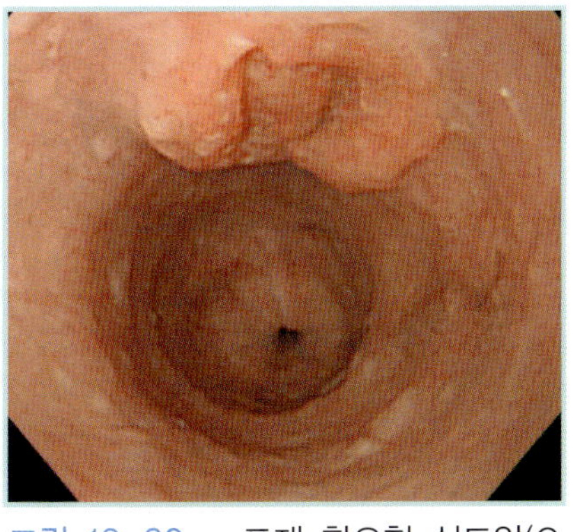

그림 13-26a 표재 함요형 식도암(0 Ⅲ형)

12시 방향으로 변연융기를 수반한 깊은 함요성 병변을 보인다. 이 형태의 병변은 모두 SM암이다.

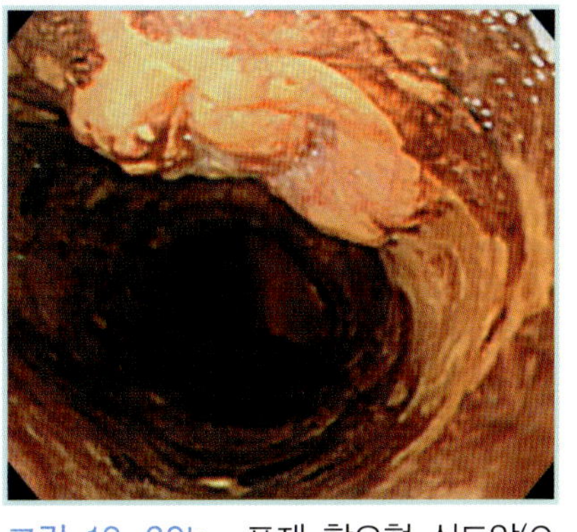

그림 13-26b 표재 함요형 식도암(0 Ⅲ형)(요드 염색)

병변의 우벽측에도 요드 염색이 되지 않은 부위가 보이고, 3시 방향으로 Ⅱb성의 점막내 신전을 수반하였다.

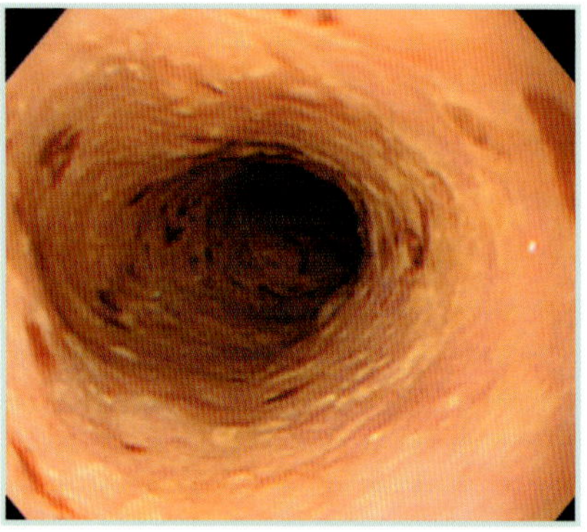

그림 13-27 표층 확대형 식도암(O IIc형)(요드 염색)

중부식도 내부에 명확한 융기나 함요를 수반하지 않은 전주성 요드 염색이 되지 않는 광범위한 표층 확대형 병변을 보인다. 장경은 5cm를 넘는다.

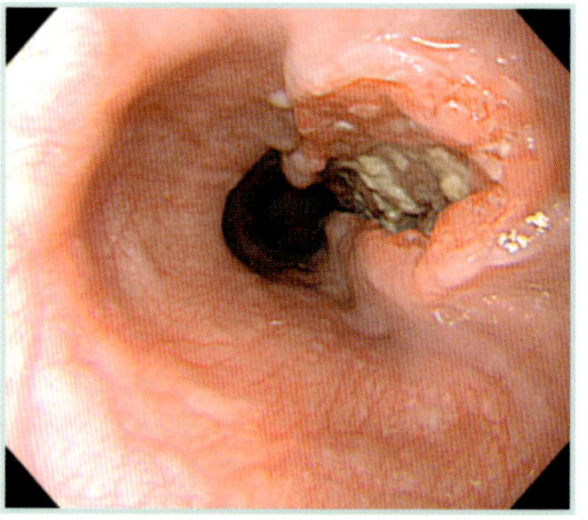

그림 13-28 식도 진행암(2형)

3시 방향으로 깊은 궤양을 형성하고, 명확하게 둑 모양을 이룬 2형 병변을 보인다.

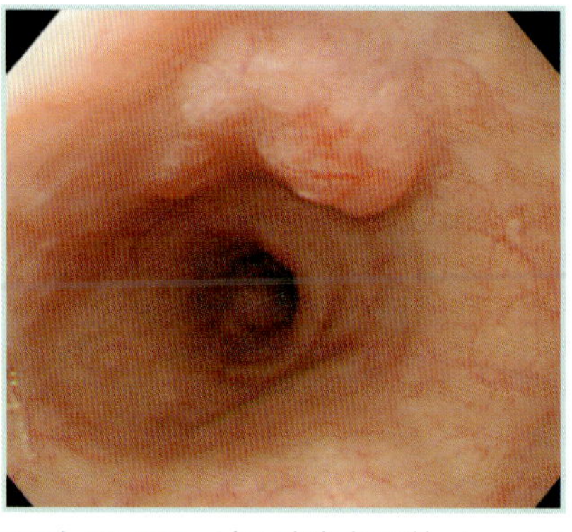

그림 13-29 식도선양낭포암(adenoid cystic carcinoma)

12시 방향으로 튀어 나온 부분이 정상 점막으로 덮인 점막하종양성 융기를 보인다.

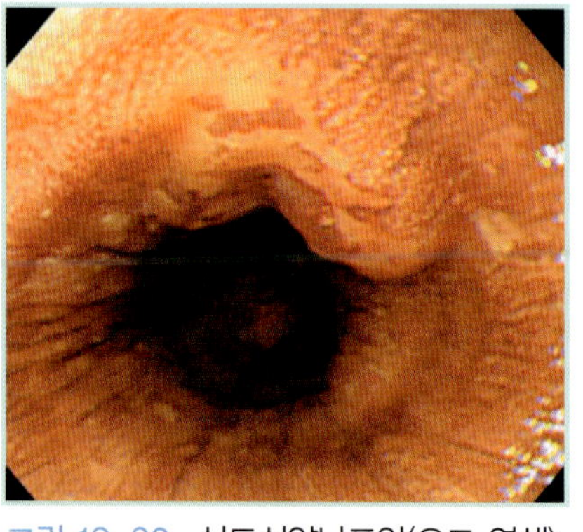

그림 13-30 식도선양낭포암(요드 염색)

표면의 대부분이 요드로 염색되는 정상 표피로 덮인 특수형 식도종양이다.

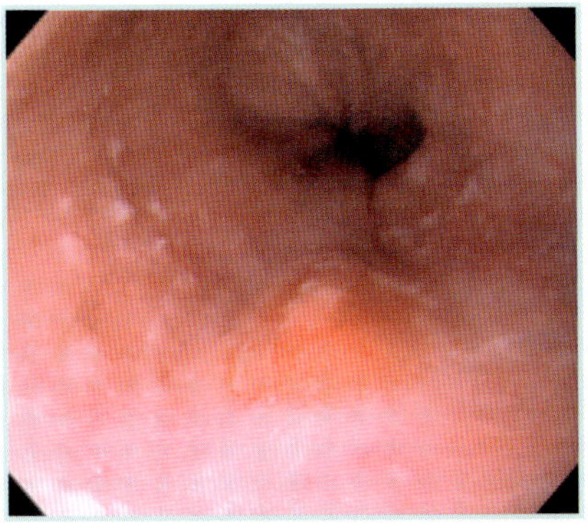

그림 13-31 식도점표피암(mucoepidermoid carcinoma)

6시 방향으로 경계가 명료한 발적조 함요성 병변을 보인다. 함요저는 완만하게 올라와 있다.

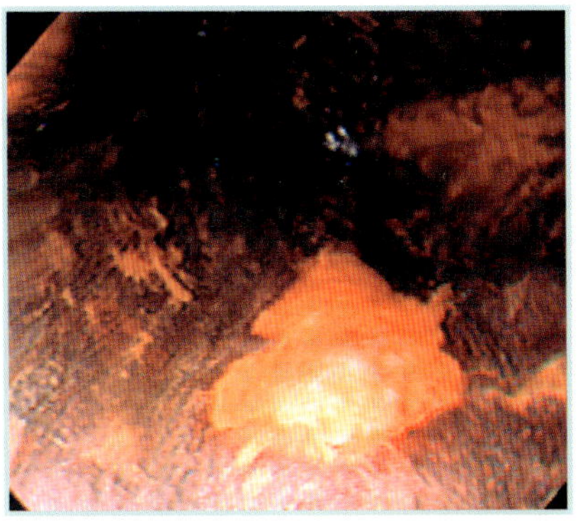

그림 13-32 식도점표피암(요드 염색)

경계가 불명확하게 염색되지 않은 부분이 보인다.

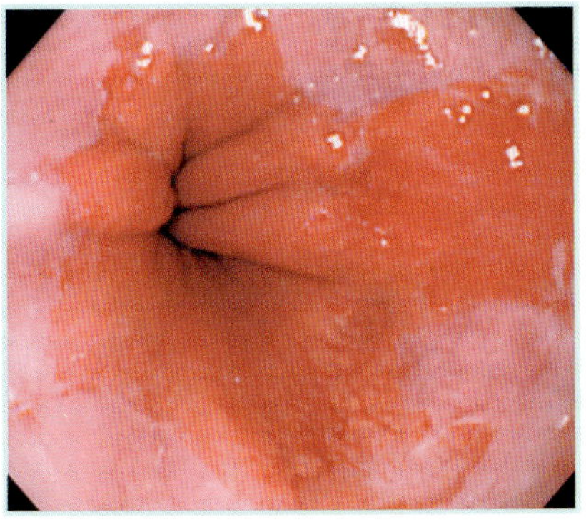

그림 13-33 Barrett 상피(short segment Barrett's esophagus)

5시 방향으로 선반 모양의 혈관망을 보이고, 3시 방향으로 발적조의 선상피를 보인다.

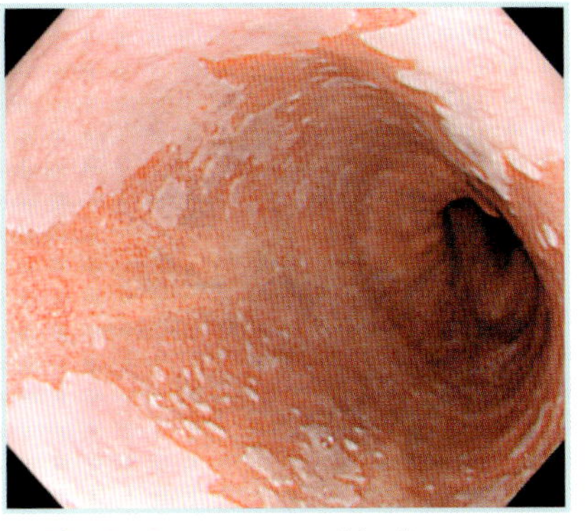

그림 13-34 Barrett 식도(long segment Barrett's esophagus)

하부식도에 3cm가 넘는 길이의 Barrett 상피를 보인다. Barrett 식도이다.

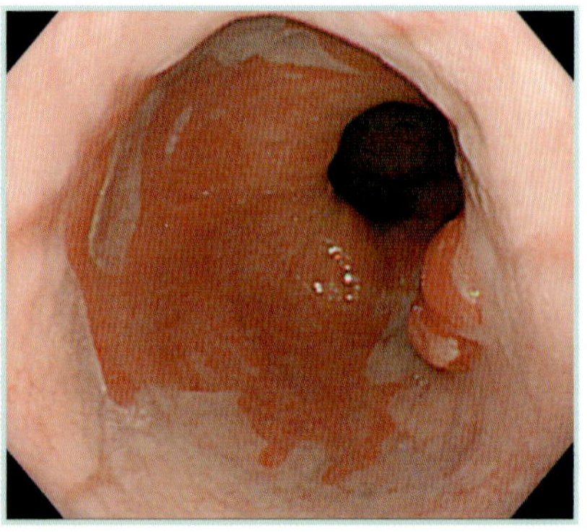

그림 13-35 표재 융기형 Barrett 식도선암

Barrett 식도의 4시 방향으로 발적조의 융기성 병변을 보인다.

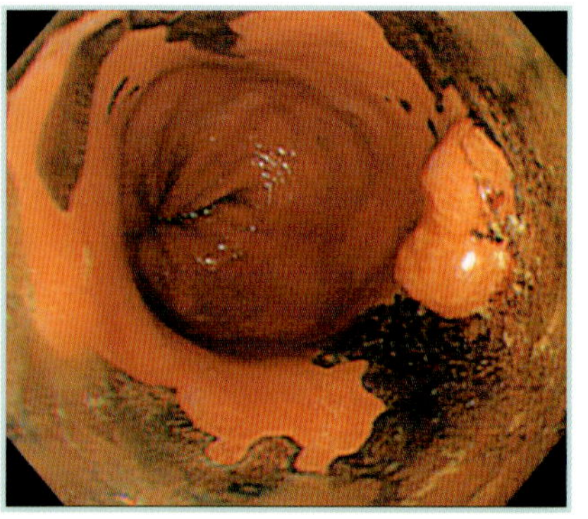

그림 13-36 표재 융기형 Barrett 식도선암(요드 염색)

요드 염색으로 Barrett 식도의 경계가 명료하게 묘출되었다. 3시 방향으로 요드 염색이 되지 않은 융기성 병변을 보인다.

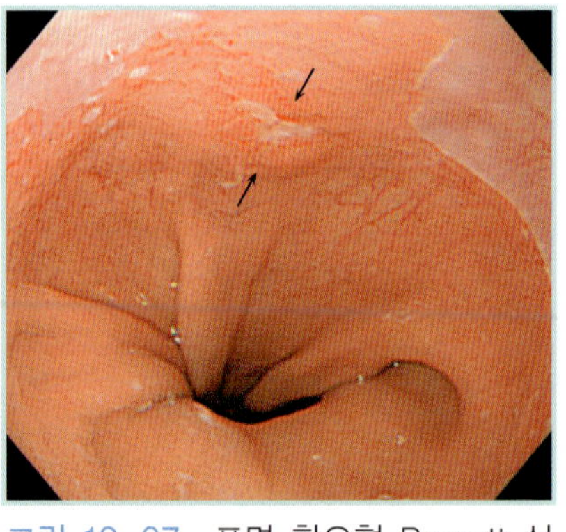

그림 13-37 표면 함요형 Barrett 식도선암

10시~2시 방향으로 선반 모양의 혈관망을 보이고, 그 입구측의 12시 방향으로 혀 모양으로 뻗은 Barrett 상피의 중앙부에 불규칙하게 미란이 보인다.

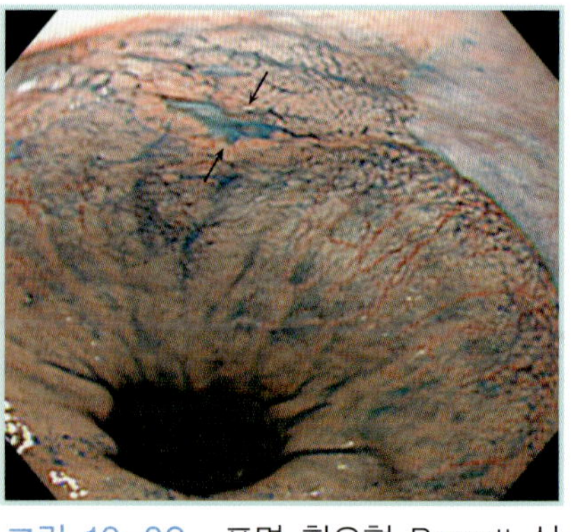

그림 13-38 표면 함요형 Barrett 식도선암(인디고칼민을 살포한 영상)

인디고칼민 색소를 살포하여 O IIc형의 함요가 보다 명료해졌다.

위

융기를 보이는 병변

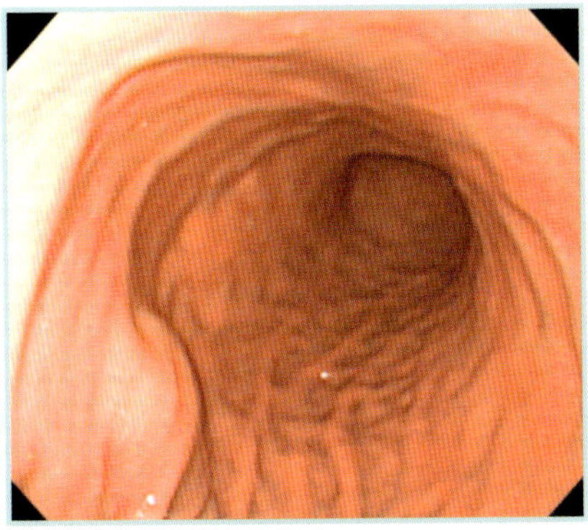

그림 13-39 위벽외성 압박

위중체부 전벽 대만(7시 방향)에 위벽외로부터의 압박으로 생긴듯한 완만한 융기를 보인다.

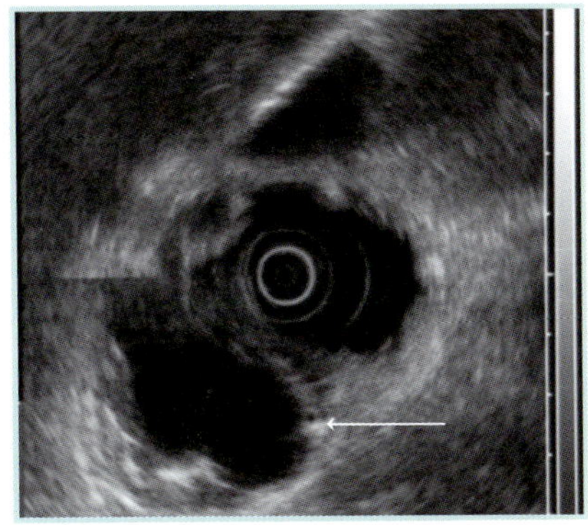

그림 13-40 위벽외성 압박(EUS : 초음파 내시경)

화살표로 표시한 부분에 aechoic 종류 영상을 보인다. 간낭종에 의한 압박이었다.

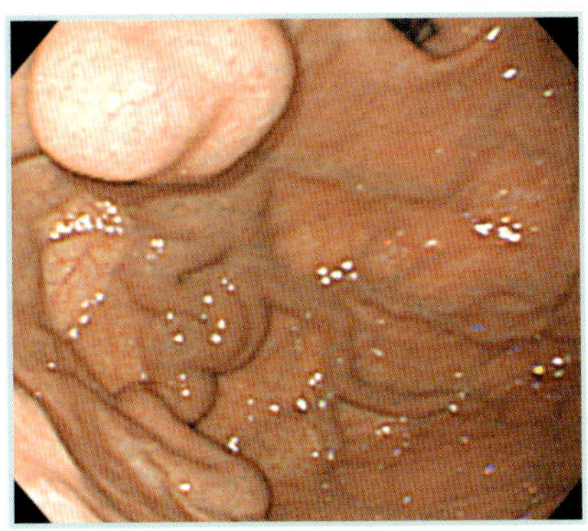

그림 13-41 위정맥류(varices)

위분문부에서 궁륭부에 약간 청색조를 띤 표면이 평활한 결절성 융기가 사행 모양으로 보인나.

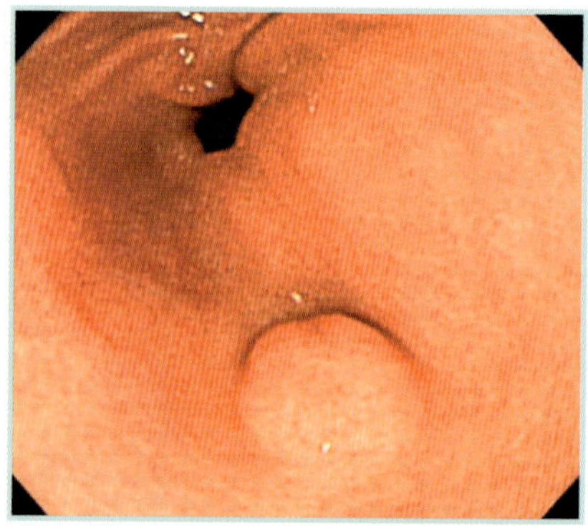

그림 13-42 미입췌(aberrant pancreas)

전정부 대만에, 두부에 소함요(도관 개구부)를 수반한 점막하종양성 병변을 보인다. 전정부 대만은 미입췌의 호발부위이다.

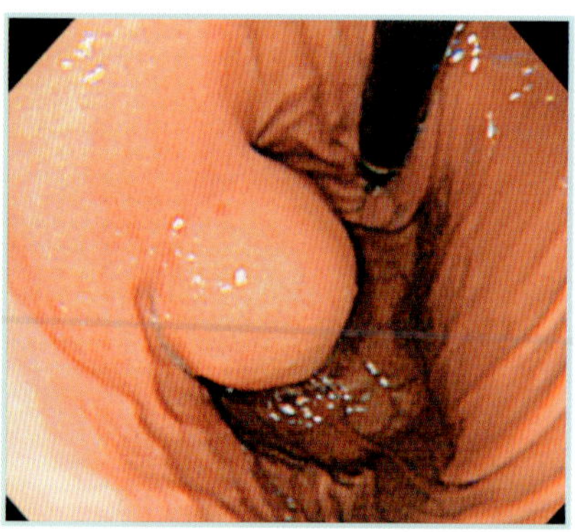

그림 13-43 위점막하종양(submucosal tumor; SMT)

반전 관찰로, 위중체부 후벽에 정상 점막으로 덮인 반구형의 융기성 병변을 보인다.

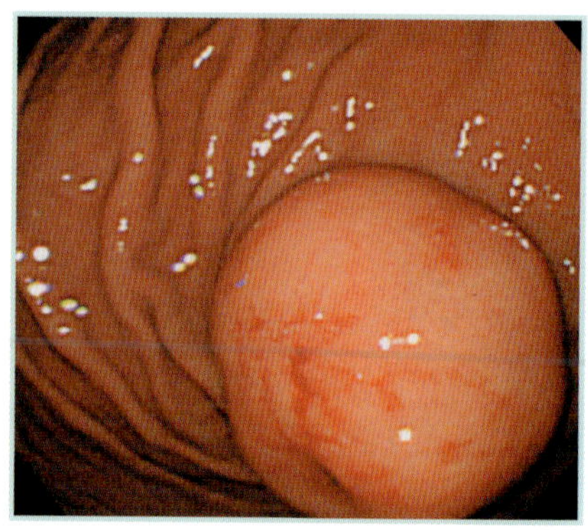

그림 13-44 위점막하종양

위상체부 대만 후벽에, 내강에 구형으로 돌출한 점막하종양을 보인다. 병리조직학적으로 신경초종이었다.

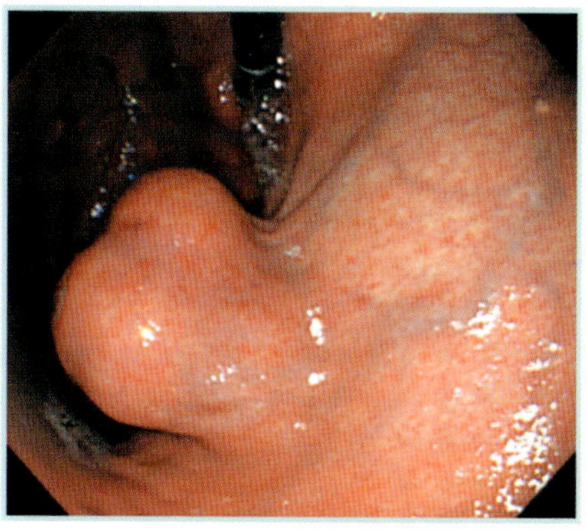

그림 13-45 위점막하종양(gastrointestinal stromal tumor; GIST)

위상체부 전벽에 결절성 점막하종양을 보인다. 병리조직학적으로는 협의의 GIST였다.

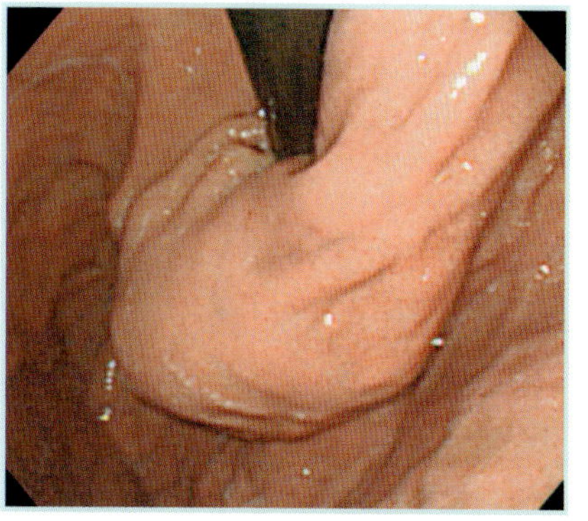

그림 13-46 위벽외성 압박

분문부 대만에 벽외성 압박에 의한 융기성 병변을 보인다. 조기 위암의 임파절 전이에 의한 압박이었다.

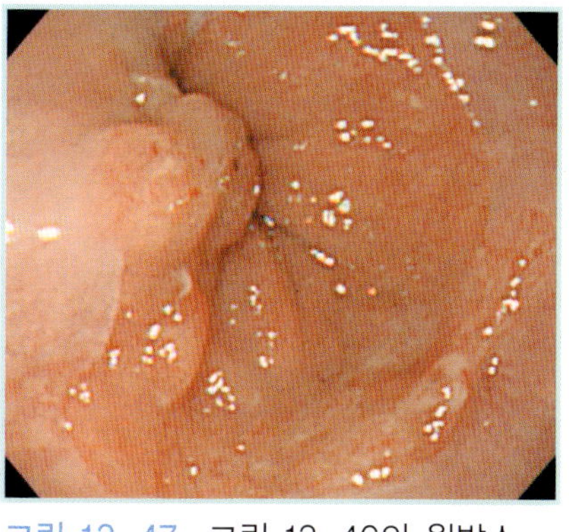

그림 13-47 그림 13-46의 원발소

식도위접합부의 3시~10시 방향으로 반주성으로 퍼진 불규칙하게 울퉁불퉁한 점막 병변을 보인다. 위점막원발의 저분화형 선암이었다.

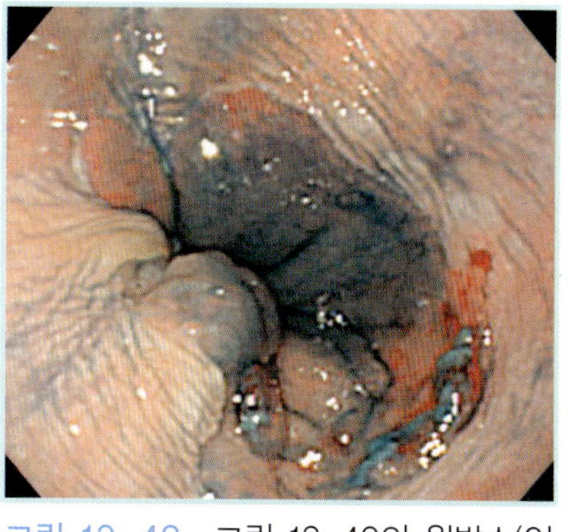

그림 13-48 그림 13-46의 원발소(인디고칼민 살포)

불규칙한 점막이 보다 명료하게 묘출되었다.

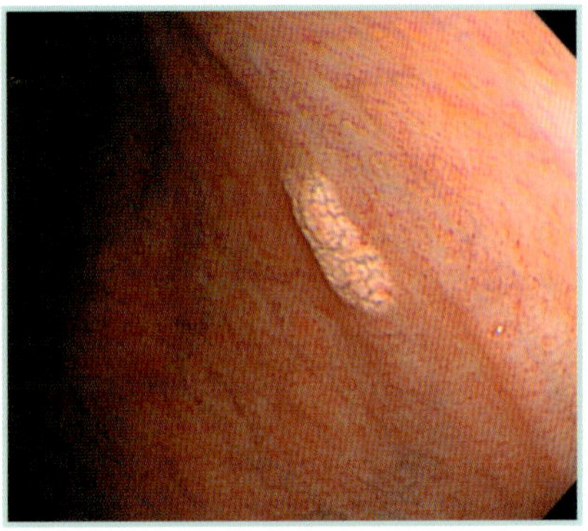

그림 13-49 황색종(xanthoma)

황백색조의 미세 과립이 형성한 약간 융기한 병변으로, 다발성인 경우가 많다. 지질을 풍부하게 가지고 있어 황색조를 보인다.

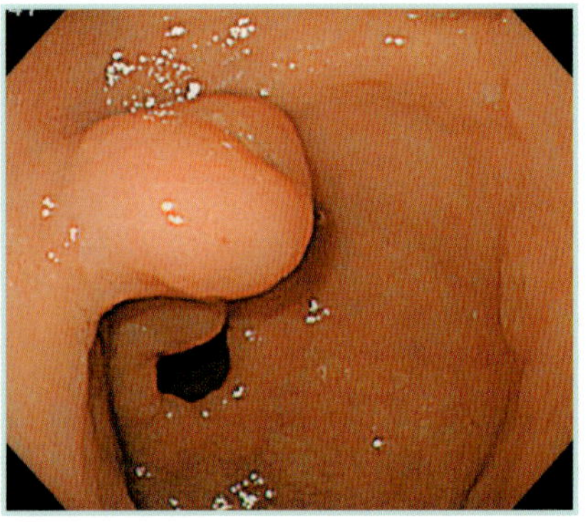

그림 13-50 위염증성 섬유성 폴립(inflammatory fibroid polyp; IFP)

염증 세포 침윤과 섬유 조직의 증생으로 융기를 형성한다. 큰 것은 표층점막이 떨어져 점막이 재생하지 못하는 변화를 수반한다.

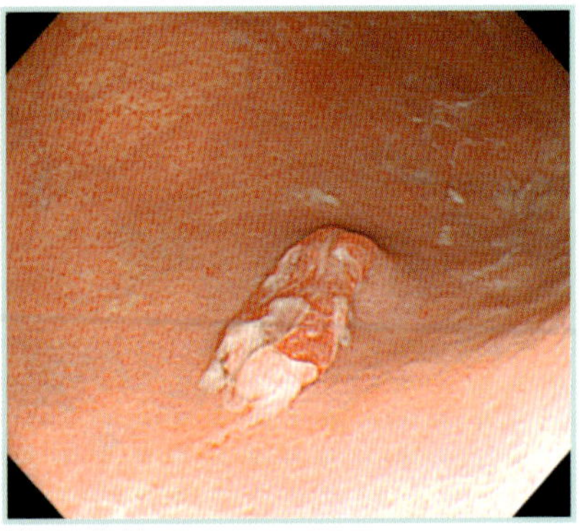

그림 13-51 과형성성 폴립

위체부 대만측에 호발하는 발적조가 강한 융기성 병변. 두부는 분엽성인 경우가 많다. 큰 것은 쉽게 출혈을 일으키기 때문에 생검은 신중하게 한다.

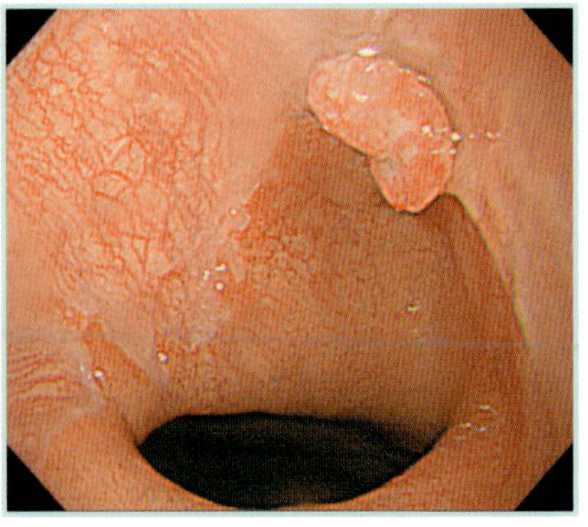

그림 13-52 염증성 폴립

역류성 식도염을 배경으로 식도위접합부에 발생한 폴립. 분문부암과의 감별이 어렵다.

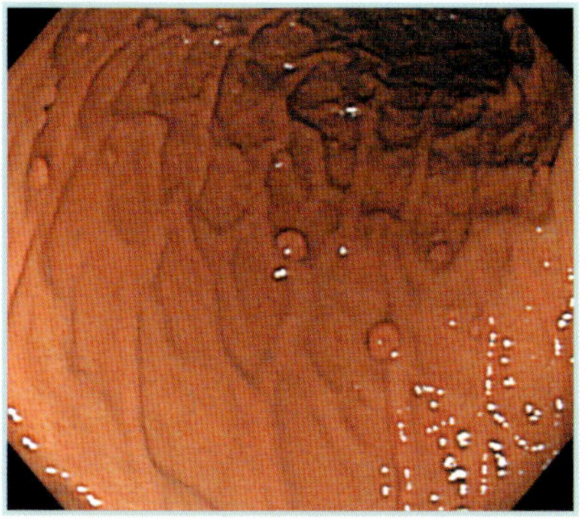

그림 13-53 위저선 폴립(fundic gland polyp)

위저선 점막 영역에 다발하는 폴립으로 주위 점막과 거의 동일한 색조. 크기는 균일하다. 원인은 위저선의 과형성과 낭포형성이다.

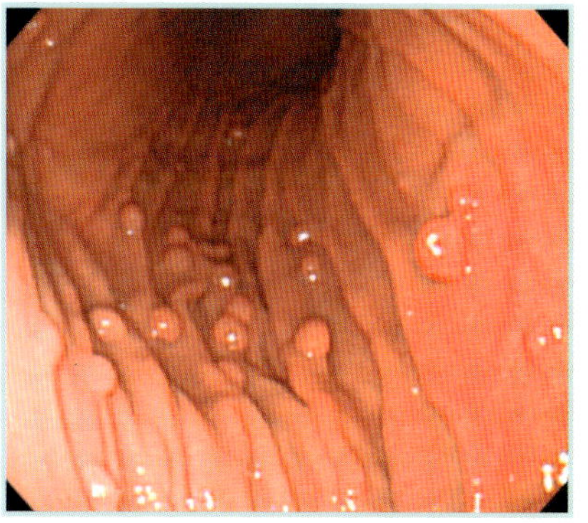

그림 13-54 위저선 폴립증(fundic gland polyposis)

그림13-53과 동일한 폴립이 다발한 상태. 폴립이 위상부에 밀집한 경우는 가족성 대장선종증을 의심해 봐야 한다.

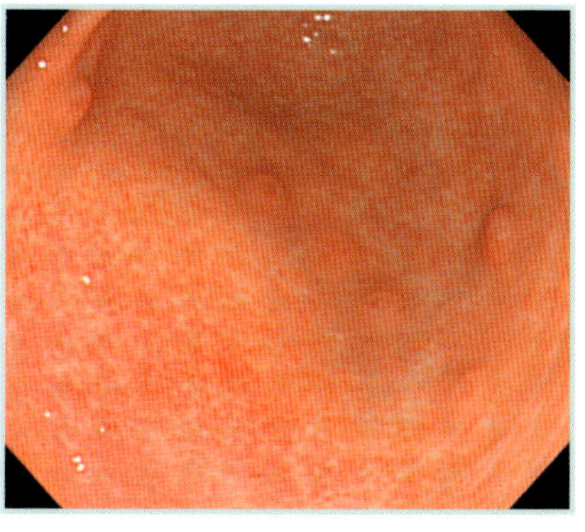

그림 13-55 나카무라(中村) II형 폴립

전정부와 위체부의 경계 부근에 분포하는 경향이 있다. 두부에 미란을 수반한 것이 특징적이다.

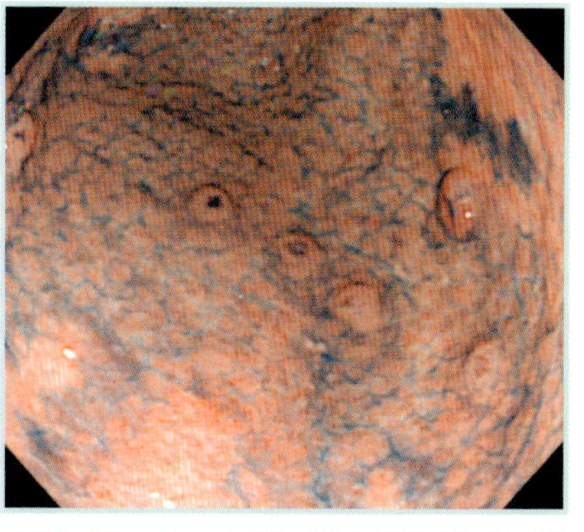

그림 13-56 그림 13-55에 인디고칼민을 살포한 영상

표면의 미란이 보다 명확해졌다.

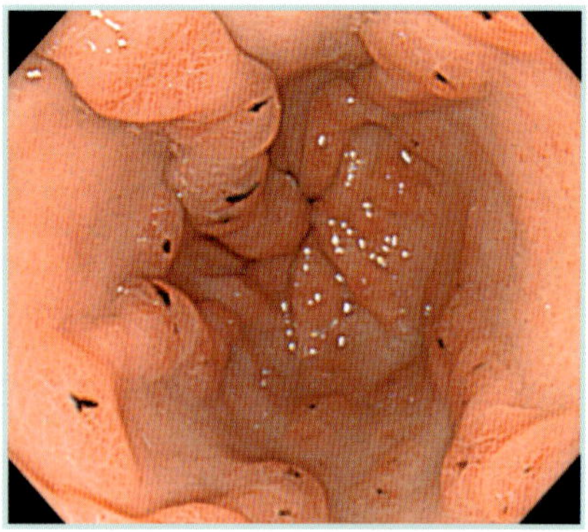

그림 13-57 사마귀양 위염(gastritis verrucosa)

미란성 위염의 일종으로, 중심이 함요 되었다기보다 주변이 튀어나와 문어 빨판 같은 형태를 보이는 것이다.

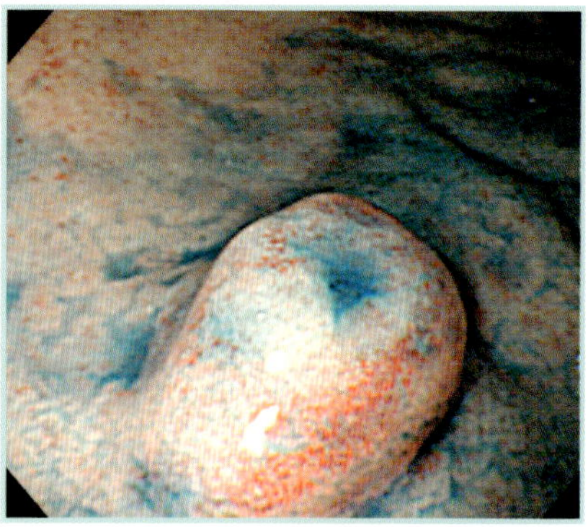

그림 13-58 점막하이소성 위선(sub-mucosal heterotopic gastric gland)(인디고칼민 살포)

위체부에 호발한다. 두부 중심이 함요한 점막하종양성 융기성 병변. 함요부는 선(gland)이 노출된 부분이다.

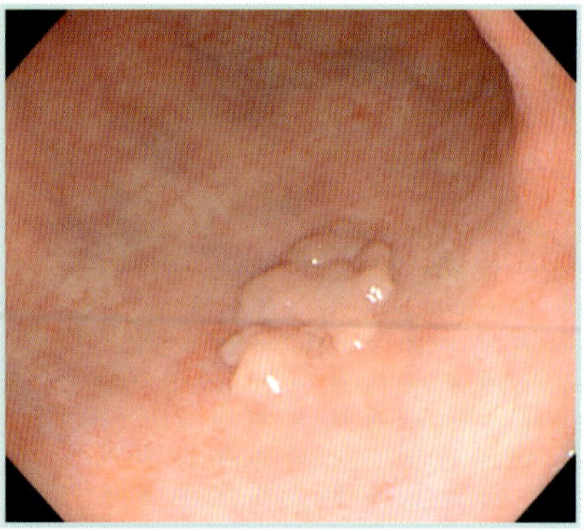

그림 13-59 위선종(adenoma)

높이가 낮은 퇴색조의 평반성 융기를 보인다. 크기는 20mm 이하인 것이 많다.

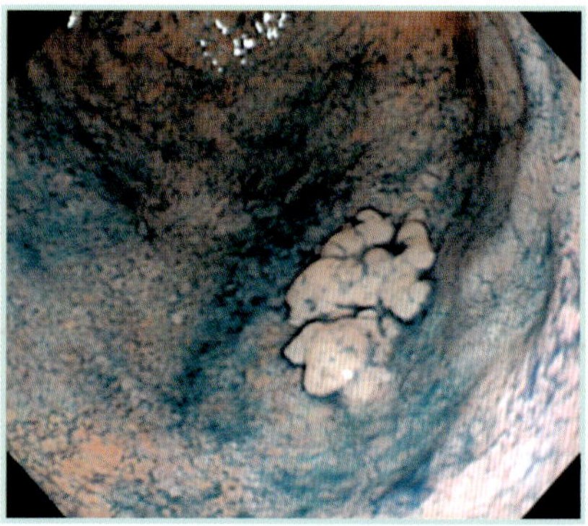

그림 13-60 그림 13-59에 인디고칼민 살포

색소 살포 후 표면의 형상과 경계가 보다 명료하게 묘출되었다.

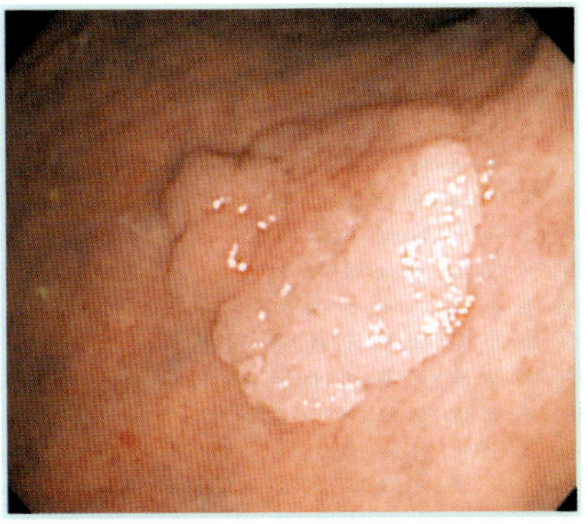

그림 13-61 조기 위암: O IIa형(분화형)

위상체부 후벽에 퇴색조의 평반성 융기성 병변. 융기 중앙부는 약간 함요하였고, 약간의 발적을 수반했다.

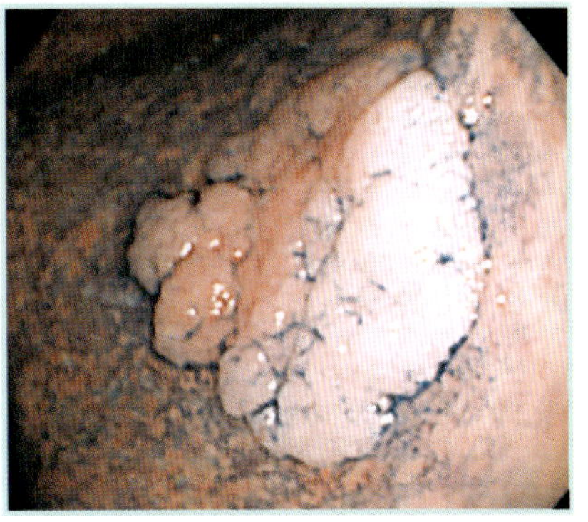

그림 13-62 조기 위암: O IIa형(분화형-인디고칼민 살포)

병변의 경계 및 표면 성질과 상태가 보다 명료하게 보인다. 중앙부에 옅게 발적한 함요부에서 SM침윤을 일으켰다.

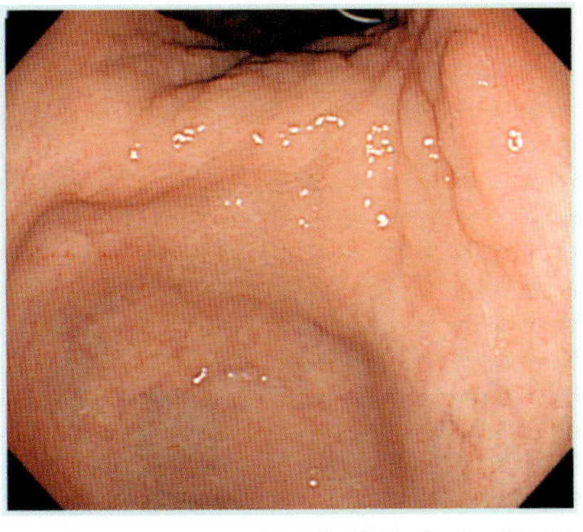

그림 13-63 표층 확대형 O IIa형 위암(분화형)

위각부 소만을 중심으로 퍼진 평반성 융기성 병변이지만, 색조가 주변 점막과 거의 변함이 없어 경계를 알기 어렵다.

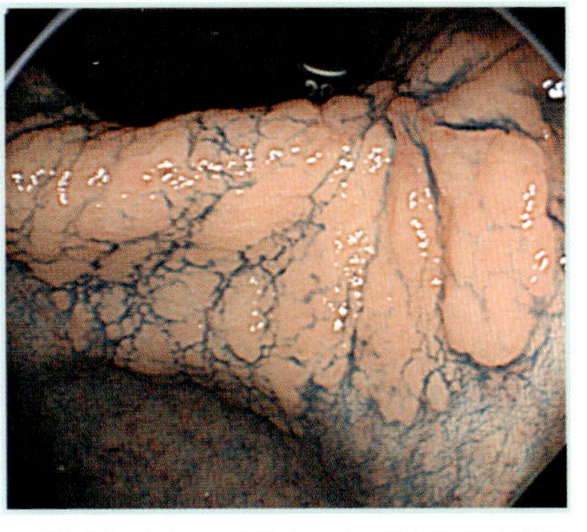

그림 13-64 그림 13-63에 인디고칼민 살포

색소 살포로 보다 경계가 명료한 평반성 융기로 보인다.

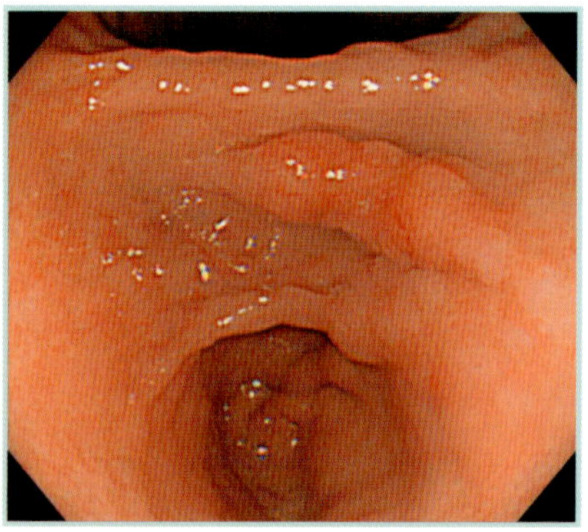

그림 13-65 조기 위암 : 0 IIa + IIc 형(분화형)

전정부 소만에 발적조 융기성 병변을 보인다. 중심부가 약간 함요했다.

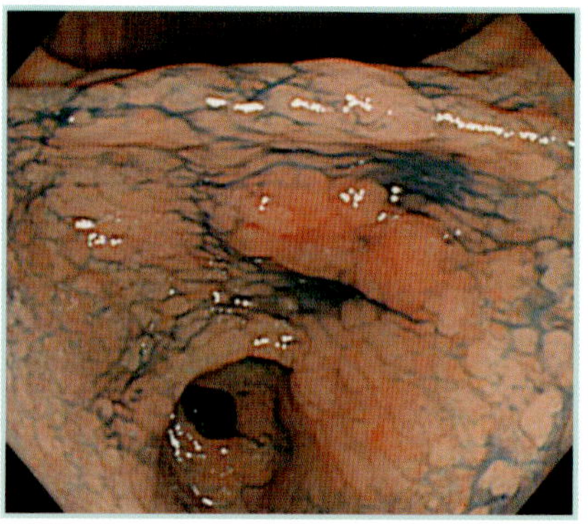

그림 13-66 그림 13-65에 인디고칼민 살포

색소 살포로 병변의 형태가 보다 명확하게 드러났다.

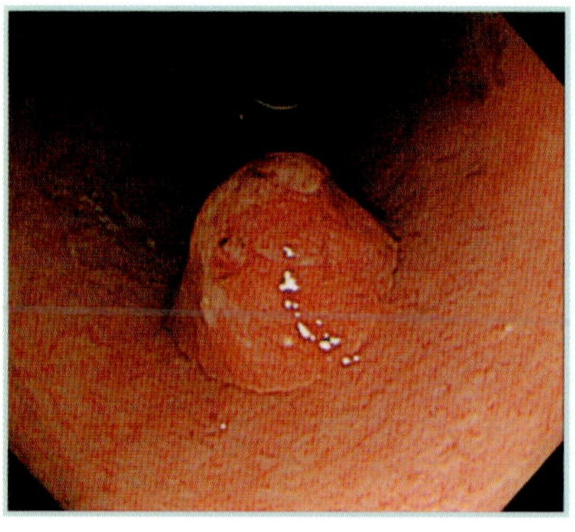

그림 13-67 조기 위암 : 0 I형(분화형)

반전 관찰로 위중체부 소만에 발적조를 보이는 아유경성인 융기성 병변을 보인다.

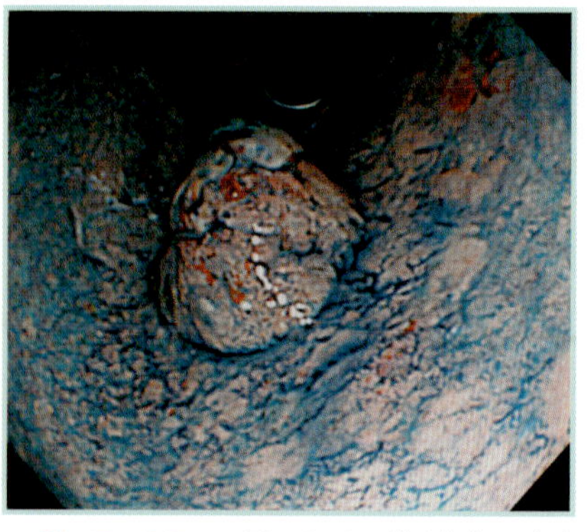

그림 13-68 그림 13-67에 인디고칼민 살포

융기의 경계와 표면의 형상이 명료해졌다.

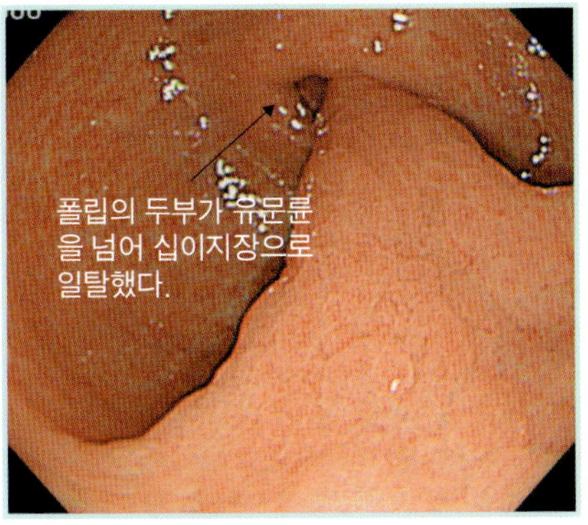

그림 13-69 조기 위암: O I형(분화형)

전정부의 병변이 십이지장으로 일탈한 상태이다. 본 예처럼 전정부의 주름이 십이지장 내로 밀려진 경우는 융기성 병변의 일탈을 의심해 본다.

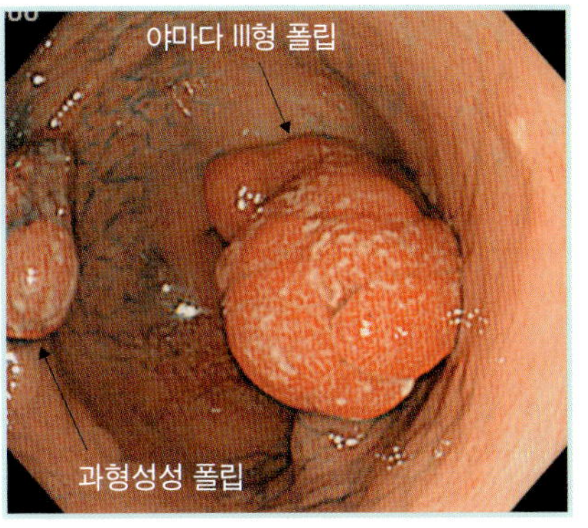

그림 13-70 조기 위암: O I형(분화형)

내시경으로 일탈하였던 부분을 회복시켰다. 병변은 후벽측에 야마다 III형이 발적한 융기성 병변으로 보인다. 전벽측의 병변은 과형성성 폴립이다.

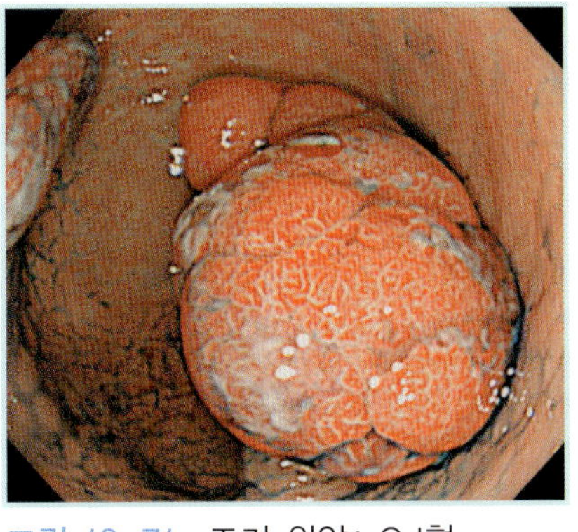

그림 13-71 조기 위암: O I형

내시경 절제를 실시하였다. 결과는 점막내암이었다.

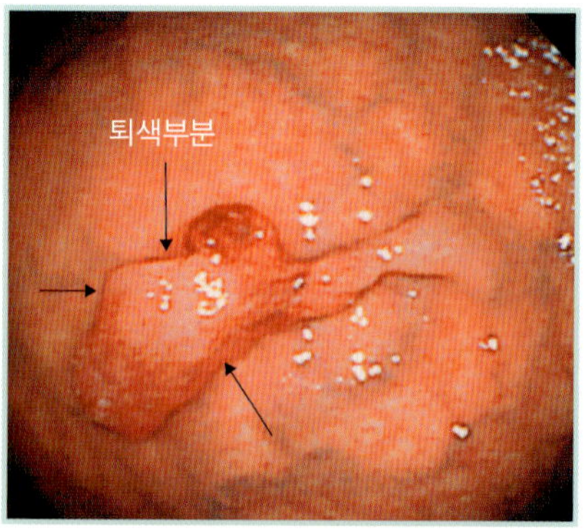

그림 13-72 조기 위암: O I형

야마다 IV형 폴립 모양의 O I형 병변. 과형성성 폴립과의 감별이 어렵다. 폴립의 두부에 퇴색부분(화살표)을 보이는데, 그 부분에 암이 존재했다.

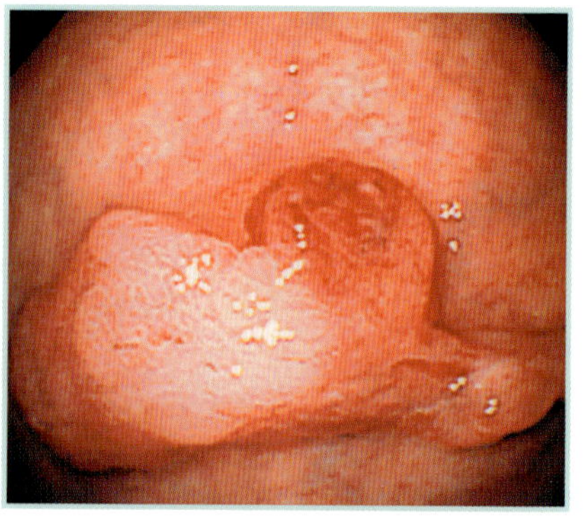

그림 13-73 조기 위암: O I형

퇴색부분을 확대한 영상이다.

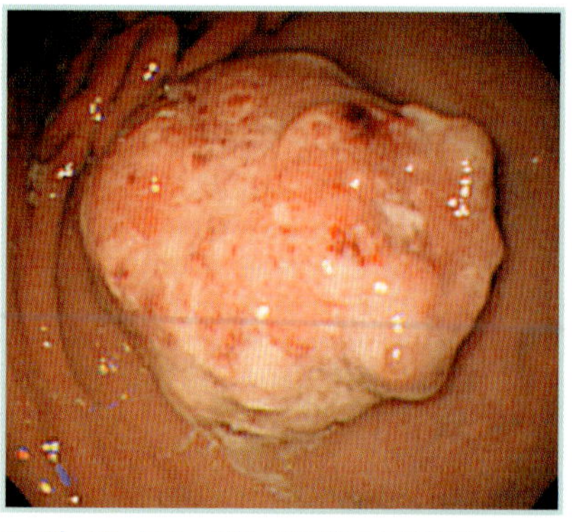

그림 13-74 1형 위암(미분화형)

위체부 대만에 표면요철이 불규칙한 형태의 결절성 융기성 병변을 보인다.

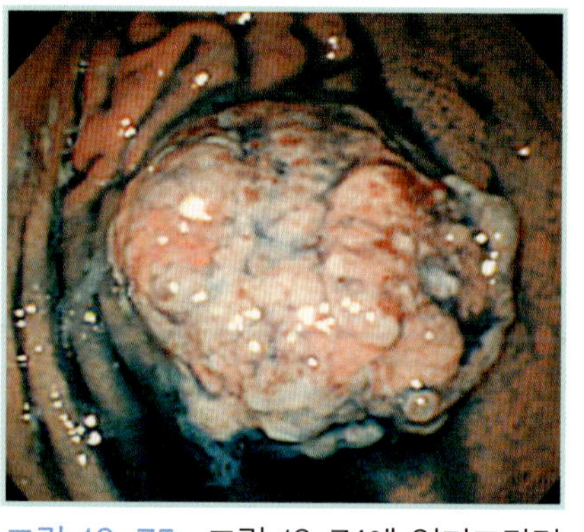

그림 13-75 그림 13-74에 인디고칼민을 살포한 영상

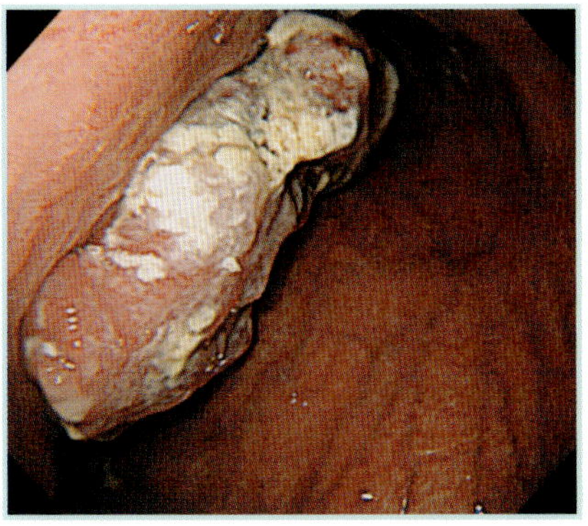

그림 13-76 1형 위암: 내분비세포암 (endocrine cell carcinoma)

위체부 전벽에 백태를 수반한 융기성 병변을 보인다.

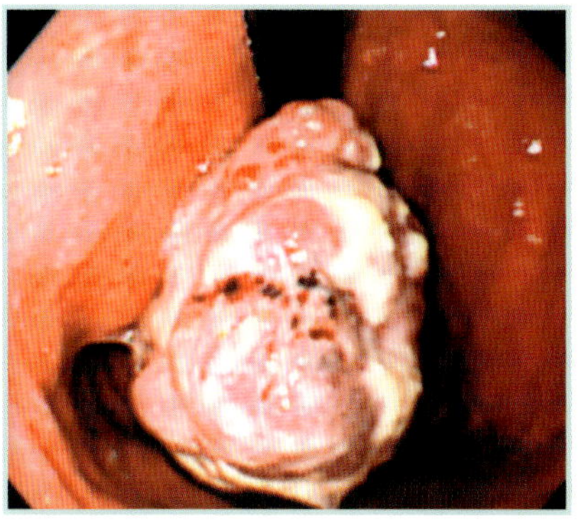

그림 13-77 1형 위암: AFP생성 위암(AFP-producing carcinoma)

분문부 후벽에 표면요철이 불규칙한 아유경성인 융기성 병변을 보인다. 일부에 미란, 궤양을 수반한 출혈성이다.

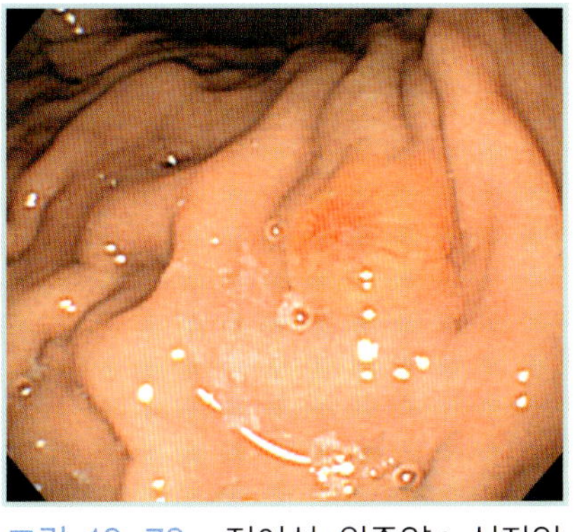

그림 13-78 전이성 위종양: 신장암에서의 전이

위중체부 대만 표면에 약간 발적한 함요를 수반하였다. 작은 점막하종양 모양의 융기성 병변을 보인다.

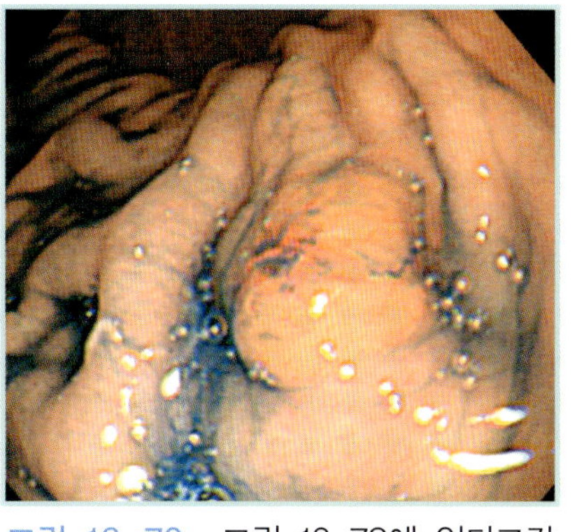

그림 13-79 그림 13-78에 인디고칼민을 살포한 영상

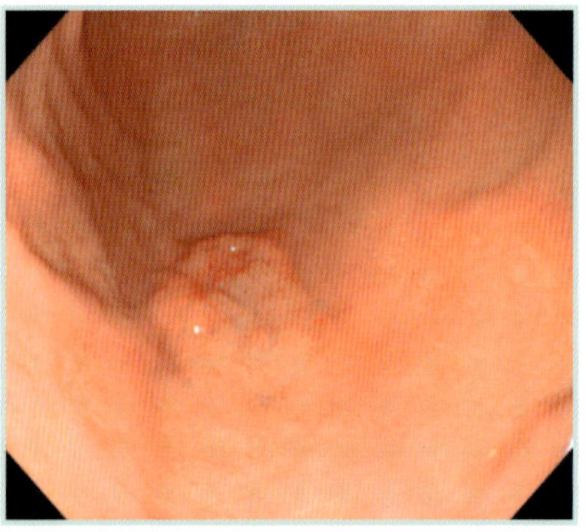

그림 13-80 위 MALT 임파종(O IIa + IIc형)

위각 대만에 표면이 정상 점막으로 덮인 완만하게 튀어나온 융기성 병변을 보인다. 두부에는 얕게 발적한 불규칙한 모양의 함요를 수반하였다.

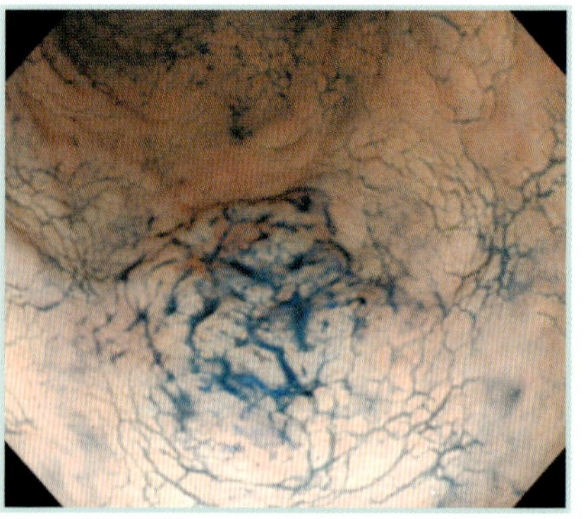

그림 13-81 위 MALT 임파종(O IIa + IIc형)

인디고칼민 색소 살포로도 병변의 경계는 암과 달리 명료하지 않다.

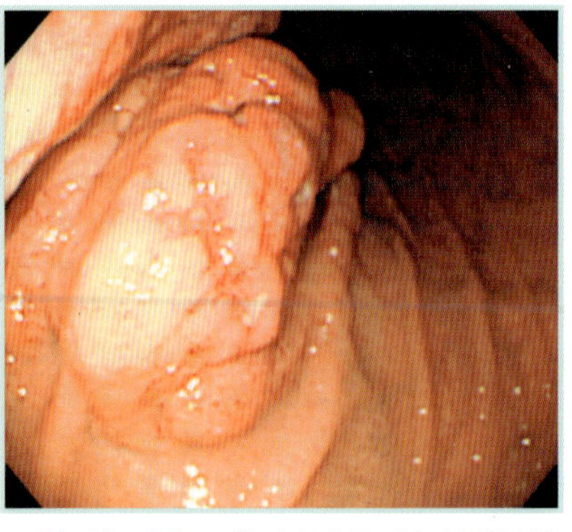

그림 13-82 위 MALT 임파종(주름 비대형)

위체부 대만 표면에 다발성인 미란을 수반한 점막하종양 모양의 융기성 병변을 보인다. 융기의 경계는 명료하지 않다.

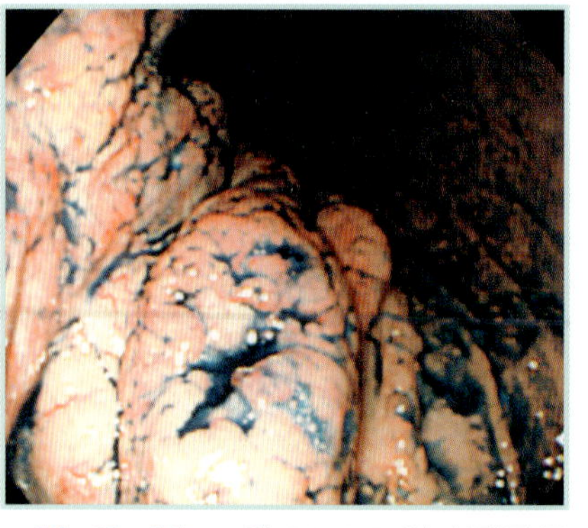

그림 13-83 위 MALT 임파종(주름 비대형-인디고칼민 살포)

표면에 미란을 수반하였지만, 대부분은 정상 점막에 가까운 점막으로 덮여 있다.

함요를 보이는 병변

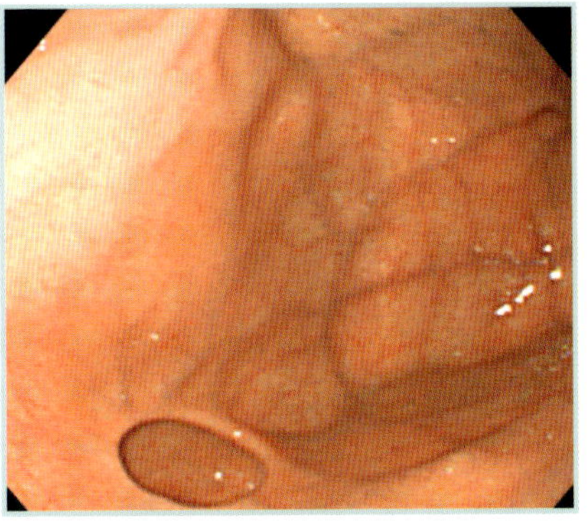

그림 13-84 위게실

반전 관찰로 궁륭부에 원형의 함요를 보인다. 표면은 정상 점막이다. 궁륭부 후벽에서 대만은 위게실의 호발부위이다.

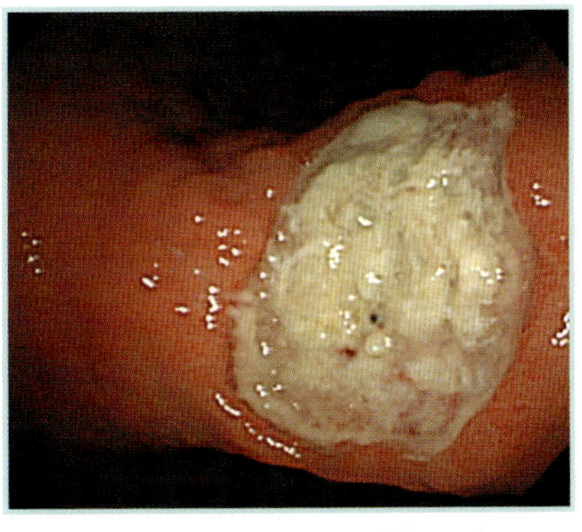

그림 13-85 위궤양(활동기 : A_1 stage)

위각부 소만에 두꺼운 백태로 덮인 궤양을 보인다. 궤양저와 궤양변연은 아직 불규칙하다.

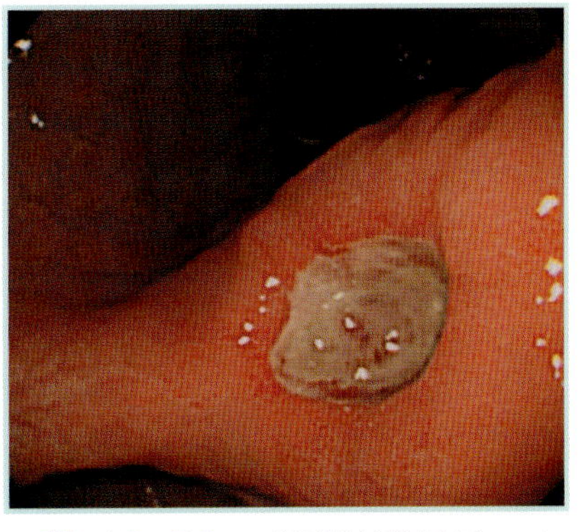

그림 13-86 위궤양(활동기 : A_2 stage)

위각부 후벽에 백태를 수반한 깊은 궤양을 보인다. 궤양 주위로 폭이 좁은 발적띠를 수반하였고, 궤양변연에 재생 상피가 출현하기 시작했다.

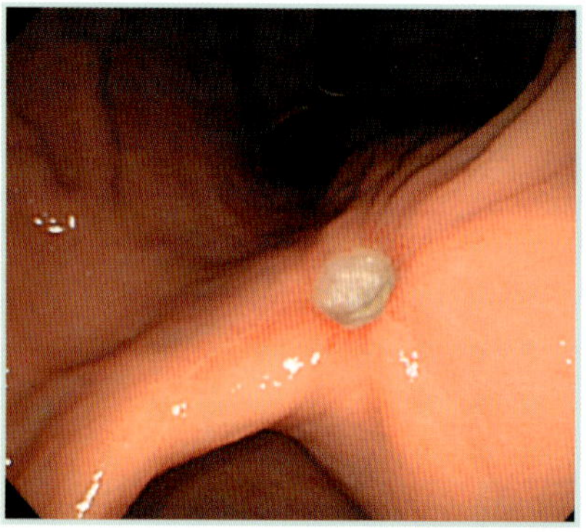

그림 13-87 위궤양(치유과정기 : H_1 stage)

궤양이 축소하여 궤양연에 폭이 좁은 발적띠가 보인다. 주름이 집중적으로 출현했다.

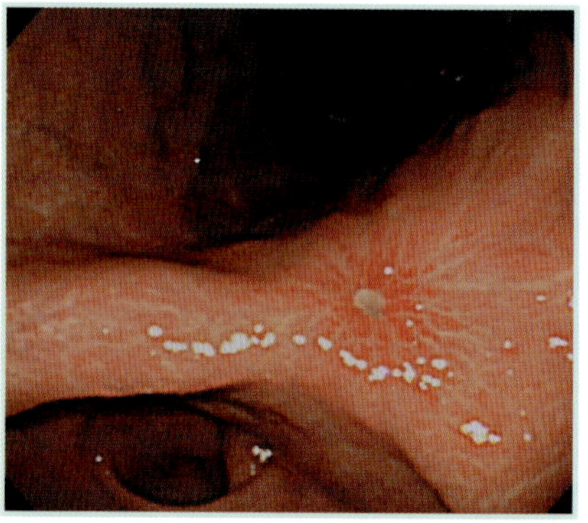

그림 13-88 위궤양(치유과정기 : H_2 stage)

치유가 한층 더 진행되어, 백태는 축소하였고, 그 주위에 발적띠가 폭넓게 보였다.

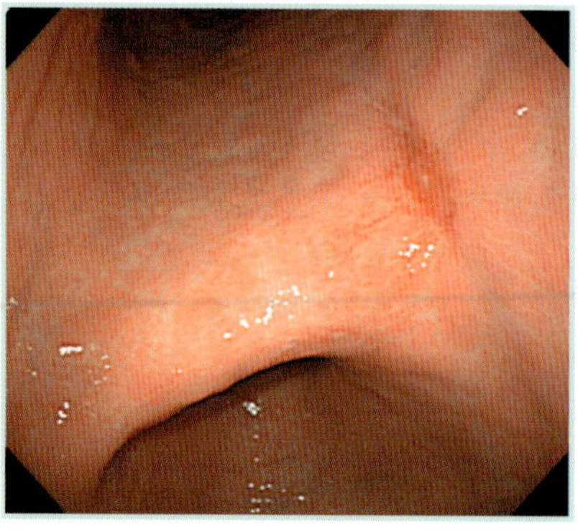

그림 13-89 위궤양(반흔기 : S_1 stage)

궤양이 있던 부위를 발적한 재생 상피가 덮고 있다(적색반흔).

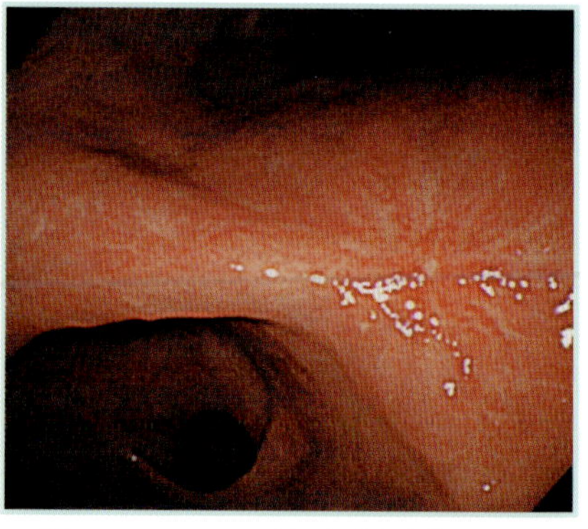

그림 13-90 위궤양(반흔기 : S_2 stage)

궤양은 평탄화하였고, 주위와 같은 색조의 재생 상피로 덮인 반흔(백색반흔)이 되었다.

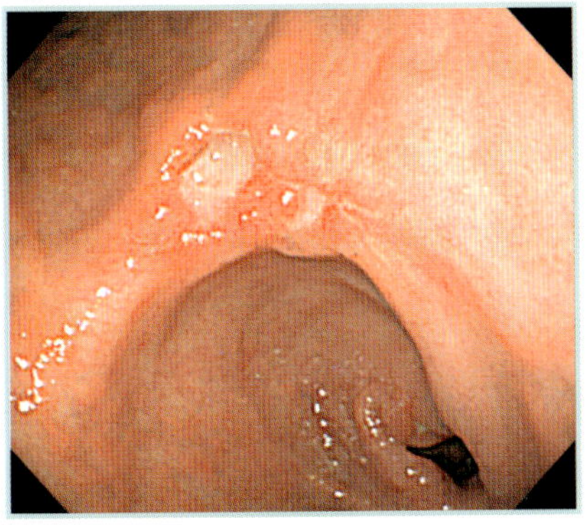

그림 13-91 다발 위궤양

위각부 소만에서 후벽에 다발 위궤양을 보인다.

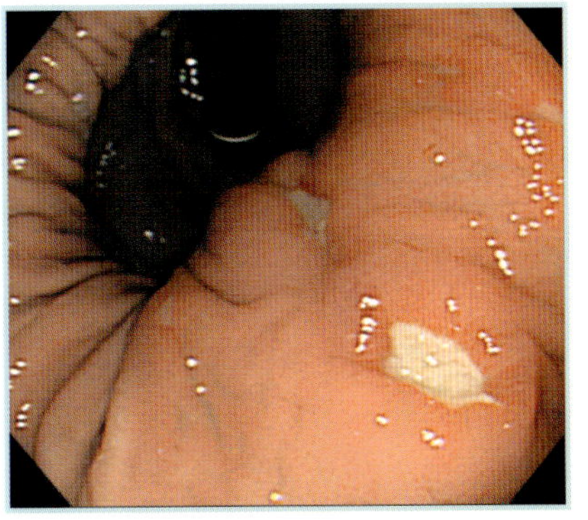

그림 13-92 다발 위궤양(NSAIDs 궤양)

위체부 소만에 비교적 급성인 다발 궤양을 보인다. NSAIDs 복용에 의한 것이었다.

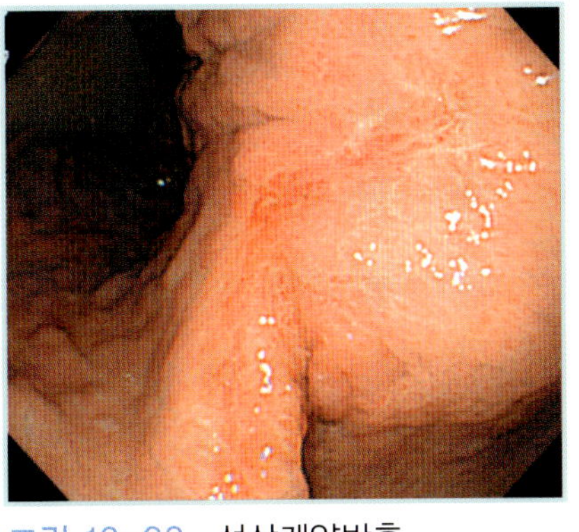

그림 13-93 선상궤양반흔

위각부 소만에서 후벽에 걸쳐 30mm 이상의 선상 궤양반흔을 보이고, 소만의 단축을 수반하였다.

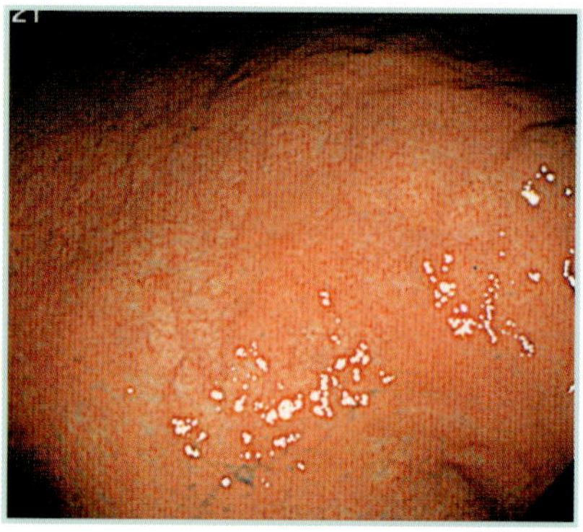

그림 13-94 함요형 위선종

위하체부 소만에 약간의 불규칙한 점막을 보이지만, 일반관찰로 자세한 것을 알기 어렵다.

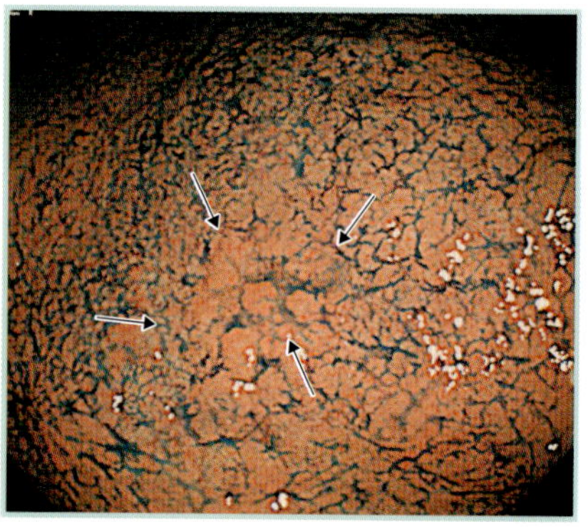

그림 13-95 함요형 위선종(인디고칼민 살포)

색소 살포를 실시하면 불규칙한 모양의 함요성 병변을 인식할 수 있다(화살표).

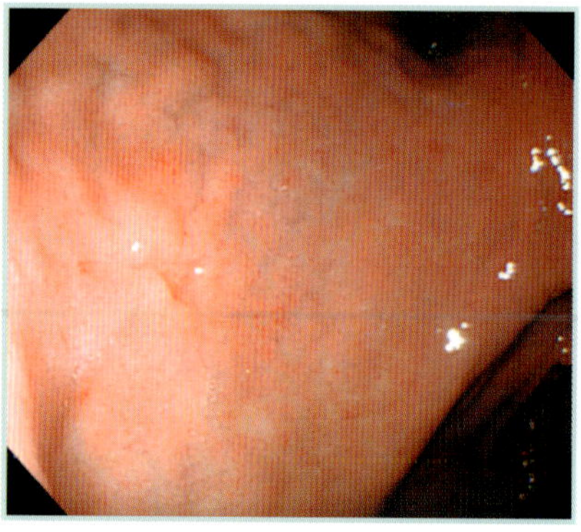

그림 13-96 조기 위암: 0 IIc형 미소암(분화형)

위하체부 전벽에 불규칙하게 발적한 작은 함요를 보인다.

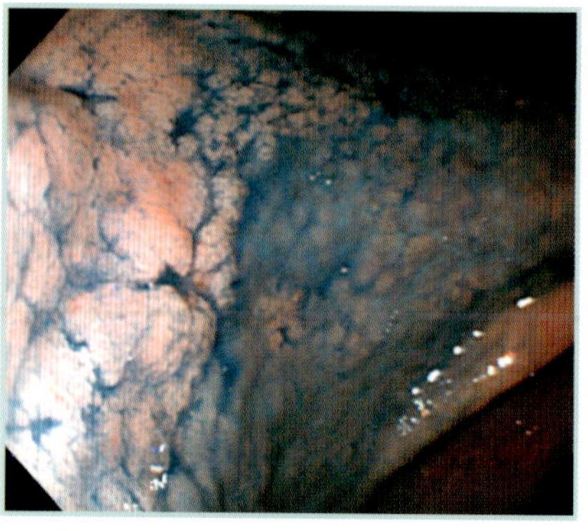

그림 13-97 조기 위암: 0 IIc형 미소암(분화형-인디고칼민 살포)

불규칙한 함요와 변연의 융기가 보다 명료하게 묘출되었다.

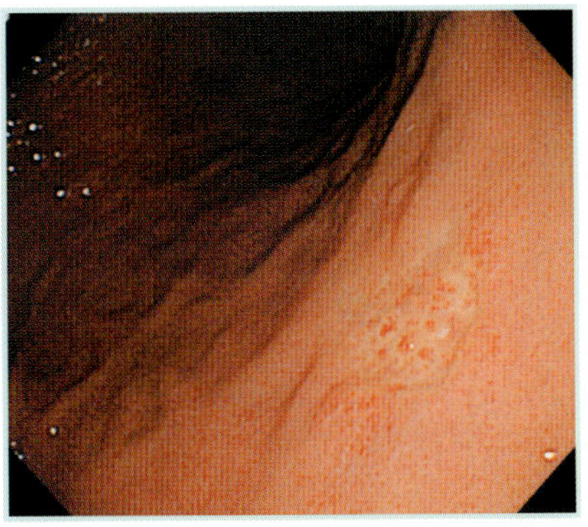

그림 13-98 조기 위암: O IIc형(미분화형)

위중체부 후벽에 퇴색조의 함요성 병변을 보인다. 함요 내에 미소발적을 수반하였다.

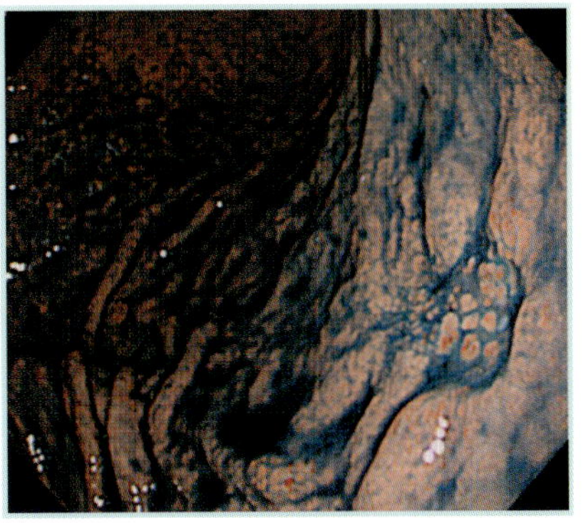

그림 13-99 조기 위암: O IIc형(미분화형-인디고칼민 살포)

함요는 경계가 명료하고, 내부의 소과립상 융기(인젤)가 명확하게 보인다.

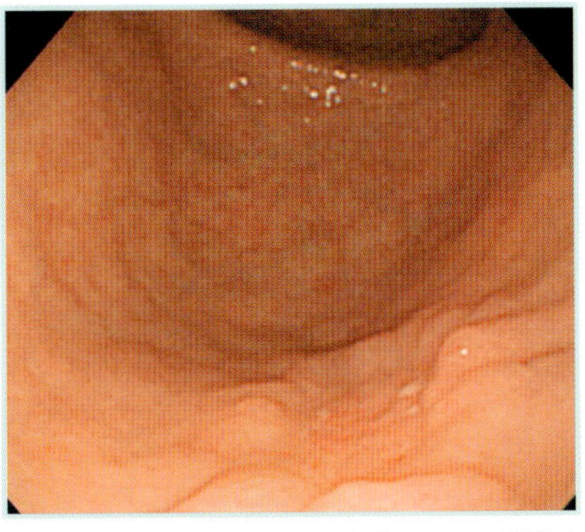

그림 13-100 조기 위암: O IIc형(분화형)

위하체부 대만에 주름이 집중된 함요성 병변을 보인다.

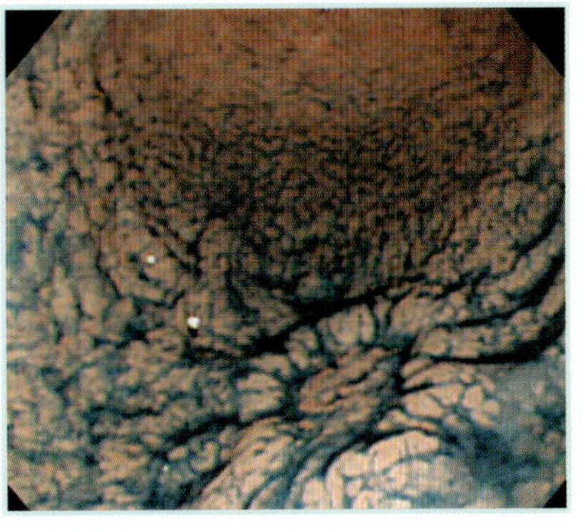

그림 13-101 조기 위암: O IIc형(분화형-인디고칼민 살포)

색소 살포한 영상에서는 병변의 경계가 명료하고, 변연에 경도의 둑 모양을 형성한 변연융기를 보인다.

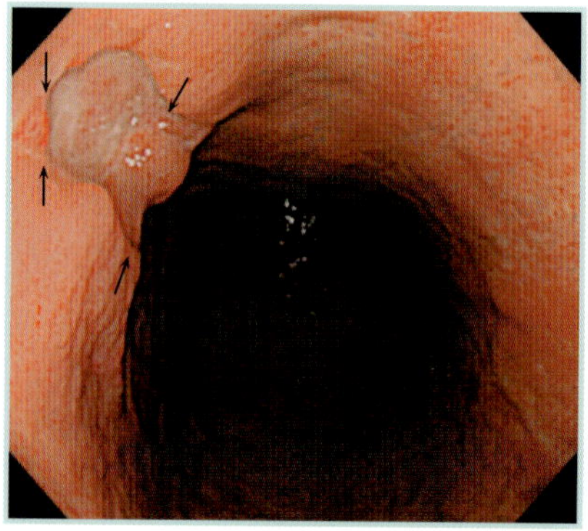

그림 13-102 조기 위암: O III + IIc형(미분화형)

위중체부 전벽에 백태가 있는 궤양을 보이는데, 그 변연에 불규칙하게 얕은 함요를 수반하였다.

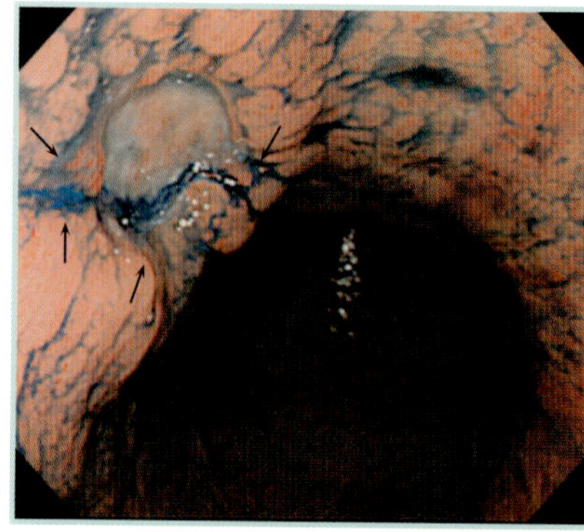

그림 13-103 조기 위암: O III + IIc형(미분화형-인디고칼민 살포)

색소 살포로 궤양변연의 불규칙한 함요가 명확해졌다.

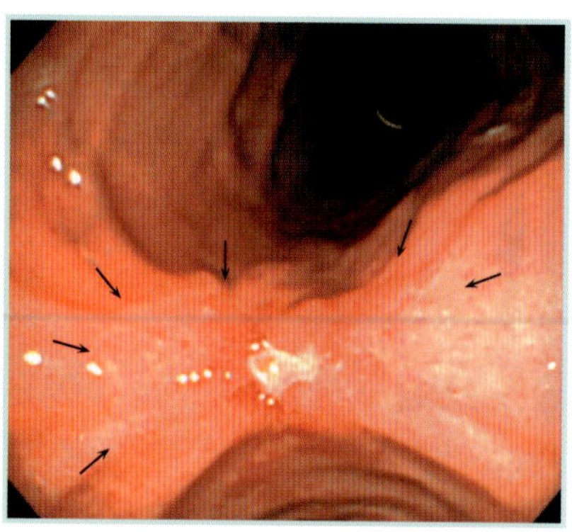

그림 13-104 조기 위암: O IIc + III형(미분화형)

위각부 소만에 백태를 가진 H_2 stage의 궤양을 보이는데, 자세히 보면 주위에 넓고, 약간 퇴색조를 띤 얕은 함요가 보인다. 이 얕은 함요부가 O IIc형 부분이다.

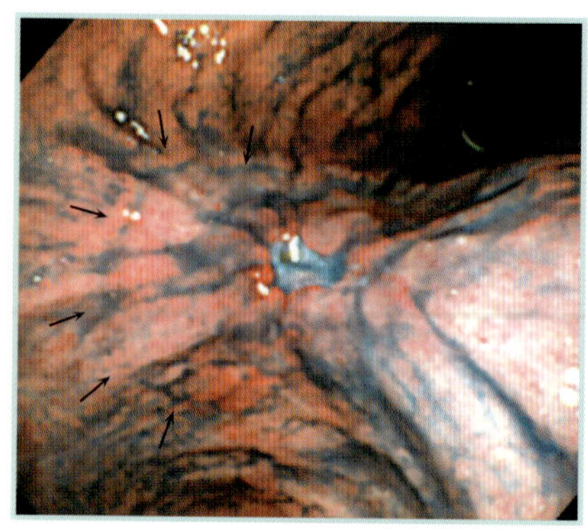

그림 13-105 조기 위암: O IIc + III형(미분화형-인디고칼민 살포)

그림13-104에 인디고칼민을 살포한 영상. 궤양주변의 얕은 함요 경계가 단차를 수반하여 보다 명확해졌다.

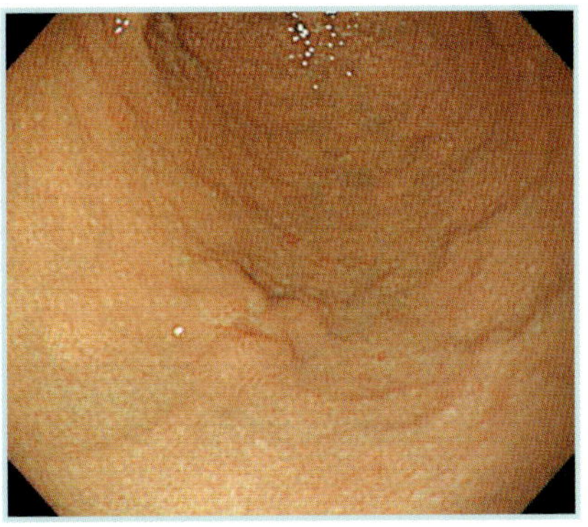

그림 13-106 pre-LP: O IIc형 MP 암(미분화형)

위하체부 대만에 불규칙한 변연융기를 수반한 함요성 병변을 보인다. 변연융기는 암의 점막하침윤에 의한 것이다.

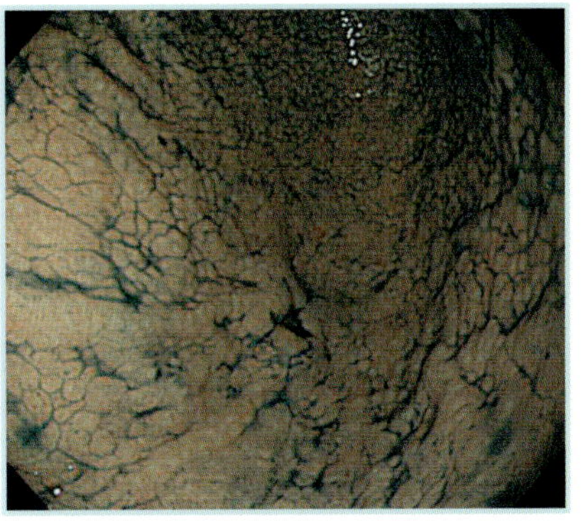

그림 13-107 그림 13-106에 인디고 칼민을 살포한 영상(배경은 닭살 위염)

주위 점막에 과립상 변화를 보이고, 닭살 위염을 모지에 발생한 위암이다. 함요주변으로 튀어나온 것은 암의 점막하층이 심으로의 침윤에 따른 융기이며, 심달도는 MP이었다.

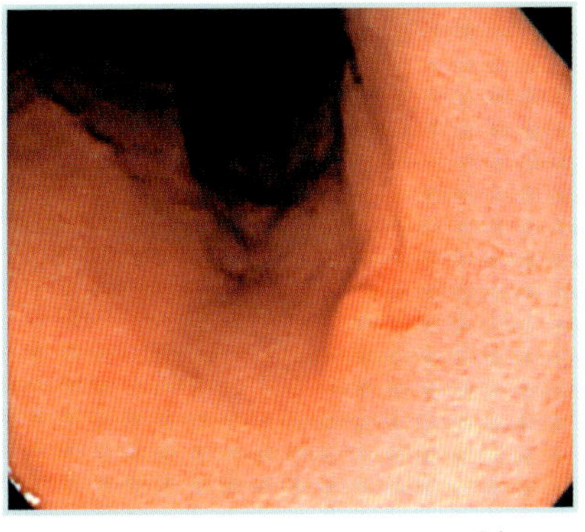

그림 13-108 pre-LP: O IIc형 MP 암(미분화형)

위중체부 소만에 불규칙하게 발적한 함요를 보인다. 함요주변에 비대칭적으로 튀어나와 있다. 본 예는 점막면보다 넓은 범위로 점막하층으로 암의 침윤을 보이는 pre-LP형이었다.

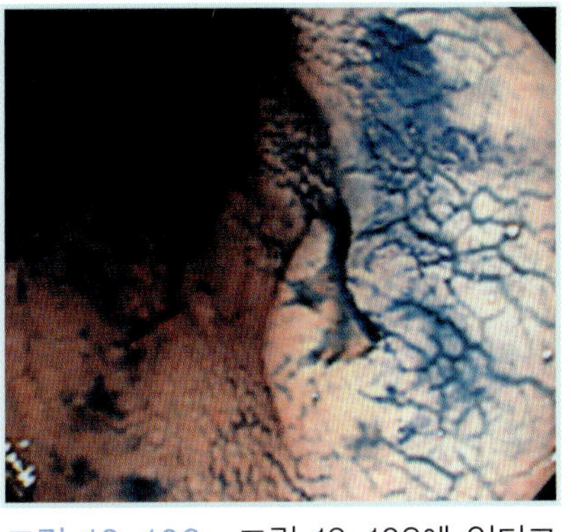

그림 13-109 그림 13-108에 인디고 칼민을 살포한 영상

함요주변에 비대칭적으로 튀어나온 것은 암의 SM침윤에 따른 융기이다.

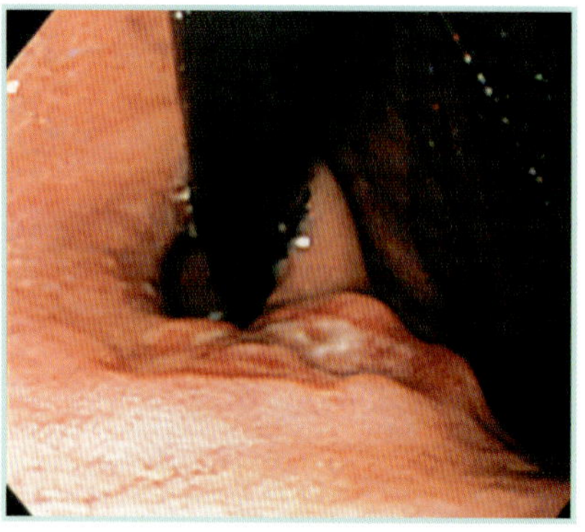

그림 13-110 분문부암 : O IIc + III 형 MP암(분화형)

분문부 후벽에 일부 백태로 덮인 요철이 불규칙한 함요성 병변이 보인다.

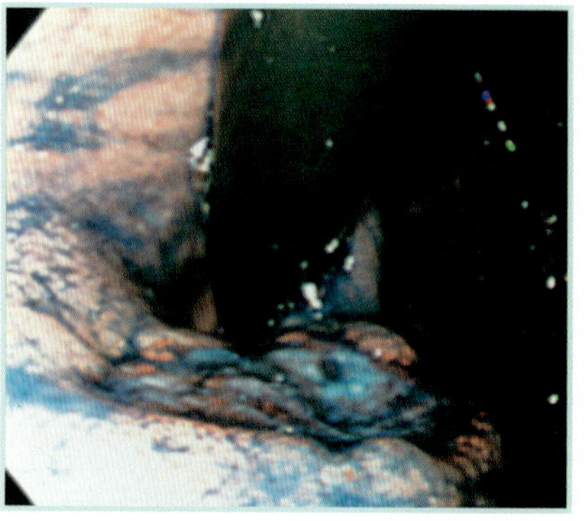

그림 13-111 그림 13-110에 인디고 칼민을 살포한 영상

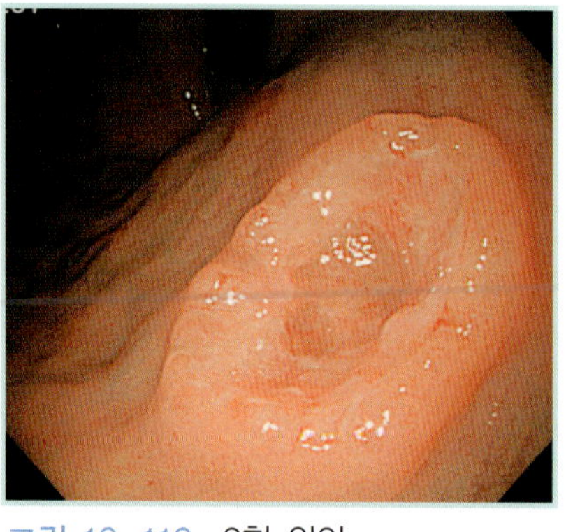

그림 13-112 2형 위암

궤양국지형. 주변으로 폭이 좁은 가파른 둑 모양을 수반한 궤양형성성의 진행암이다.

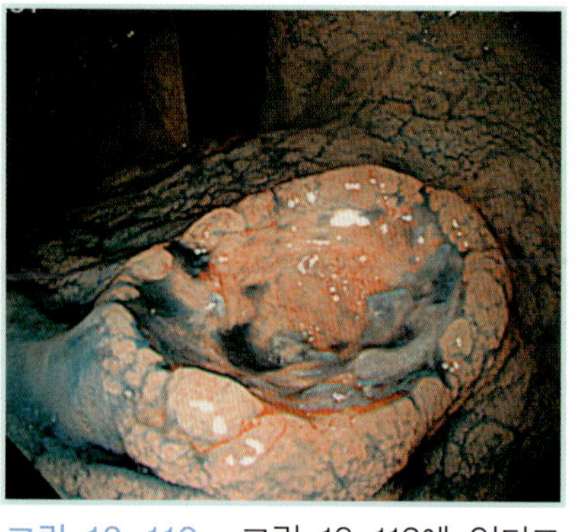

그림 13-113 그림 13-112에 인디고 칼민을 살포한 영상

주변의 둑 모양과 내부 함요와의 경계가 명료해졌다.

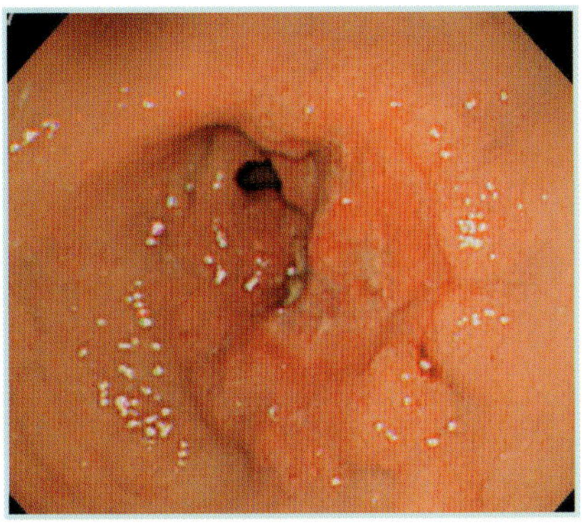

그림 13-114 3형 위암

궤양침윤형. 궤양형성과 주변으로 둑을 형성하였는데, 암은 둑을 넘어 넓게 침윤하였다.

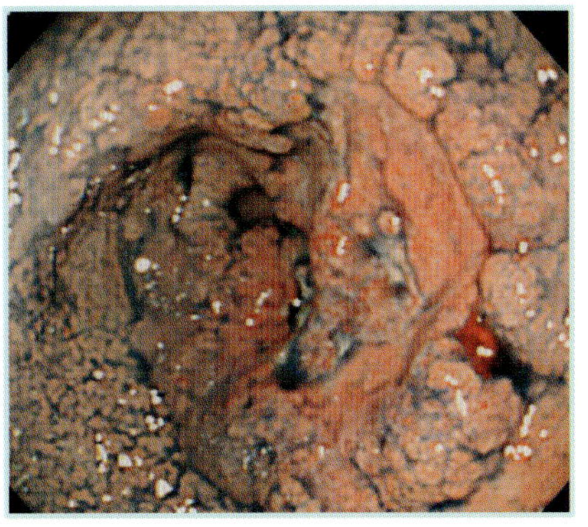

그림 13-115 그림 13-114에 인디고 칼민을 살포한 영상

둑과 주위 정상 점막과의 경계가 그다지 명료하지 않다. 주위에도 침윤하였기 때문에 병변의 범위 진단에 주의해야 한다.

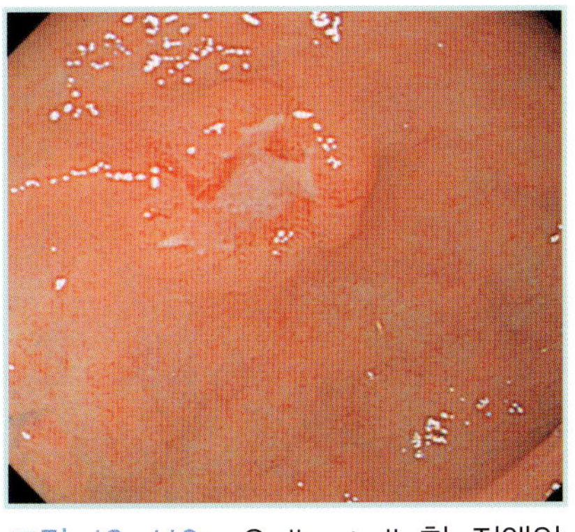

그림 13-116 O IIa + IIc형 점액암 (mucinous adenocarcinoma)

전정부 소만 변연에 정상 점막으로 덮혀, 중심에 점액 모양의 침출물 부착을 수반한 함요성 병변을 보인다.

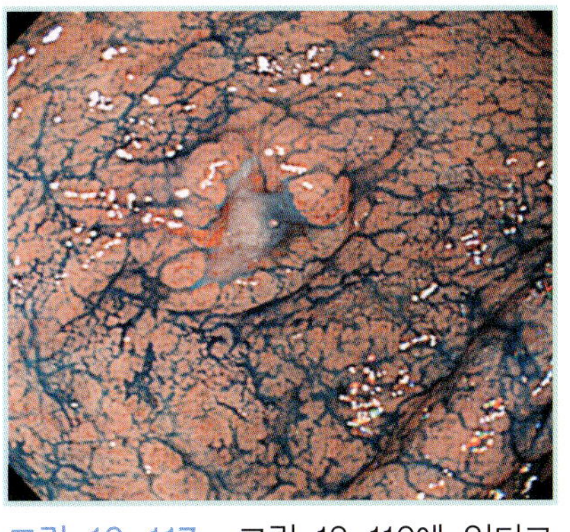

그림 13-117 그림 13-116에 인디고 칼민을 살포한 영상

점막하종양 모양으로 융기를 형성하였고, 크기는 10mm 미만이었지만, 심달도는 MP였다.

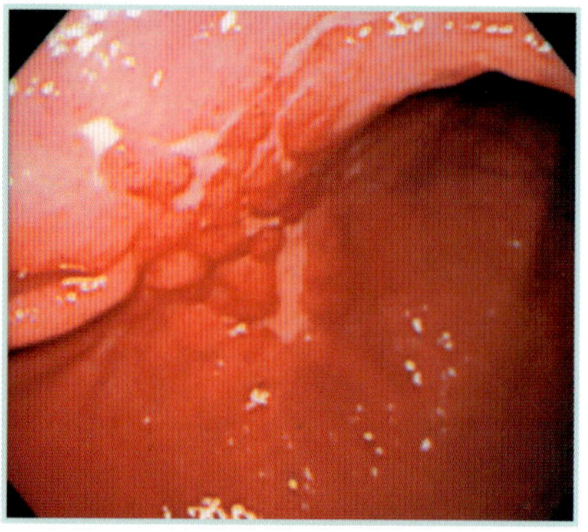

그림 13-118 IIc 유사형 MALT 임파종
위하체부 전벽에 다발성의 구상 백태와 과립상의 변화를 수반한 경계가 불명료한 함요성 병변을 보인다.

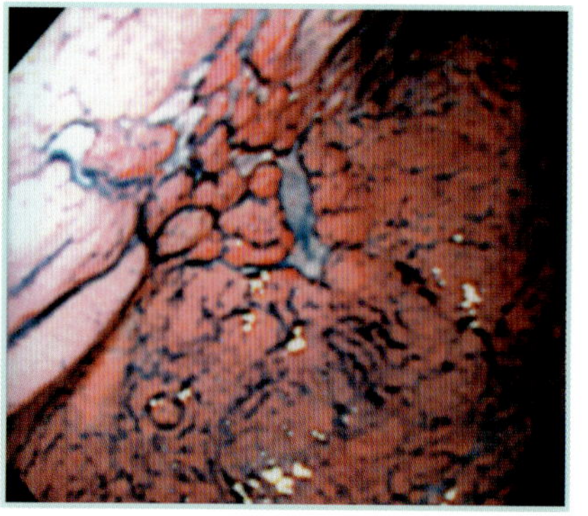

그림 13-119 그림 13-118에 인디고 칼민을 살포한 영상
함요 내의 요철 모양이 보다 명료해졌다.

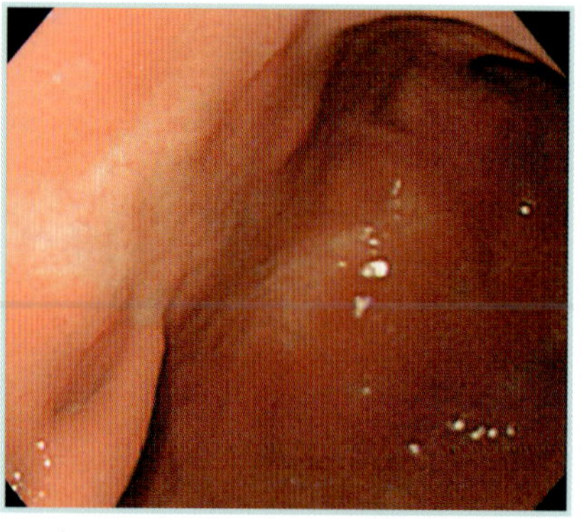

그림 13-120 제균치료 후
제균치료가 성공하여 병변부는 퇴색한 위축 점막 영역으로 보일 뿐이다.

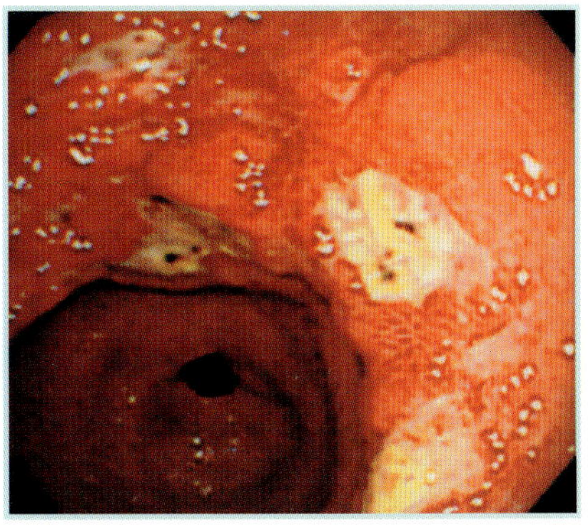

그림 13-121 다발 미란 · 궤양형 MALT 임파종

전정부에 황백색조의 짙은 백태를 수반한 다발성의 불규칙한 미란성 병변을 보인다.

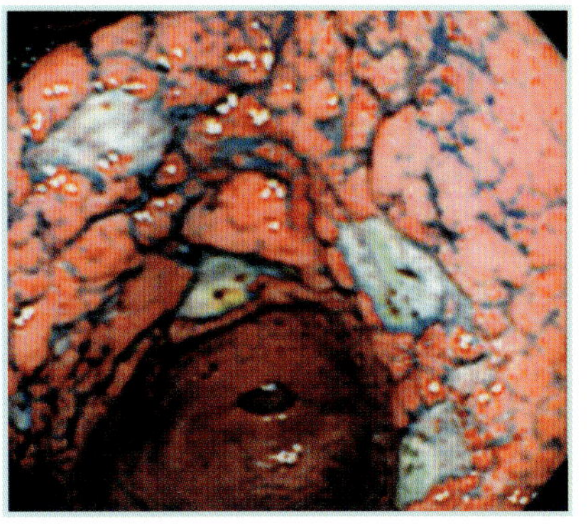

그림 13-122 그림 13-121에 인디고 칼민을 살포한 영상

다발 미란 사이에 점막이 불규칙한 모양도 보인다.

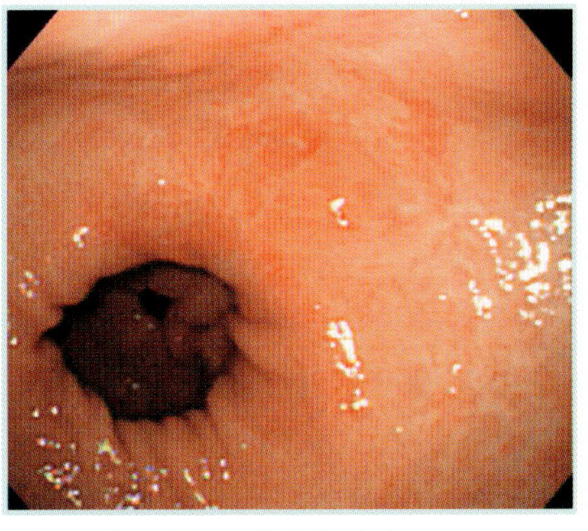

그림 13-123 제균치료 후

제균치료로 병변부가 위축 점막으로 보일 뿐이다.

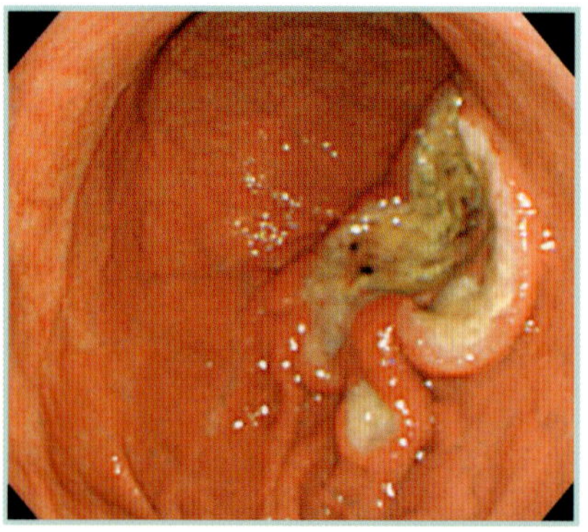

그림 13-124 위 악성 임파종

위하체부 후벽에 귀 모양으로 둑을 형성한 두꺼운 백태로 덮인 궤양성 병변을 보인다.

이 두꺼운 백태와 귀 모양의 둑이 악성 임파종의 특징적인 소견이다.

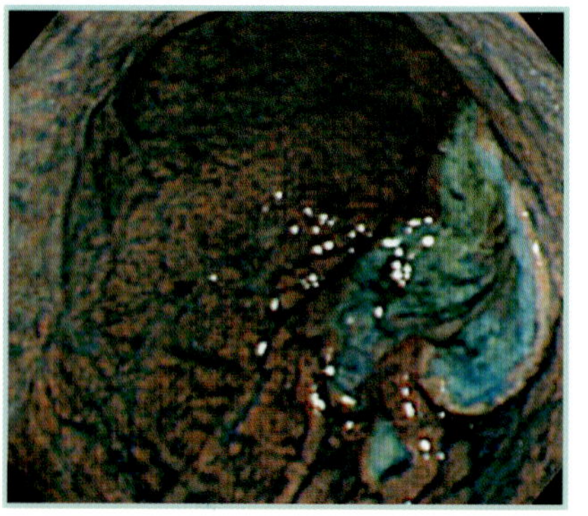

그림 13-125 그림 13-124에 인디고 칼민을 살포한 영상

병변의 튀어 나온 부분은 완만한 점막하 종양 모양이다.

평탄한 병변

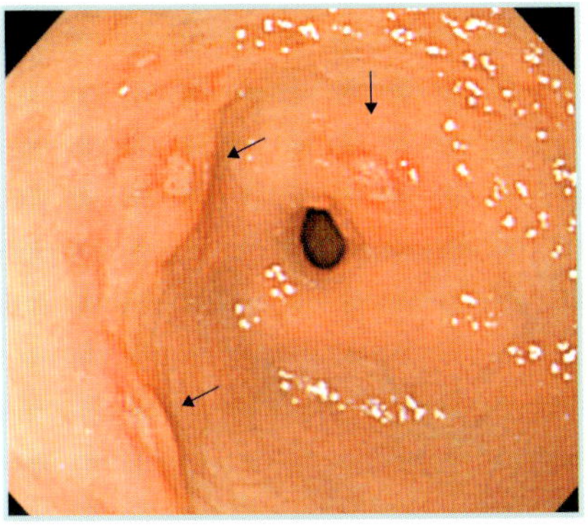

그림 13-126 미란성 위염(gastritis erosiva)

전정부 두부에 약간의 패임과 백태를 수반한 소융기가 산재적으로 보인다(화살표).

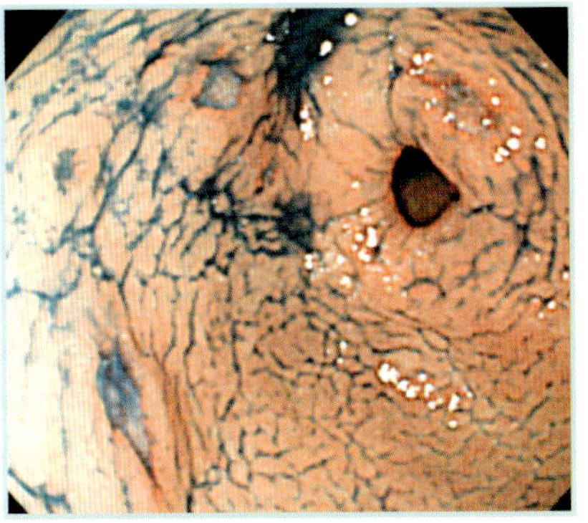

그림 13-127 그림 13-126에 인디고칼민을 살포한 영상

중앙부는 약간 함요하였기 때문에 색소가 고여 있다.

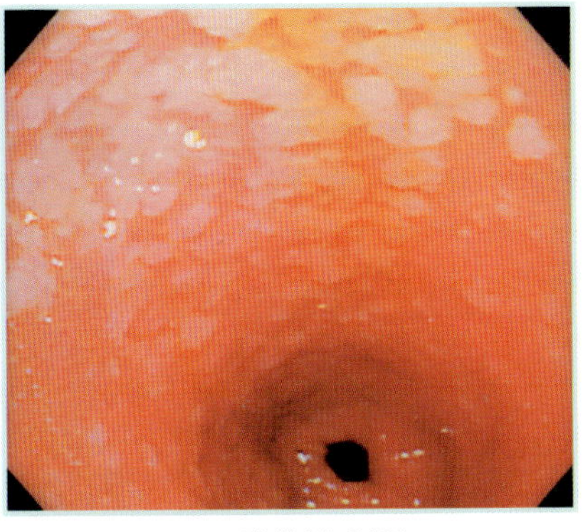

그림 13-128 화생성 위염

전정부에 퇴색 또는 백색조의 소편평융기를 보인다. 위축에 수반한 위점막이 장상피와 유사한 점막으로 화생한 것이다.

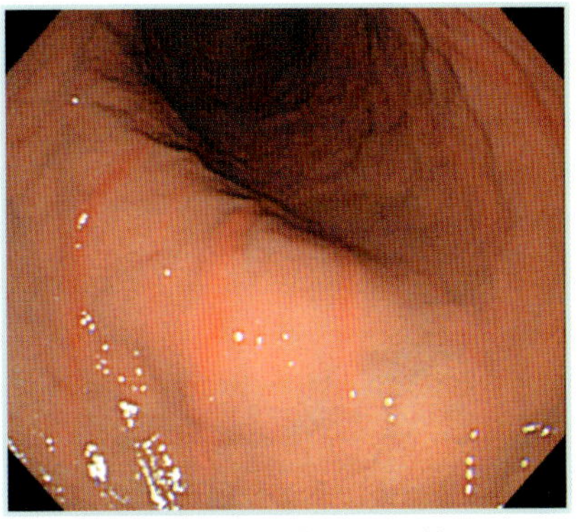

그림 13-129 표층성 위염(superficial gastritis)

위체부 대만측에 수조의 선상 발적(빗 모양의 발적)을 보인다.

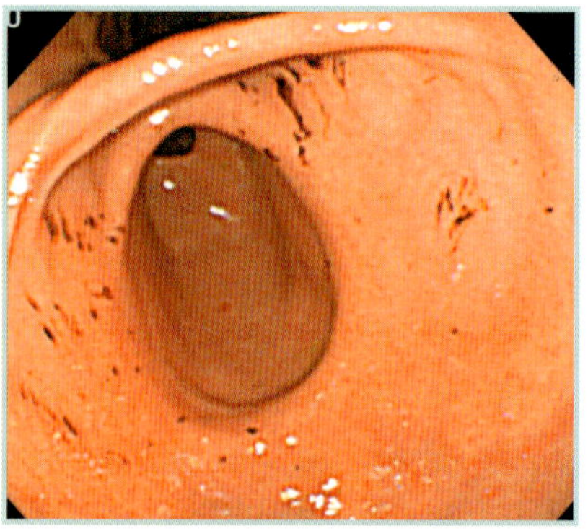

그림 13-130 출혈성 위염
전정부에 미란을 수반한 흑갈색의 출혈반이 산재해 있다.

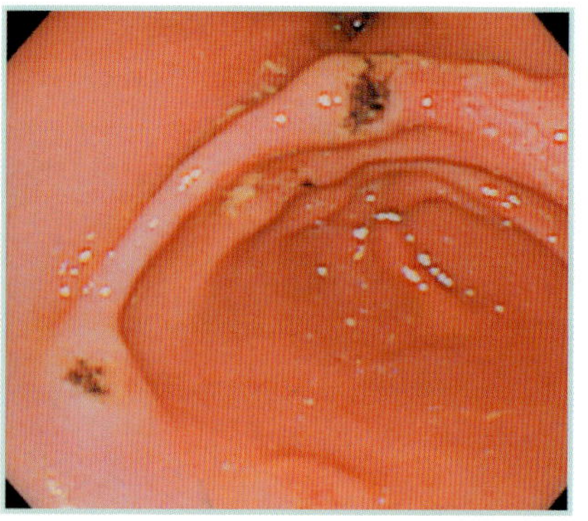

그림 13-131 급성 위점막 병변 AGML(acute gastric mucosal lesion)
전정부에 응혈괴가 부착한 다발성의 미란을 보인다.

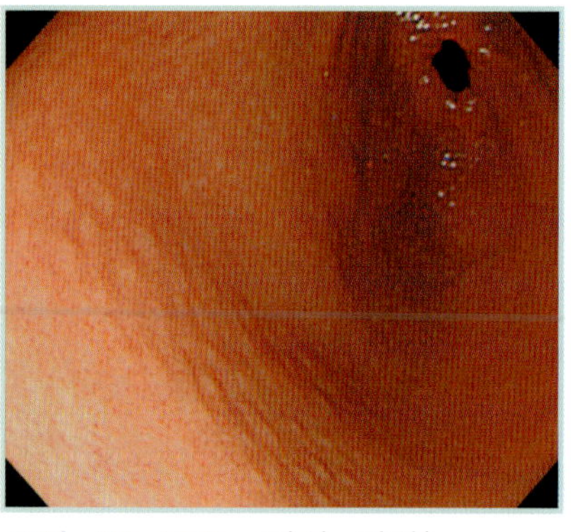

그림 13-132 닭살 위염(goose-flesh-like gastritis)
전정부에 미란성인 약간 퇴색조의 미세과립상 융기가 보인다.

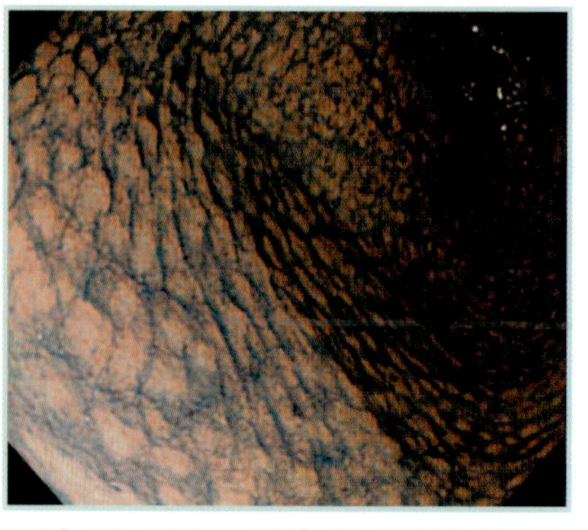

그림 13-133 그림 13-131에 인디고 칼민을 살포한 영상
중심에 약간의 함요를 수반한 백색과립상의 융기로 보인다.

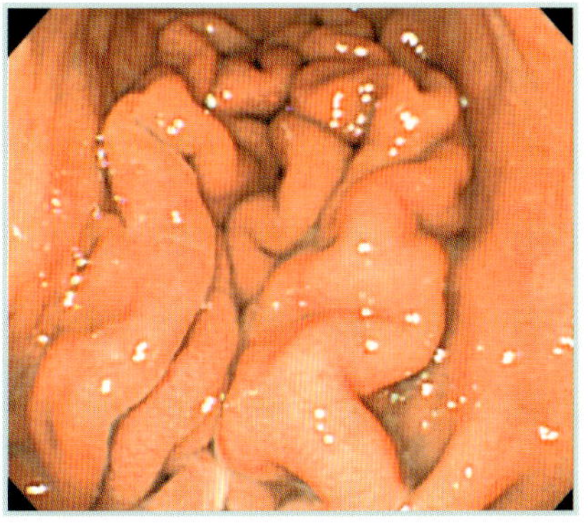

그림 13-134 거대주름증(giant fold)

위체부 대만의 주름이 현저하게 비대해졌다.

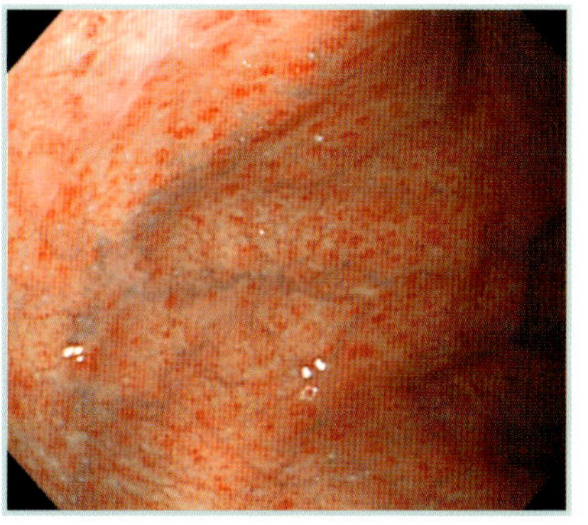

그림 13-135 울혈성 위병증(congestive gastropathy)

위상부에 호발하는 미란성 점상의 발적반. 문맥압항진증 등 울혈에 의한 것이 많다.

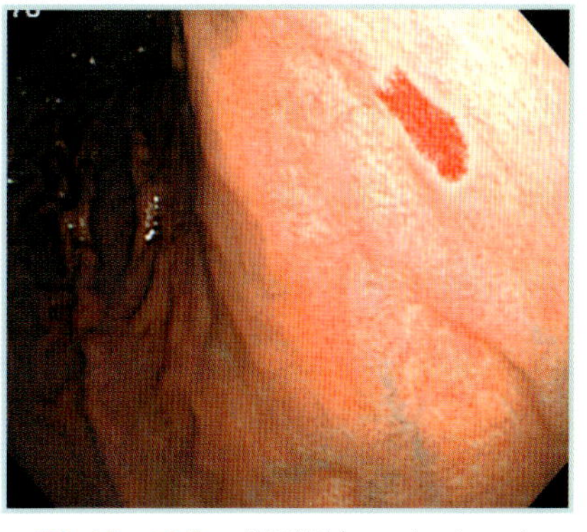

그림 13-136 혈관종(angiodysplasia)(붉은 원 홍반)

모세혈관의 확장으로 발적을 보인다. 주위에 백색 테두리를 수반하여, 붉은 원 홍반이라고 부른다.

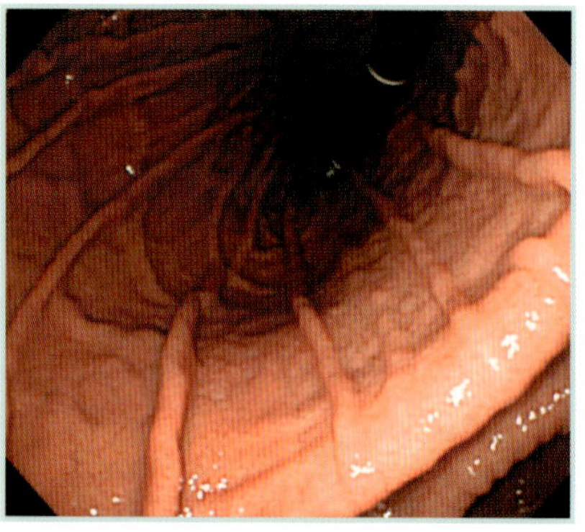

그림 13-137 폐쇄형 선경계(I형)(closed type-I)

위각~체부 소만을 올려다 본 영상. 위축이 거의 보이지 않는다(C-I).

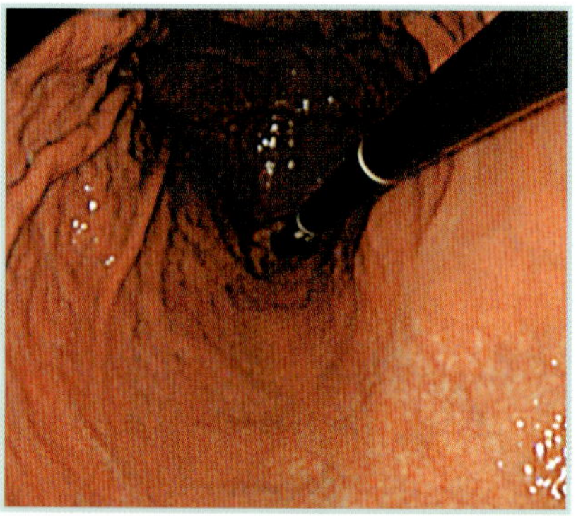

그림 13-138 폐쇄형 선경계(II형)(closed type-II)

위각~체부 소만을 올려다 본 영상. 경도의 위축을 보인다(C-II).

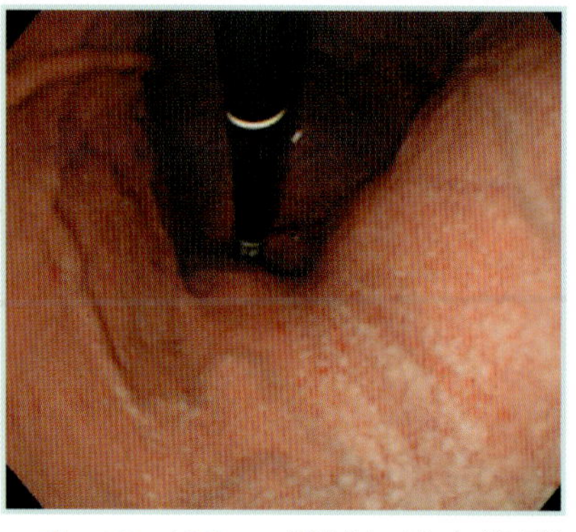

그림 13-139 개방형 선경계(I형)(open type-I)

위체부 소만을 올려다 본 영상. 점막위축은 분문부까지 보인다(O-I).

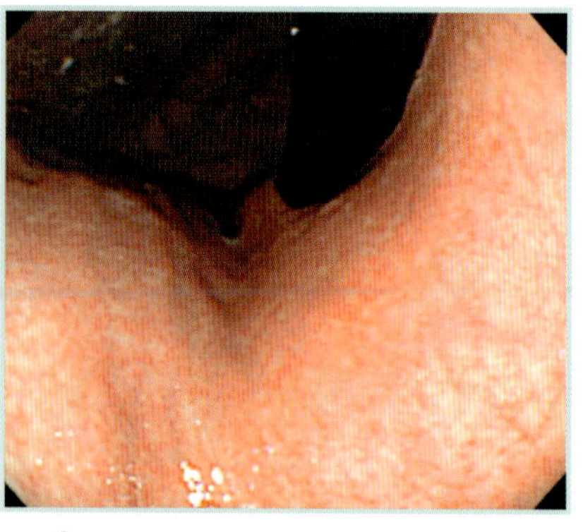

그림 13-140 개방형 선경계(III형)(open type-III)

위체부 소만을 올려다 본 영상. 분문부를 포함하여 광범위하게 점막위축을 보인다(O-III).

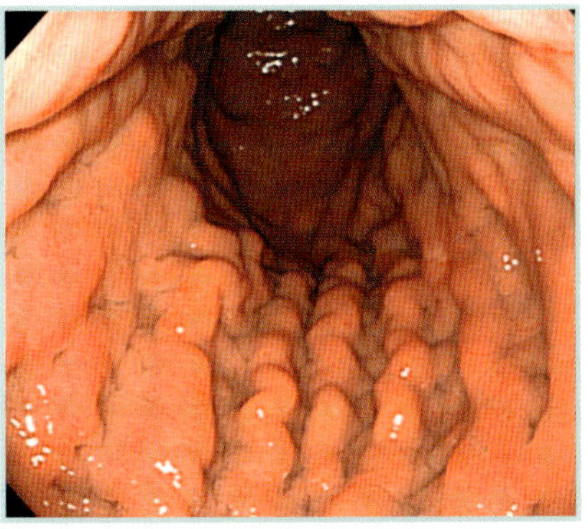

그림 13-141 4형 위암(linitis plastica type)

체부 대만을 중심으로 광범위하게 위벽의 신전불량과 경직한 악성 릴리프(relief)를 보인다.

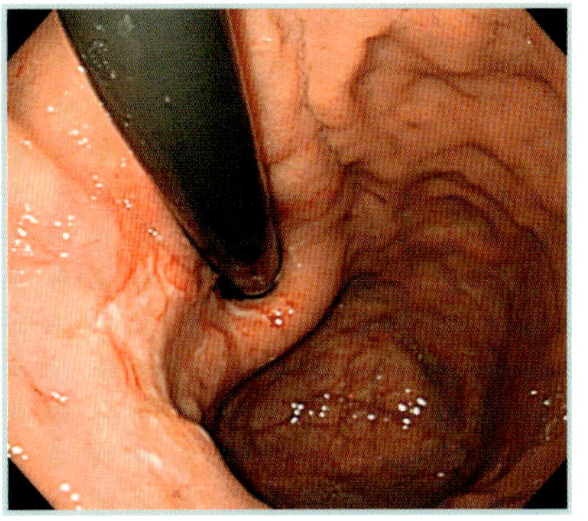

그림 13-142 4형 위암(linitis plastica type)

반전 관찰에서는 위상부 후벽에 불규칙하게 함요한 원발소를 보인다.

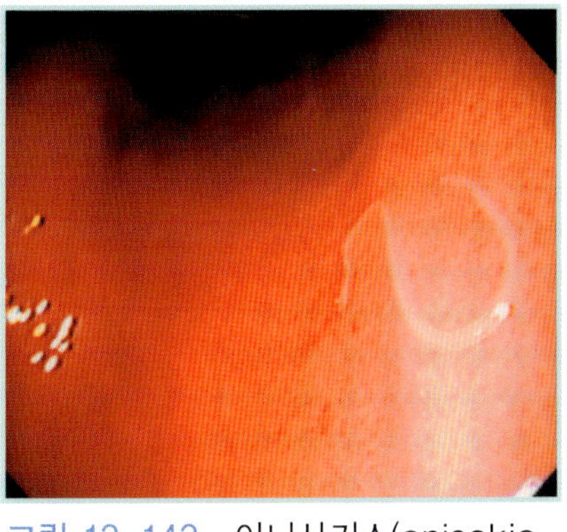

그림 13-143 아니사키스(anisakiasis)

위체부 소만에 백색의 투명한 선상 충체가 보인다. 날생선을 먹어 아니사키스 충체가 위벽에 침입한 영상이다.

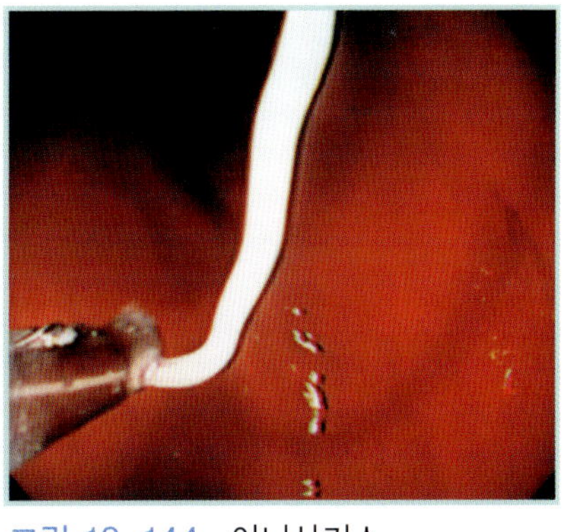

그림 13-144 아니사키스

치료는 내시경으로 적출하면 된다. 충체의 위벽침입부 근처를 잡는 것이 좋다.

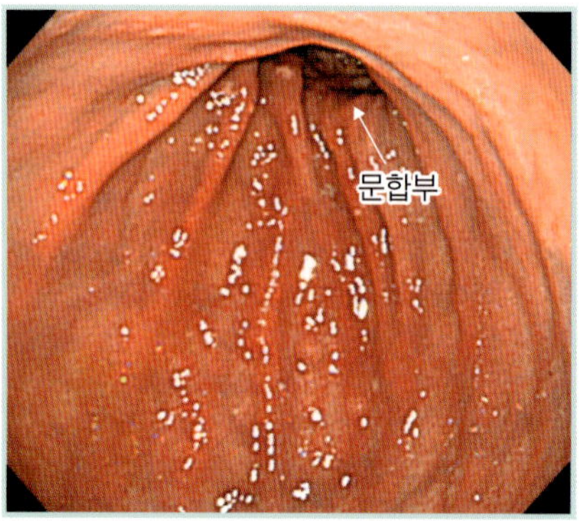

그림 13-145 잔위

유문측 위절제술 후의 내시경 영상. 화살표는 십이지장과의 문합부를 나타낸다.

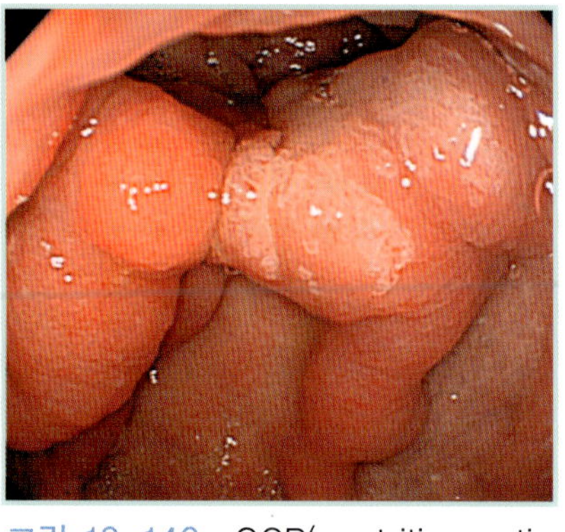

그림 13-146 GCP(gastritis cystica polyposa)

잔위 문합부에 감자 모양의 융기를 보인다.

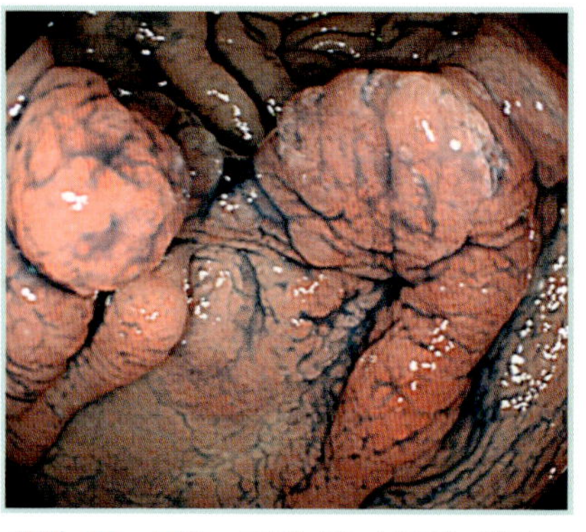

그림 13-147 그림 13-146에 인디고칼민을 살포한 영상

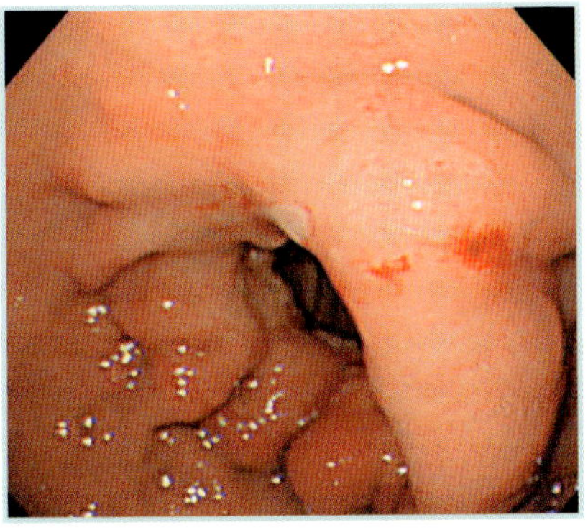

그림 13-148 잔위암(융기형)

문합부에 전주성의 점막 부정형과 결절상의 비후가 보인다.

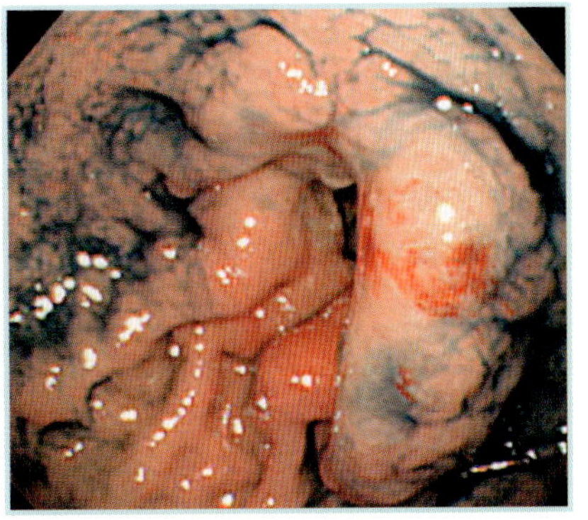

그림 13-149 잔위암(융기형-인디고칼민 살포)

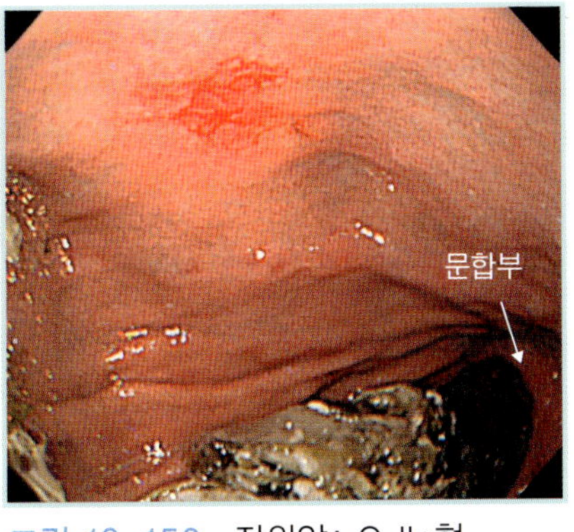

그림 13-150 잔위암: O IIc형

잔위의 위상부 전벽에 출혈을 일으키기 쉬운 얕은 함요성 병변을 보인다.

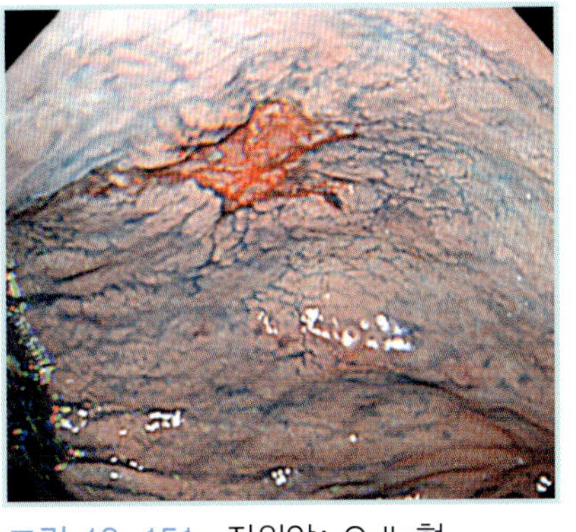

그림 13-151 잔위암: O IIc형

그림 13-150에 인디고칼민을 살포한 영상. 색소를 살포하면 경계가 명확한 부정형의 함요성 병변으로 묘출된다.

십이지장

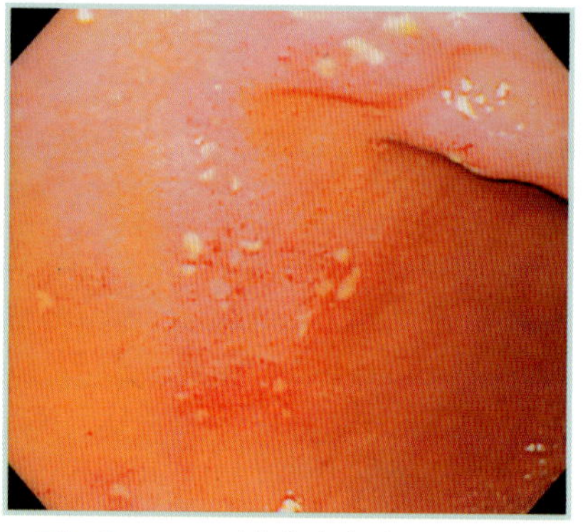

그림 13-152 십이지장염
십이지장구부에 다발성의 미란을 보인다.

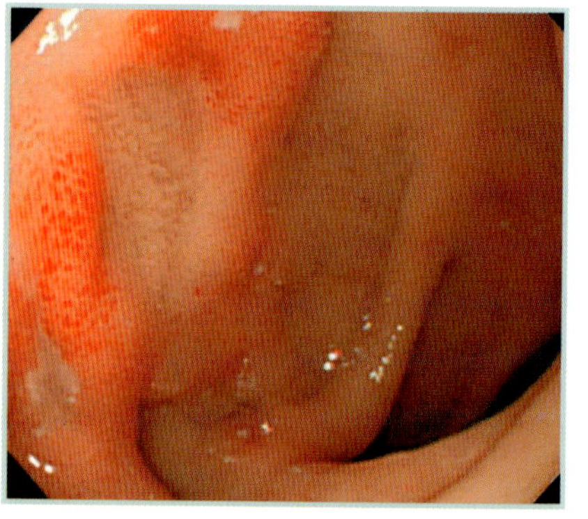

그림 13-153 십이지장궤양 + 십이지장염
7시 방향의 구부 전벽에 활동기의 궤양을 보이고, 주위에는 발적한 미란을 보인다.

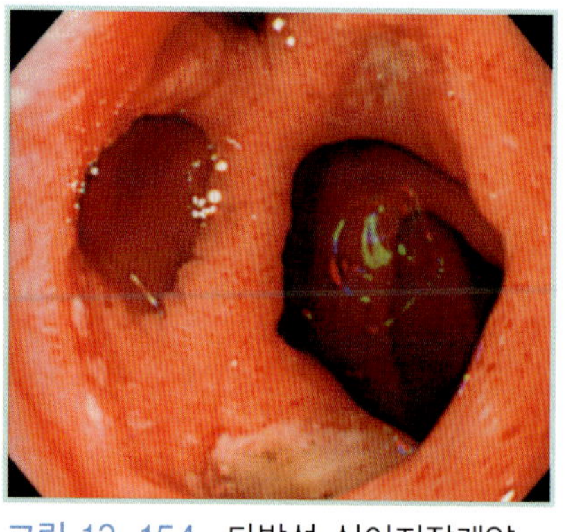

그림 13-154 다발성 십이지장궤양
6시 방향으로 활동기인 궤양을, 1시 방향으로는 치유과정인 궤양을 보인다. 소만측은 가성게실이 보인다.

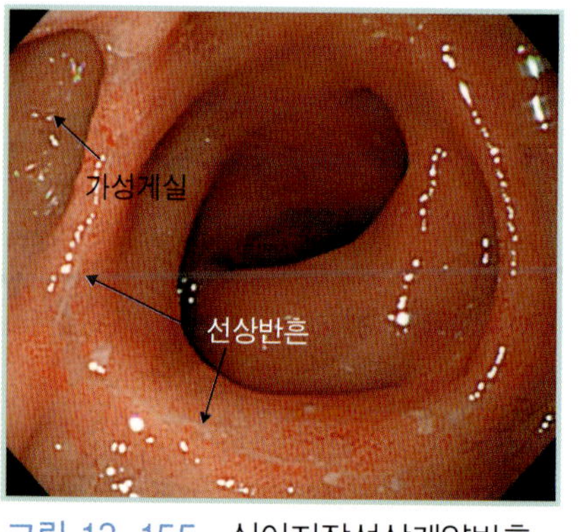

그림 13-155 십이지장선상궤양반흔
다발성의 선상궤양반흔에 따른 구부의 고도 변형. 가성게실을 형성하였다.

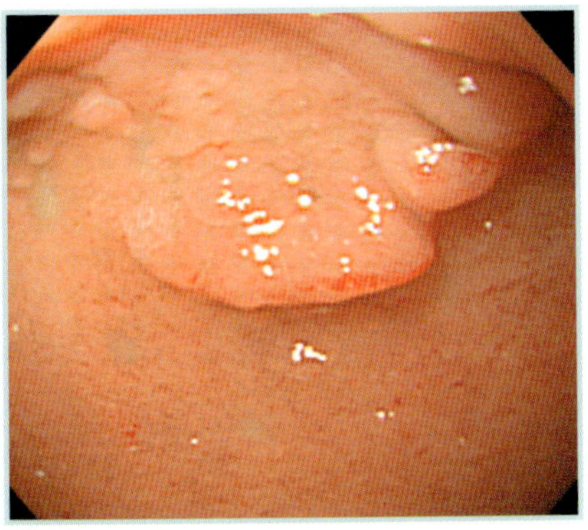

그림 13-156 임파여포증식증(lymphoid hyperplasia)
십이지장구부의 구저부에 정색조의 평반성 융기를 보인다.

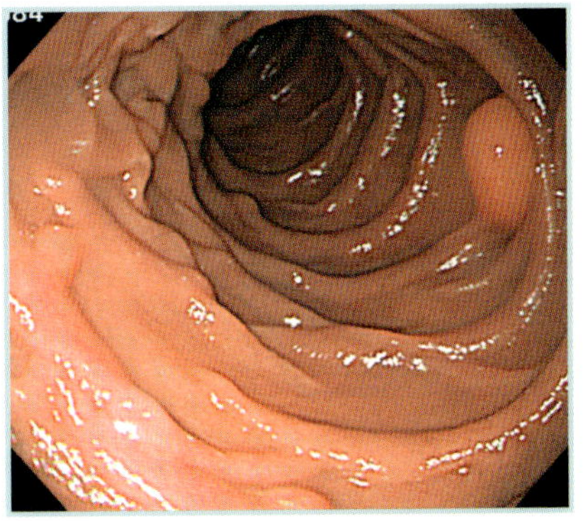

그림 13-157 십이지장하행각부의 SMT
십이지장하행부의 3시 방향으로 정상 점막으로 덮인 반구형 융기성 병변을 보인다.

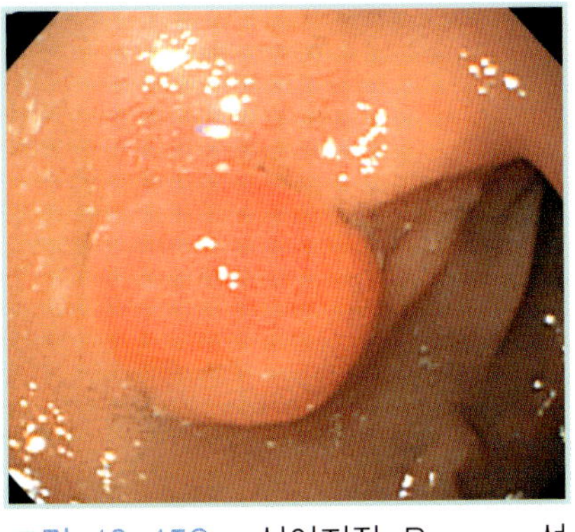

그림 13-158 십이지장 Brunner선 과형성(hyperplasia of Brunner's gland)
십이지장에 다발하는 융기성 병변. 점막고유층이나 점막하층에 분포하는 Brunner선의 과형성으로 형성된다.

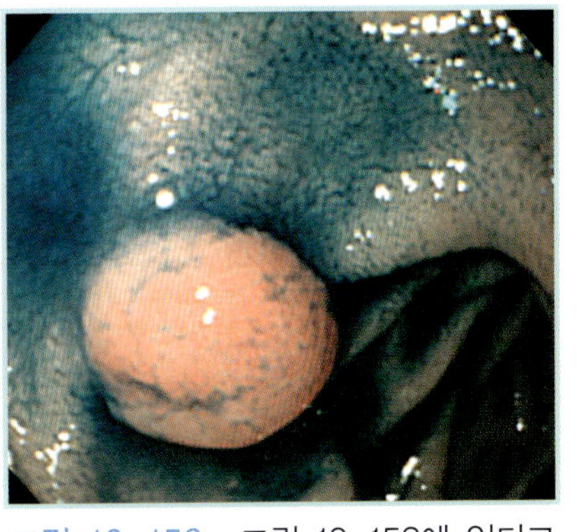

그림 13-159 그림 13-158에 인디고 칼민을 살포한 영상

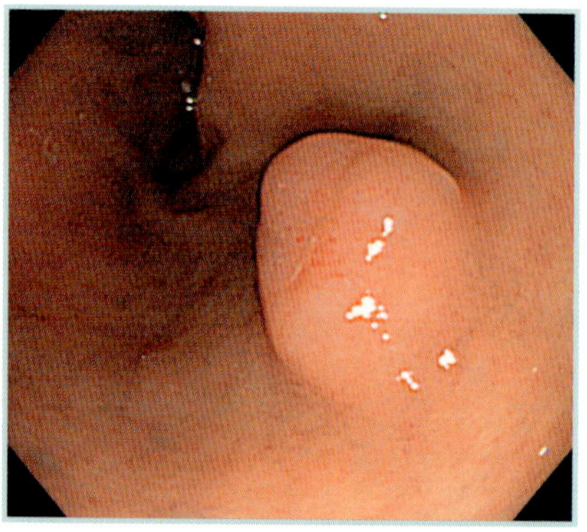

그림 13-160 십이지장 유암종(carcinoid tumor)

십이지장구부 두부에 delle(제와)를 수반한 융기성 병변을 보인다. 구부는 유암종 호발부위이다.

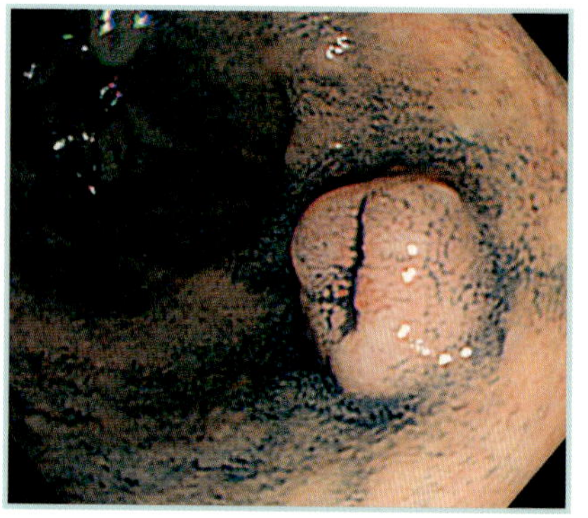

그림 13-161 그림 13-160에 인디고 칼민을 살포한 영상

색소를 살포하면 두부의 delle이 보다 명료해진다.

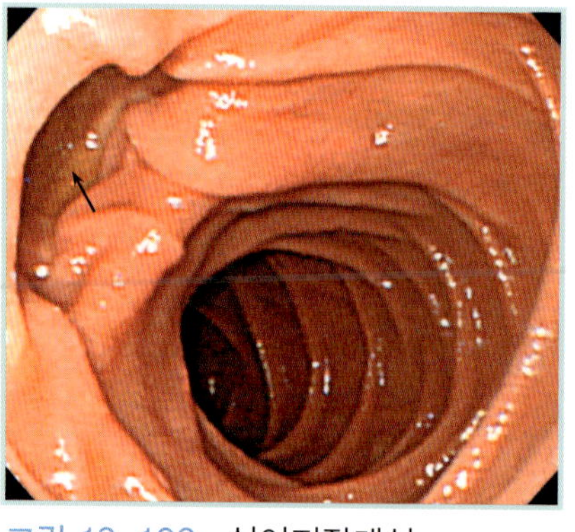

그림 13-162 십이지장게실

십이지장하행각 내측에 게실을 보인다.

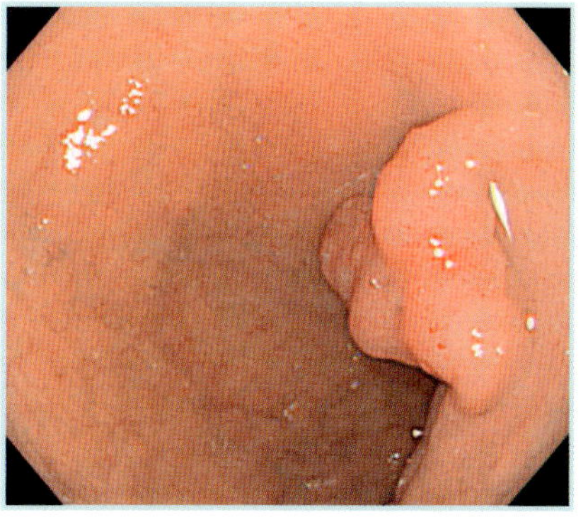

그림 13-163 십이지장구부암(O IIa형)

십이지장구부에 옅은 발적조의 결절성 융기를 보인다. 십이지장구부의 암은 지극히 드물다.

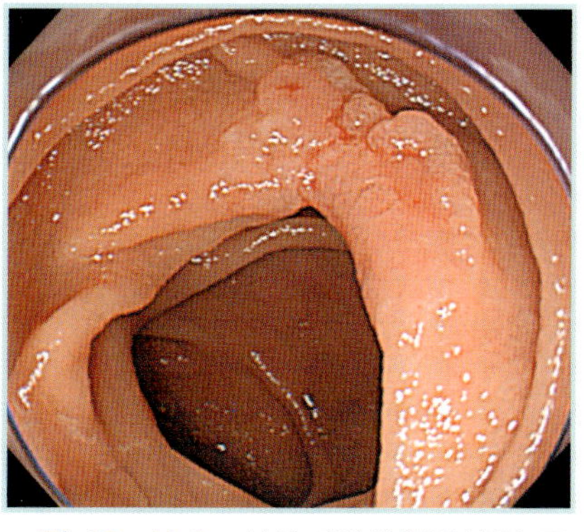

그림 13-164 십이지장하행각부의 조기암(O IIa + IIc형)

십이지장하행부의 Kerckring 주름 위, 1시 방향으로 퇴색조의 IIa + IIc형 병변을 보인다.

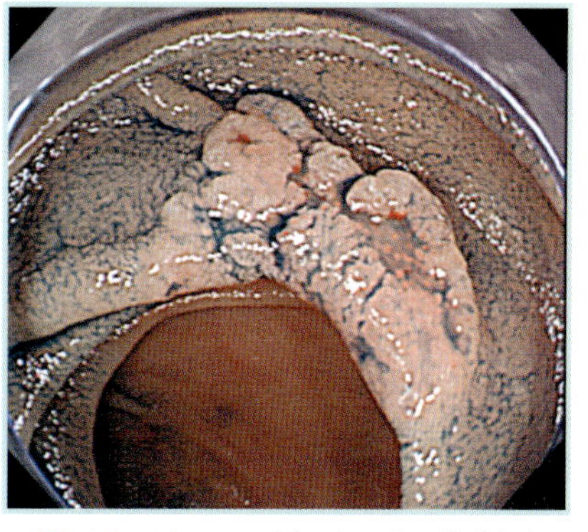

그림 13-165 그림 13-164에 인디고칼민을 살포

색소를 살포하면 병변의 요철이 보다 명료해진다.

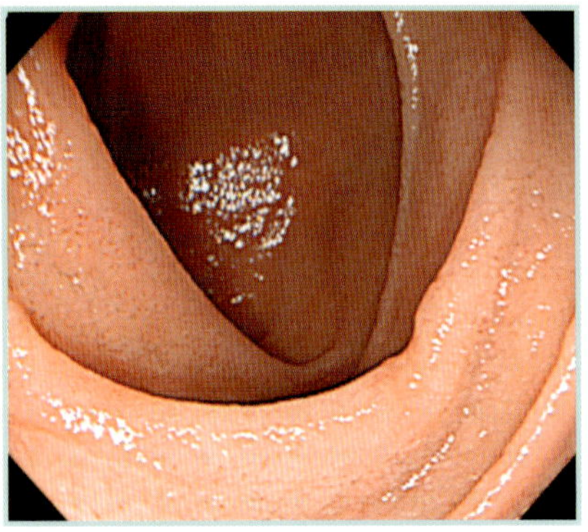

그림 13-166 십이지장하행각부의 조기암(O IIc형)

화면의 5시 방향, 십이지장하행부의 Kerckring 주름 위에 발적조인 작은 함요를 보인다.

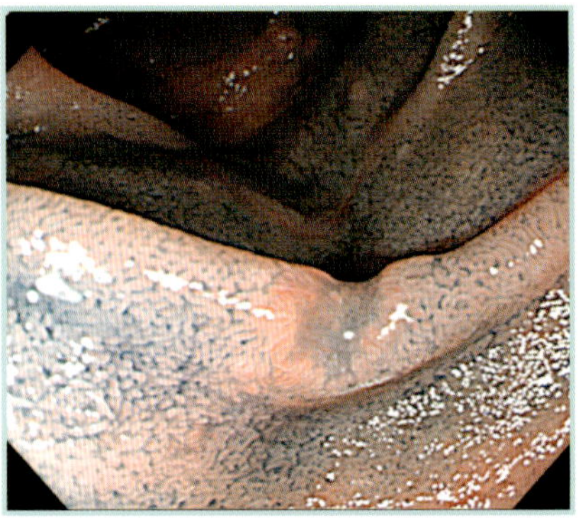

그림 13-167 그림 13-166에 인디고 칼민을 살포

색소를 살포하면 함요의 소견이 보다 명료해진다.

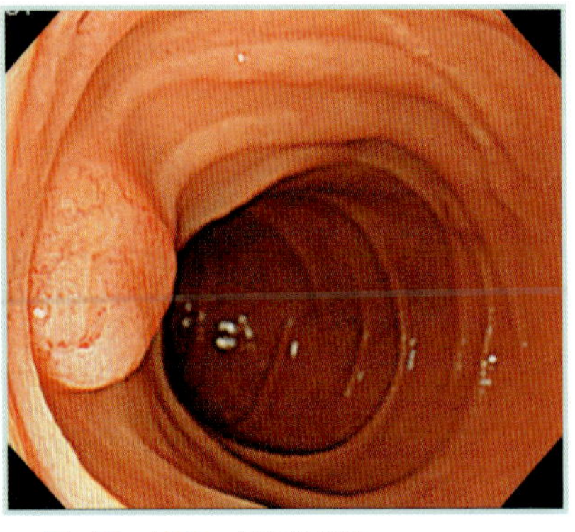

그림 13-168 유두부암

9시 방향으로 표면의 점막 모양과 색조 이상을 수반한 종대한 Vater 유두를 보인다.

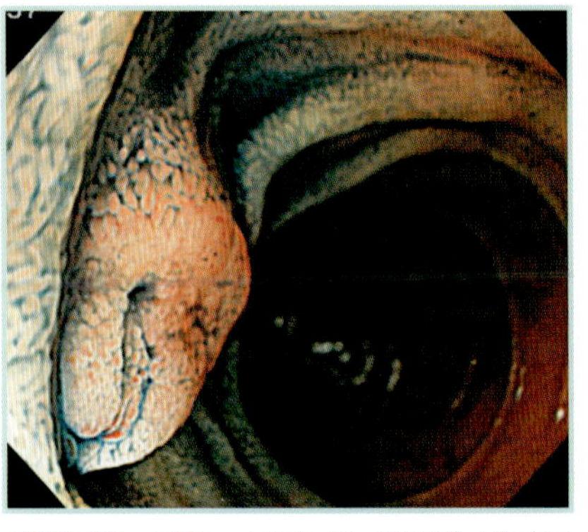

그림 13-169 그림 13-168에 인디고 칼민을 살포

색소를 살포로 표면의 점막 부정형이 명료하게 묘출되었다.

한글 찾아보기

ㅇ

ㅈ · ㅊ

ㅋ · ㅌ · ㅍ

ㅎ

영문 찾아보기

A · B · C

E · F · G

I · J · L

M · N

O · P

S · U · V · X

기 타